YOGA | FÜR UNGELENKIGE

First published in 2019 by Eddison Books Limited
www.eddisonbooks.com

Titel der Originalausgabe: Yoga for inflexible people

Emil-Hoffmann-Straße 1, D-50996 Köln
www.naumann-goebel.de

Übersetzung aus dem Englischen: Anke Wellner-Kempf, Ilmmünster
Satz: Anke Wellner-Kempf, Ilmmünster
Projektleitung: Stefanie Simon
Gesamtherstellung: Naumann & Göbel Verlagsgesellschaft mbH

Printed in China

Konsultiere bei gesundheitlichen Problemen, vorhandenen Verletzungen oder einer Schwangerschaft deinen Arzt, bevor du mit dem Übungsprogramm beginnst. Starte nicht ohne vorheriges Aufwärmen mit dem Training. Falls während des Trainings Schmerzen auftreten, solltest du das Training abbrechen und ebenfalls erst mit einem Arzt Rücksprache halten, bevor du weitertrainierst. Überfordere dich nicht, passe dein Training deiner persönlichen körperlichen Verfassung an.
Dieses Buch wurde von Autoren und Verlag nach dem aktuellen Wissensstand sorgfältig erarbeitet und geprüft. Dennoch erfolgen alle Angaben ohne Gewähr. Autoren und Verlag haften nicht für eventuelle Nachteile und Schäden, die aus den im Buch gezeigten Übungen und genannten Ratschlägen resultieren.

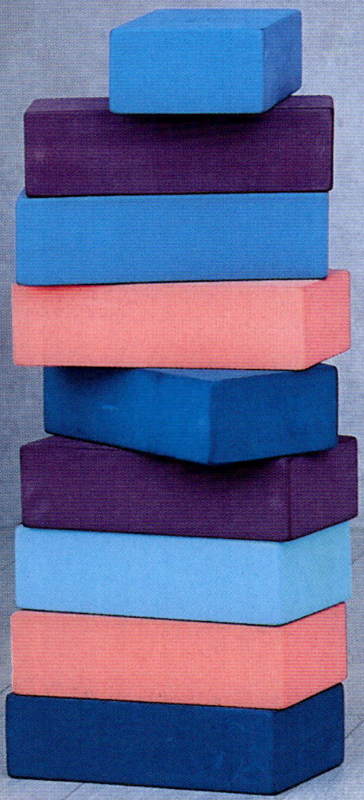

YOGA | FÜR UNGELENKIGE

MAX & LIZ LOWENSTEIN

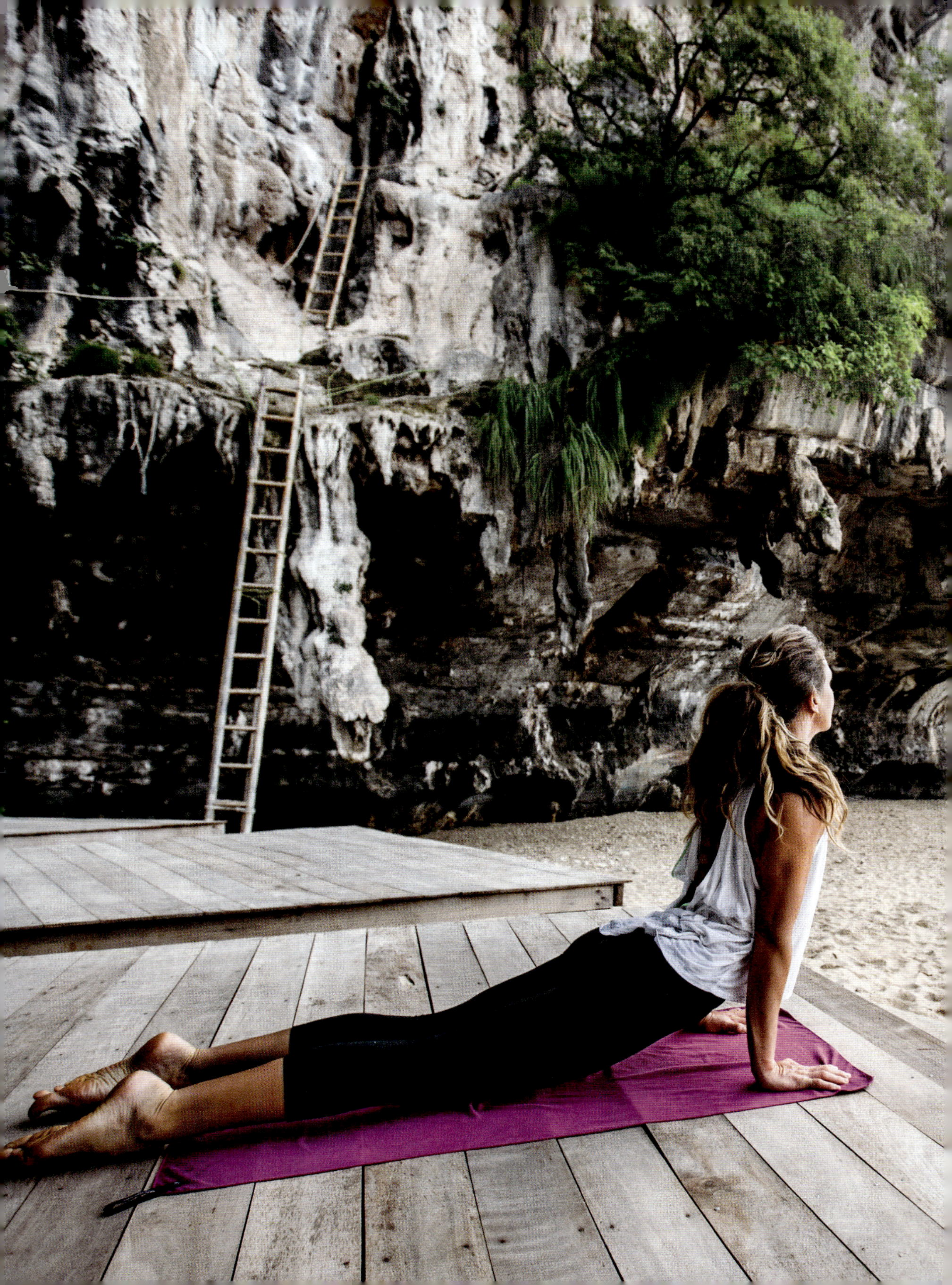

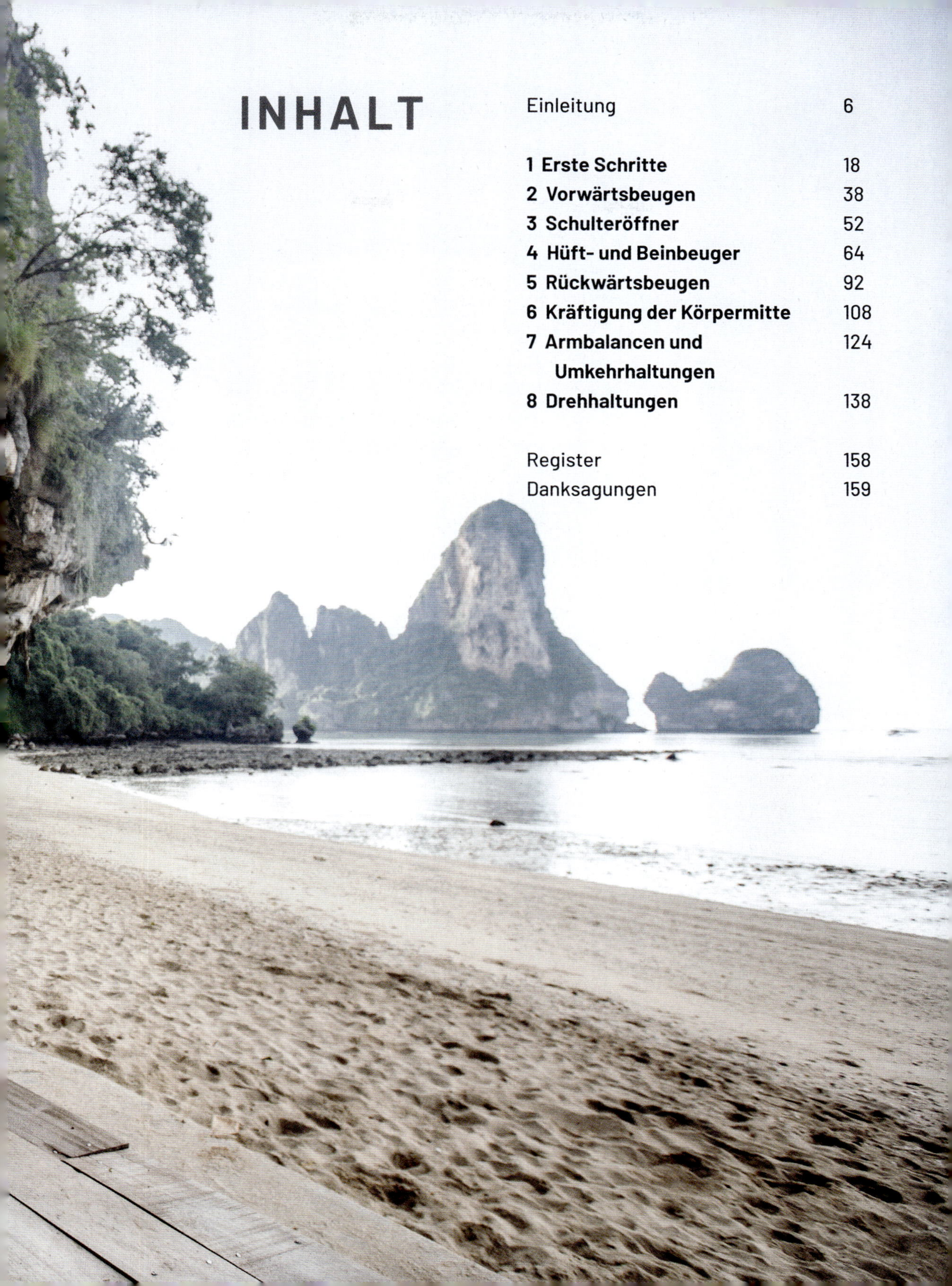

INHALT

EINLEITUNG

Als ich ein Teenager war, bestand meine Mutter darauf, dass ich dreimal wöchentlich früher vom Basketball nach Hause komme, um Yoga zu üben. Ich hasste es. Ich fand es dumm und peinlich. Doch nach wenigen Monaten spürte ich allmählich, wie gut es mir tat, und begann tatsächlich, mich darauf zu freuen.

Im College fand ich, dass Yoga etwas für Mädchen ist, und praktizierte es unregelmäßig. Als ich eine feste Freundin hatte, hörte ich ganz damit auf. Kurz vor meinem Examen, als meine Unbeweglichkeit ihren Höhepunkt erreicht hatte (sowohl geistig als auch körperlich), schickte mir meine Mutter ein Video über eine Yogini, die einige kraftvolle Armbalancen ausführte. Das änderte mein Leben für immer: Ich sah jemanden, der beeindruckend stark und gleichzeitig beweglich war. Ich war inspiriert.

Nach dem College begann ich, mehrmals täglich Yoga zu üben, weil es mein körperliches Wohlbefinden verbesserte, verletzte mich aber mehrmals. Dies fiel in die schwierigste Zeit meines Lebens. Ich setzte mich eingehender mit Yoga auseinander, und seither habe ich gelernt, es als Lebensweise und nicht nur als Körpertraining zu sehen.

Ich beschloss, mich zum Yoga-Lehrer ausbilden zu lassen, und verliebte mich in AcroYoga. Heute reise ich mit meiner wunderschönen Frau durch die Welt und gebe Workshops, unterrichte auf Retreats und Festivals. Besonderes Augenmerk richte ich auf die Anatomie und die Handbalancen. Statt wie früher gestresst, ängstlich, reaktiv und aggressiv zu sein, spüre ich nun große Ruhe, die mir ermöglicht, auf alles, was das Leben für mich bereithält, besonnen zu reagieren.

Max

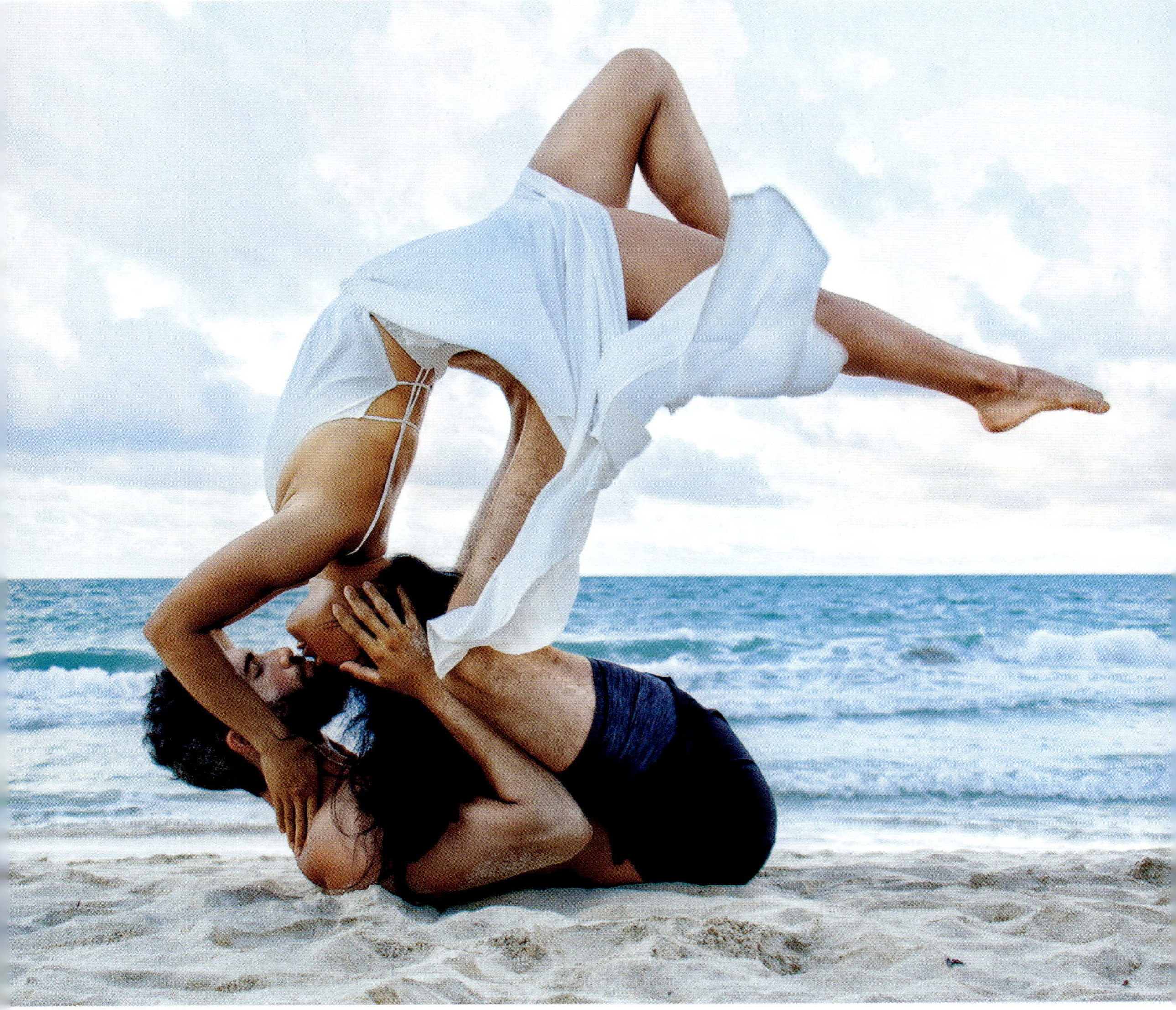

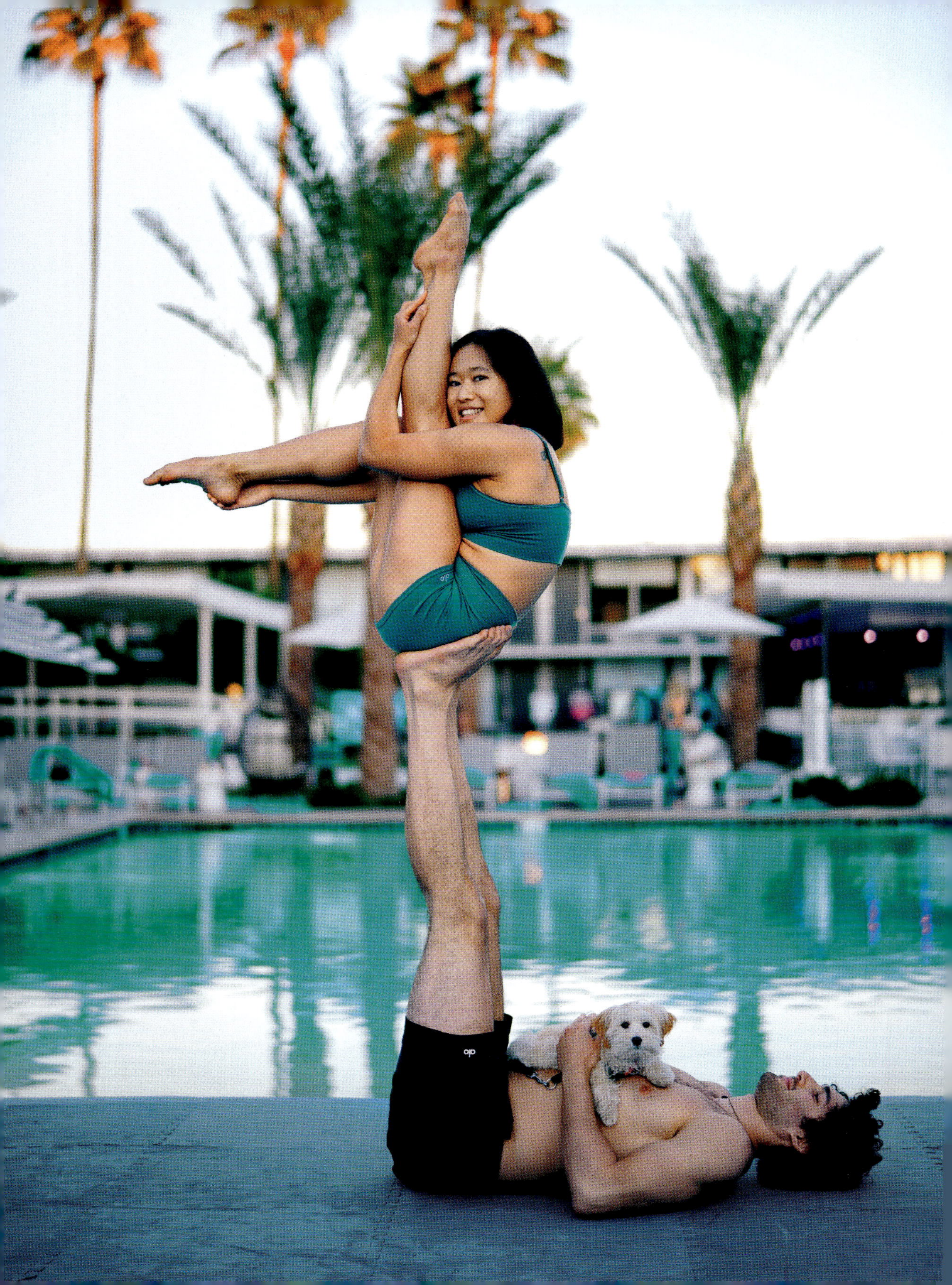

Ich war 18, als ich Yoga entdeckte – oder vielmehr, als Yoga mich entdeckte. In der Highschool war ich Wettkampfschwimmerin gewesen, doch im College beschloss ich, diesen Sport aufzugeben. Aber ich wollte in Form bleiben, fand online Yoga-Stunden und übte in meinem Zimmer auf einer billigen Yoga-Matte – einen richtigen Kurs zu besuchen traute ich mich nicht.

Yoga begann für mich als Fitnesstraining. Ich versuchte, jede Haltung zu „meistern" und betrachtete sie als mein jeweils nächstes Ziel. Mit jeder Haltung, jedem Kurs, jedem Savasana, jedem Jahr und jeder neuen Lebensphase lernte ich in schwierigen Haltungen und Situationen zu atmen; mit mehr Grazie loszulassen; mit mehr Leichtigkeit in den Fluss zu kommen; und, vor allem, mich auf der Matte mit meinem ganzen Selbst zu verbinden, sodass ich mich jenseits der Matte mit anderen verbinden kann.

Liz

„Wir haben es uns zur Aufgabe gemacht, der weltweiten Gemeinschaft zu Leichtigkeit und Beweglichkeit in Körper und Geist zu verhelfen. Wir möchten Menschen auf ihrer Reise unterstützen, bei jedem Schritt ihres Weges. Ob du ein Yogi werden möchtest, eine Methode suchst, dich zu erholen oder deine Trainingsroutine ergänzen möchtest, hier bist du richtig."

Wir haben dieses Buch geschrieben, um den Fortschritt von Anfänger- zu Fortgeschrittenenvarianten der Haltungen zu zeigen, die jedem überall auf ihrem Weg des Yoga möglich sind. Du musst am Anfang nicht sehr beweglich sein. Du beginnst einfach dort, wo du stehst, und ehrst deinen Körper im Laufe des Prozesses. Denke stets daran, dass sich die Beweglichkeit ebenso im Körper wie im Geist befindet. Gedanken werden Worte, Worte werden Taten – alles ist miteinander verbunden und ist Schwingung in einer anderen Form.

Wir haben unseren Instagram-Account, @inflexibleyogis, ins Leben gerufen, um eine Gemeinschaft von Menschen zu schaffen, die einander unterstützen, wenn sie mit ihrem Yoga-/Beweglichkeits-Training beginnen. Wir möchten, dass du jeden Moment genießt und willkommen heißt, ebenso jeden Schritt, den du vorwärts gehst! Die Bilder, die wir teilen, sollen dir als Inspiration und Vorbild dienen. Auf den nächsten Seiten findest du Bilder und inspirierende Zitate von unseren treuen Followern, die zeigen, wie regelmäßiges und engagiertes Üben zu Fortschritten führt!

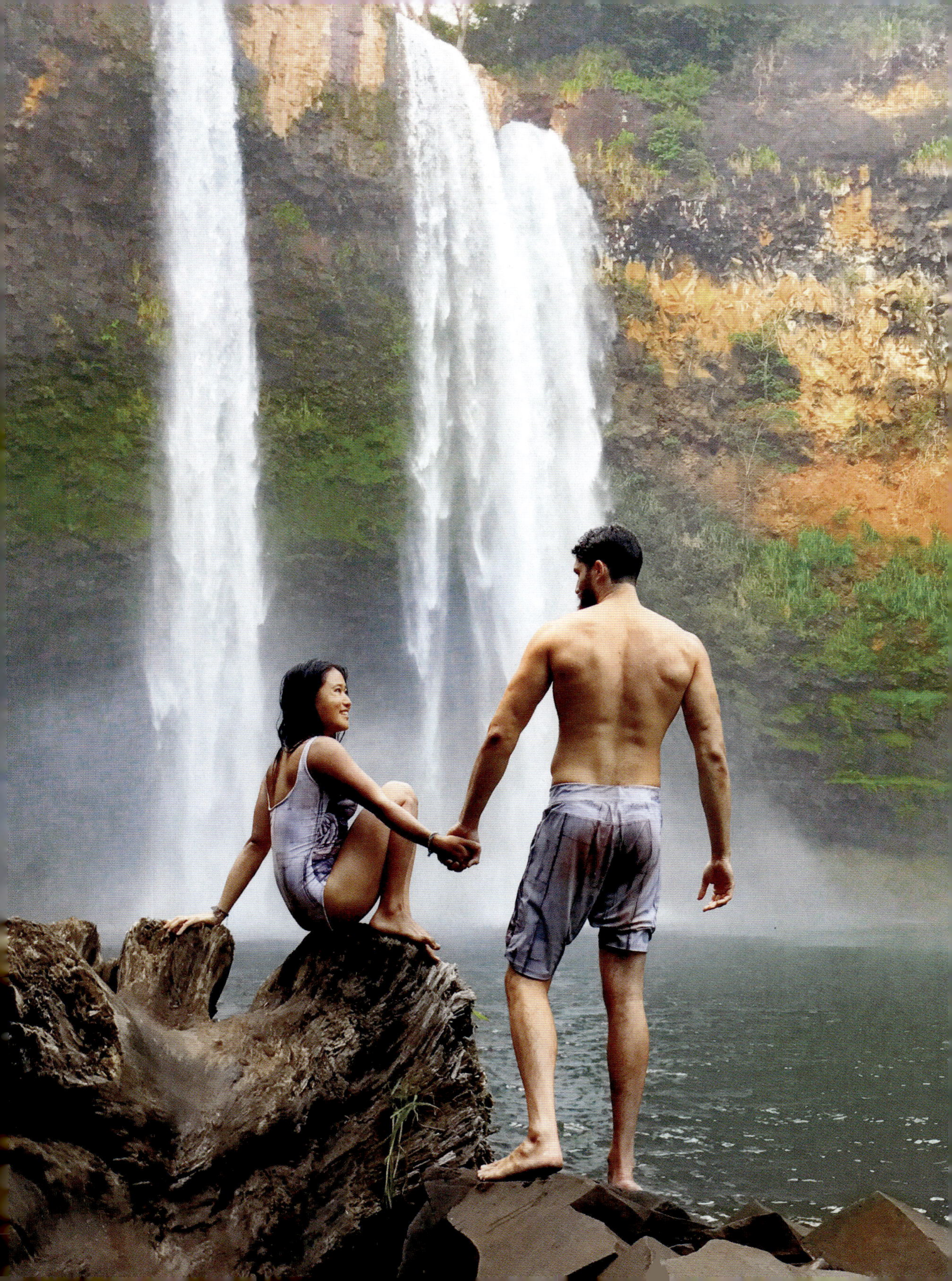

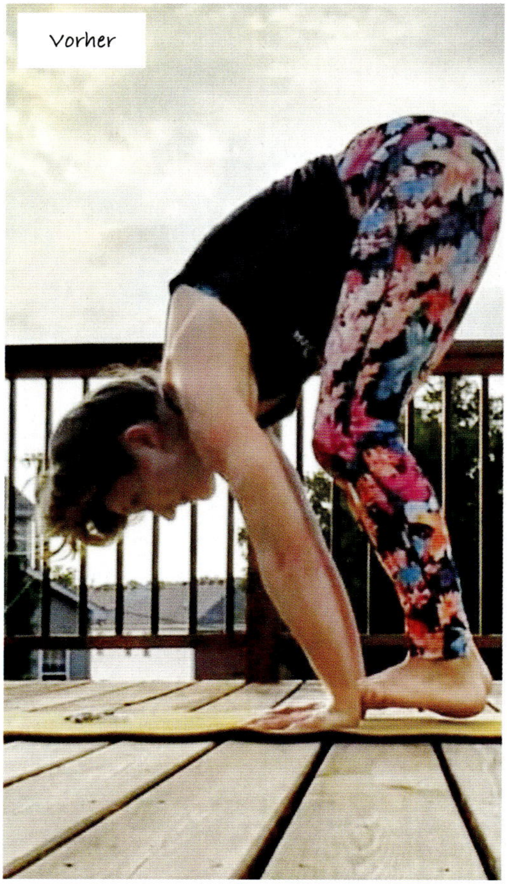

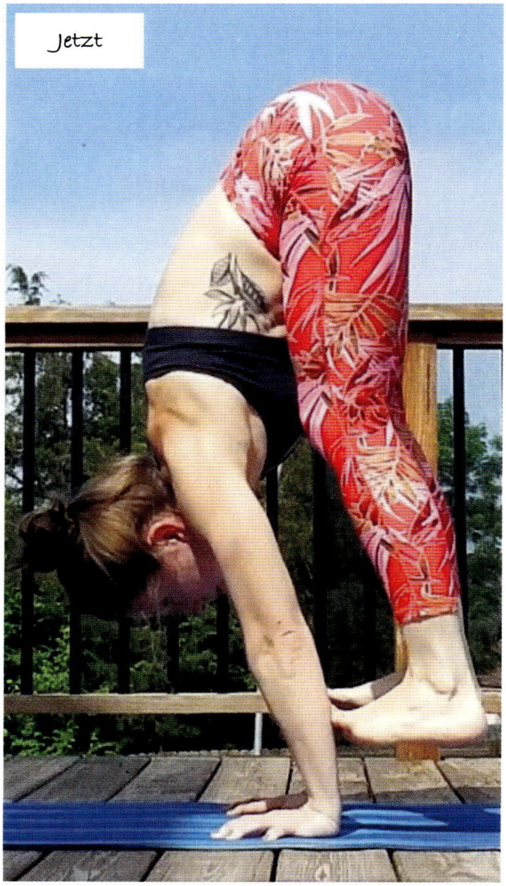

„Zehn Jahre nach einer Herzoperation wurde ich mit 39 Jahren als Power-Yoga-Lehrerin zertifiziert. Wenn ich einen Handstand und Umkehrhaltungen schaffe, kann das jeder! Yoga ermöglicht einem, mehr über sich zu lernen, und ist ein Jungbrunnen, der Körper und Geist öffnet und stark macht.“

Reb Gibson

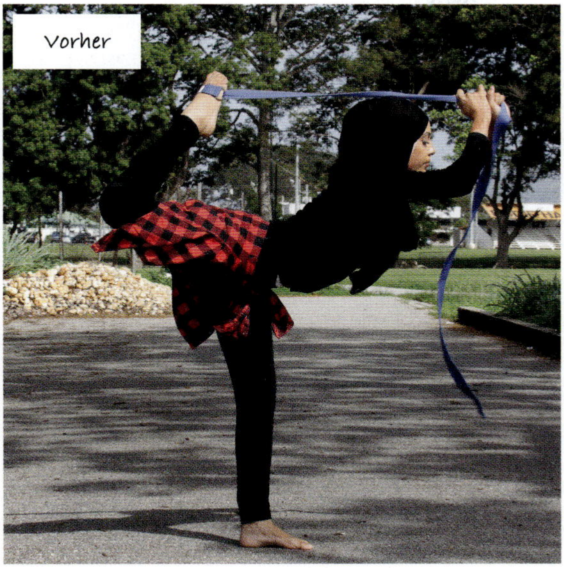

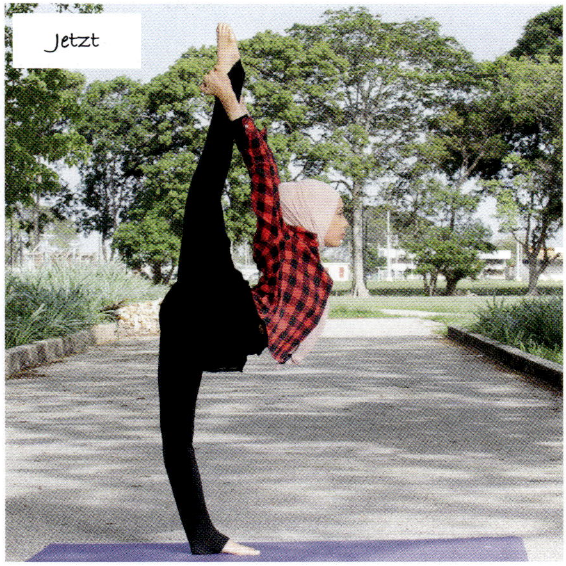

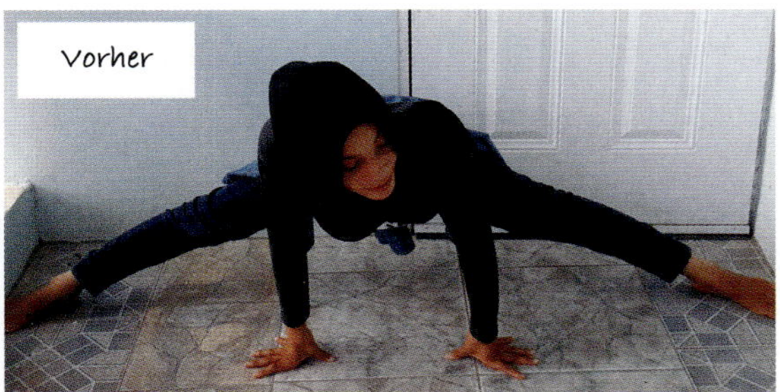

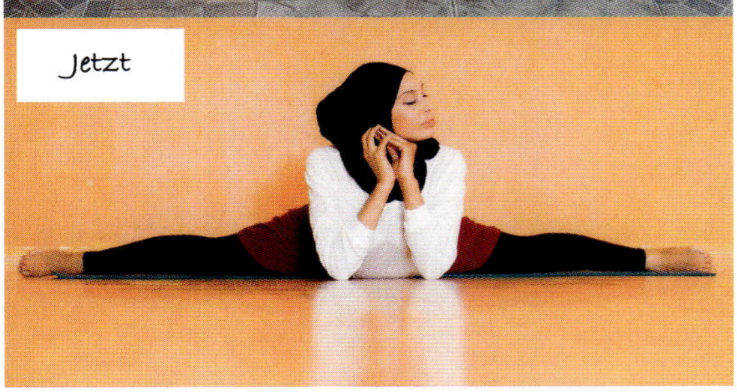

„Ich entdeckte Yoga in einer sehr schwierigen Lebensphase. Ich war 33 Jahre alt und hatte noch nie an meiner Beweglichkeit gearbeitet, war aber entschlossen, das zu ändern. Ich steckte meine ganze Energie in mein tägliches Training, was mich beweglich machte. Yoga heilte mich an Geist, Körper und Seele. Ich lerne weiter, denn Yoga ist ein steter Prozess des Entdeckens."

Shaeeda Sween

„Ich hatte nie auch nur das geringste Selbstbewusstsein. Ich war ein schüchternes und unsicheres Mädchen, das Angst davor hatte, im Rampenlicht zu stehen. Ich war zu nichts gut. Lange hasste ich mich. Ich hasste alles, was mich ausmachte: meinen Körper, meinen Geist, alles. Und obwohl ich immer stärker wurde, weil ich jeden Tag Schwierigkeiten überwand, blieb mein Selbstbewusstsein schwach. Ich fühlte mich zu nichts gut. Dann, eines Tages, nachdem ich viele Tage lang andere Yogis angeschaut hatte, beschloss ich, mit Yoga zu beginnen. Ich wurde immer besser. So sehr, dass eines Tages etwas GROSSARTIGES geschah: Ich spürte, dass ich in etwas GUT war. Plötzlich öffnete ich die Augen und merkte, wie gut ich war. Nicht wegen der aufregenden Haltungen, die ich hinbekam, sondern wegen der Mühe, die ich in mein Training steckte.

Ich übte und übte und übte. Und als ich eines Tages eines meiner Yoga-Bilder anschaute, merkte ich, dass das nicht nur ein Bild war, sondern so viel mehr. Ich konnte das Training hinter dem Bild sehen, die Anstrengung, die Ausdauer und die Hingabe. Und zum ersten Mal in meinem Leben fühlte ich mich in etwas gut. Für alle unter euch, die überlegen, ob sie etwas Neues wie Yoga anfangen wollen … tut es. Egal, was es ist, tut es einfach. Verlasst eure Komfortzone und tut es. Ich versichere euch, es wird das Beste sein, was ihr je gemacht habt."

Miss Erica

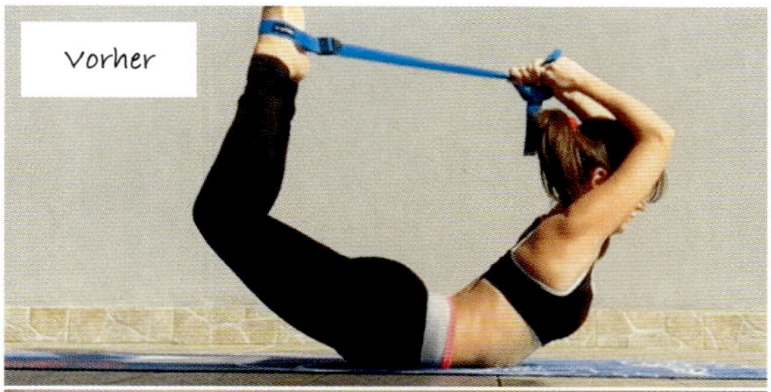
Vorher
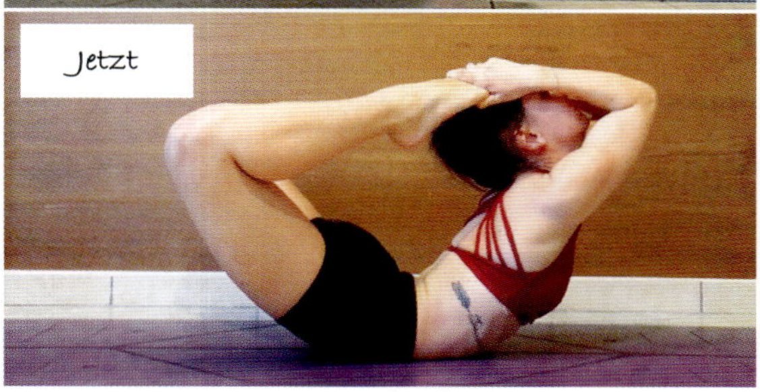
Jetzt
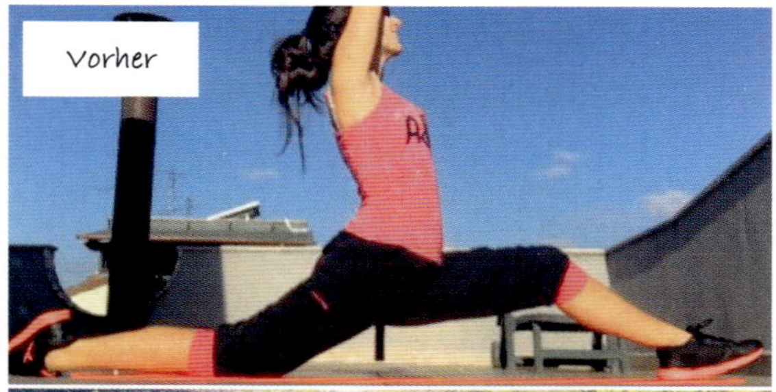
Vorher
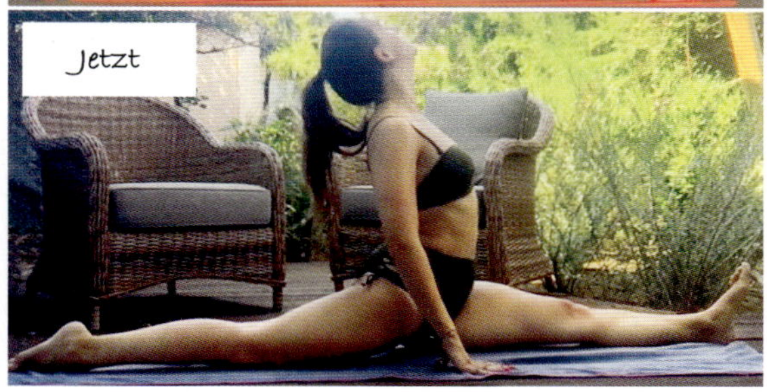
Jetzt
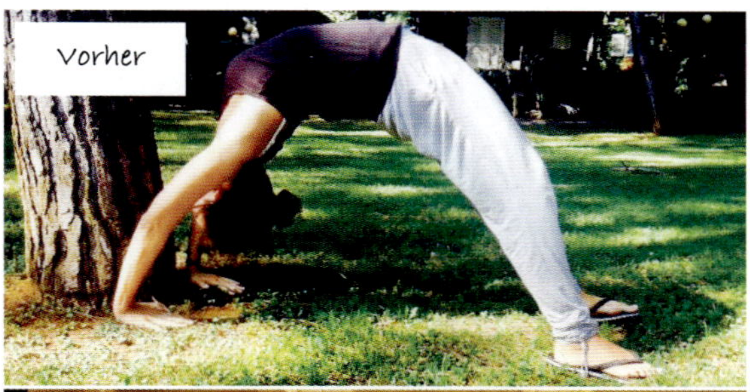
Vorher
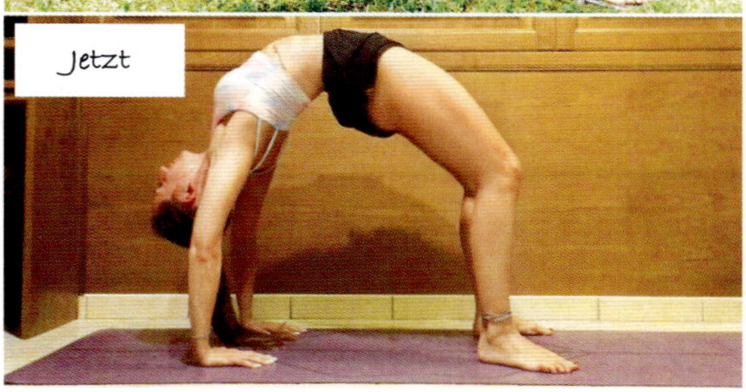
Jetzt

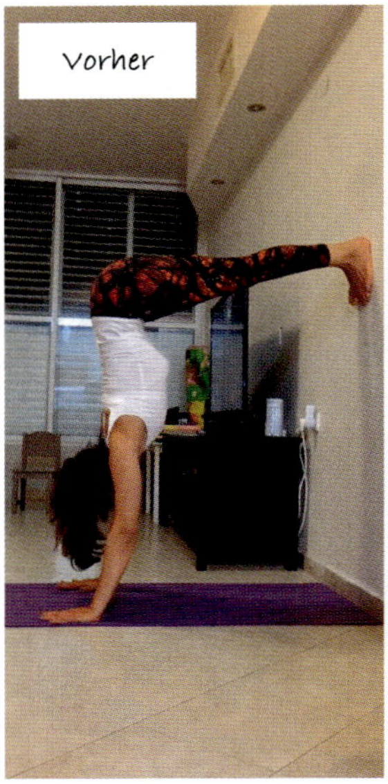

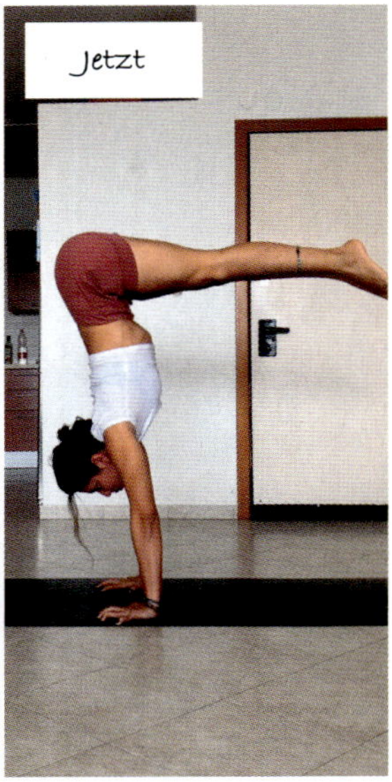

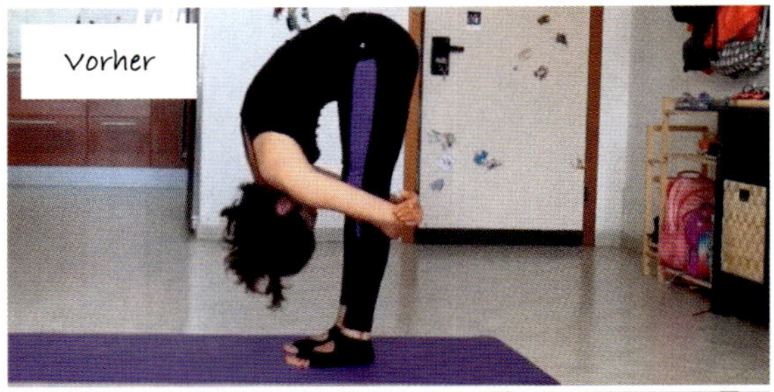

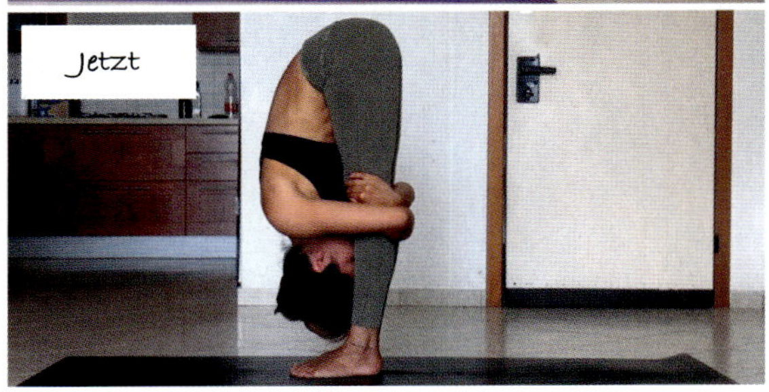

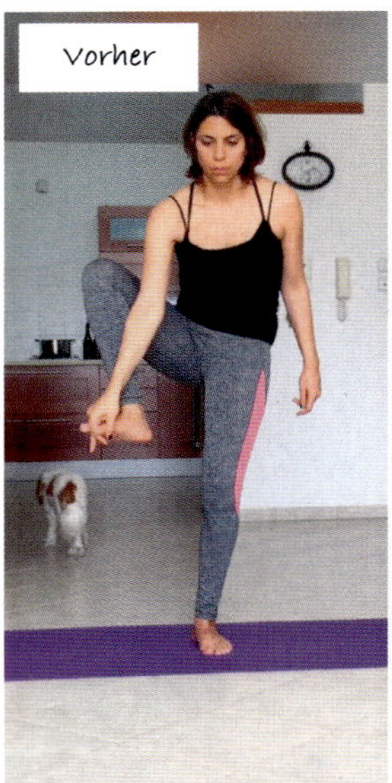

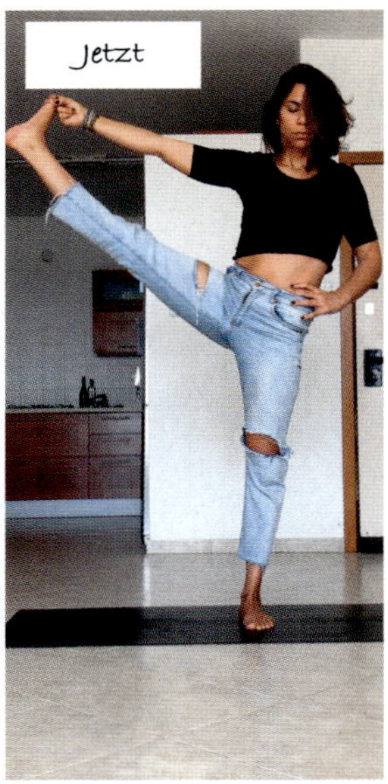

„Von einem Handstand wagte ich nicht einmal zu träumen, weil ich so schwache Arme und Schultern hatte. Schon der Gedanke, zu fallen, hielt mich davon ab, es zu versuchen. Seit ich Yoga mache, weiß ich, dass mein Körper mehr kann, als ich ihm je zugetraut habe. Seit drei Jahren praktiziere ich. Jetzt kann ich auf meinen Händen stehen, was sich unglaublich anfühlt."

Yoga Vered

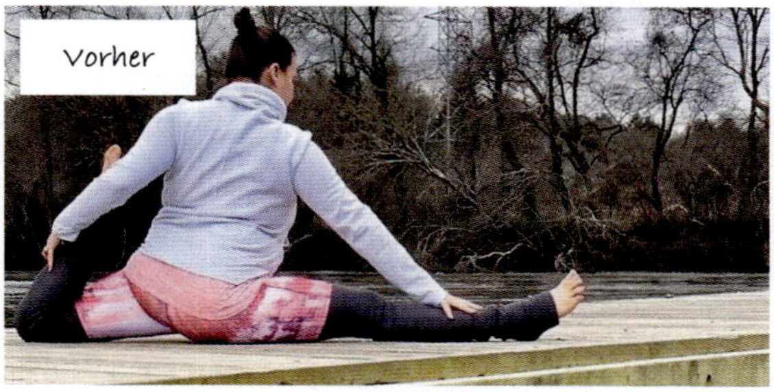

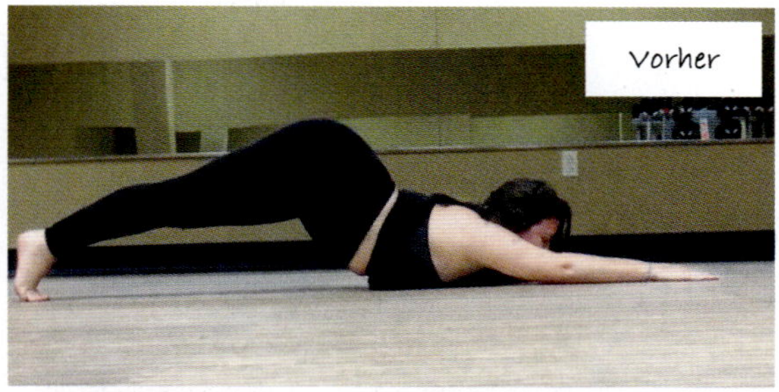

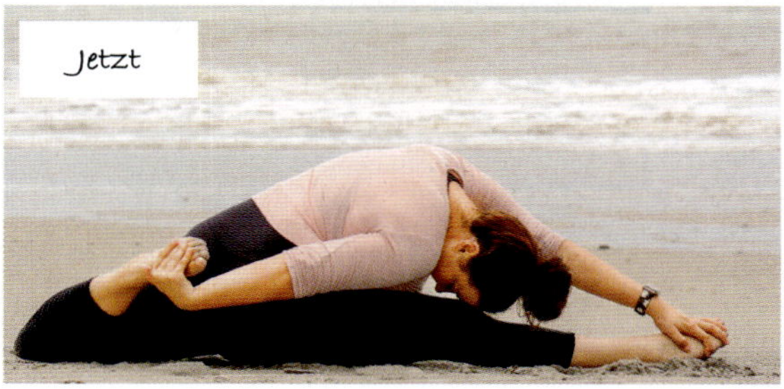

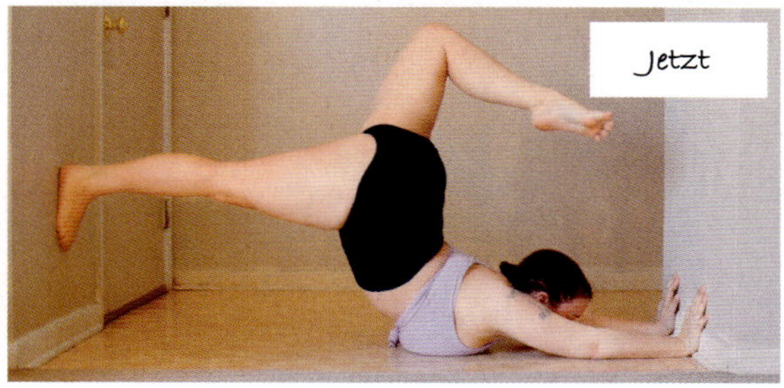

„Yoga fordert von dir Demut, sowohl in deinen Erfolgen als auch im Scheitern. Es fordert von dir weiterzumachen, wenn du dich geschlagen fühlst. Unbeirrt und geduldig zu sein, wenn du frustriert bist. Mit Fortschreiten des körperlichen Trainings wirst du demütig, unbeirrbar und geduldig dir gegenüber."

Joe Ray

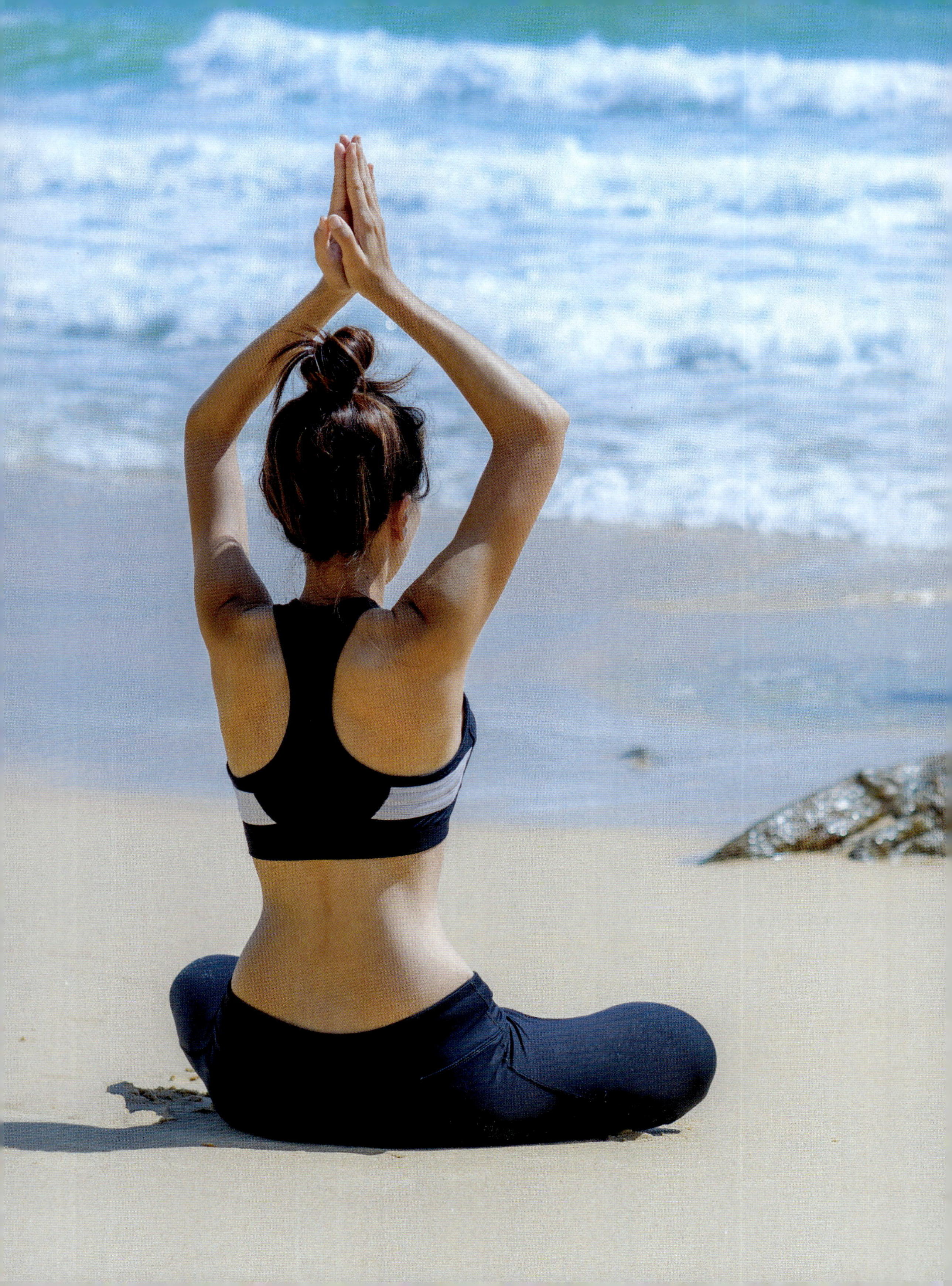

1

ERSTE SCHRITTE

Du kannst mit deinem Yoga-/Beweglichkeits-Training zu jedem Zeitpunkt und an jedem Ort beginnen! Weder eine bestimmte Größe oder Figur und noch ein bestimmtes Alter werden dafür vorausgesetzt – es geht darum, dass du deine Stärke entdeckst und ein Bewusstsein für deinen Körper und deine Bewegungen entwickelst. In diesem einleitenden Kapitel wollen wir uns ein wenig damit beschäftigen, worum es sich bei Beweglichkeit genau handelt und warum sie wichtig ist. Anschließend werfen wir einen Blick darauf, wie die heutige Lebensweise der Gesundheit unserer Wirbelsäule und unserem körperlichen Wohlbefinden schadet und was wir dagegen tun können. Yoga erfordert eine Grundausstattung. Wir wollen sehen, was du benötigst, wie diese Dinge deiner Praxis nützen und dich in deiner Entwicklung unterstützen. Wir sehen uns einige wichtige Haltungen an, die Bezugspunkte für viele weitere Haltungen in diesem Buch sind, sowie Aufwärmübungen, mit denen du – sehr wichtig! – Wirbelsäule, Hals, Hand- und andere Gelenke lockerst, bevor du mit Yoga beginnst. Zum Schluss zeigen wir dir drei Atemübungen, die deinen Geist zur Ruhe bringen.

WAS IST BEWEGLICHKEIT?

Beweglichkeit beginnt im Geist. Als Erstes entwickelst du eine Vision davon, was du für deinen Körper erreichen willst, und mit Übung und Ausdauer wird der Rest folgen. Wertschätze und genieße den Weg dorthin.

Physiologisch bezieht sich Beweglichkeit auf den Bewegungsumfang eines Gelenks oder einer Gelenkgruppe oder die Dehnbarkeit einer Muskelgruppe. Dein Bewegungsumfang – der Grad deiner Beweglichkeit – kann je nach Körperteil sehr unterschiedlich sein. Mit einer verbesserten Beweglichkeit kannst du die alltäglichen körperlichen Anforderungen besser meistern, Verletzungen vorbeugen und dein allgemeines Wohlbefinden verbessern.

Yoga und Beweglichkeit gehen Hand in Hand. Yoga ist eine Disziplin, die Atemkontrolle und spezifische Haltungen umfasst, zu denen Dehnungen und Meditation gehören. In Kombination mit Achtsamkeit und bewusstem Atmen kann Yoga dich beweglicher machen, den Bewegungsumfang deines gesamten Körpers steigern und dir das Gefühl geben, länger und schlanker zu sein.

So hilft Beweglichkeit

1. Korrigiert die Haltung und verbessert das Gleichgewicht – größere Beweglichkeit verhilft zu einer geraden Wirbelsäule und Kraft.
2. Verbessert die Stimmung – Beweglichkeit fördert das Gefühl der Entspannung.
3. Steigert den Bewegungsumfang – ein gut gedehnter Muskel erreicht leichter seinen vollen Umfang.
4. Verbessert den Kreislauf – erhöhte Durchblutung des Gewebes beschleunigt Heilungsprozesse.

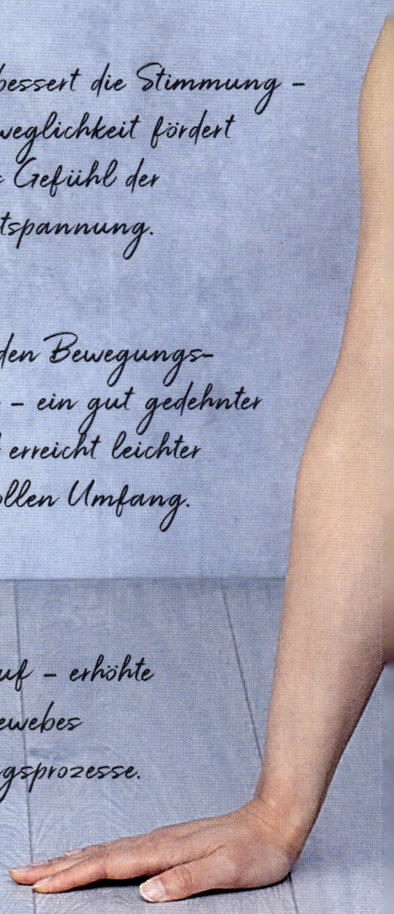

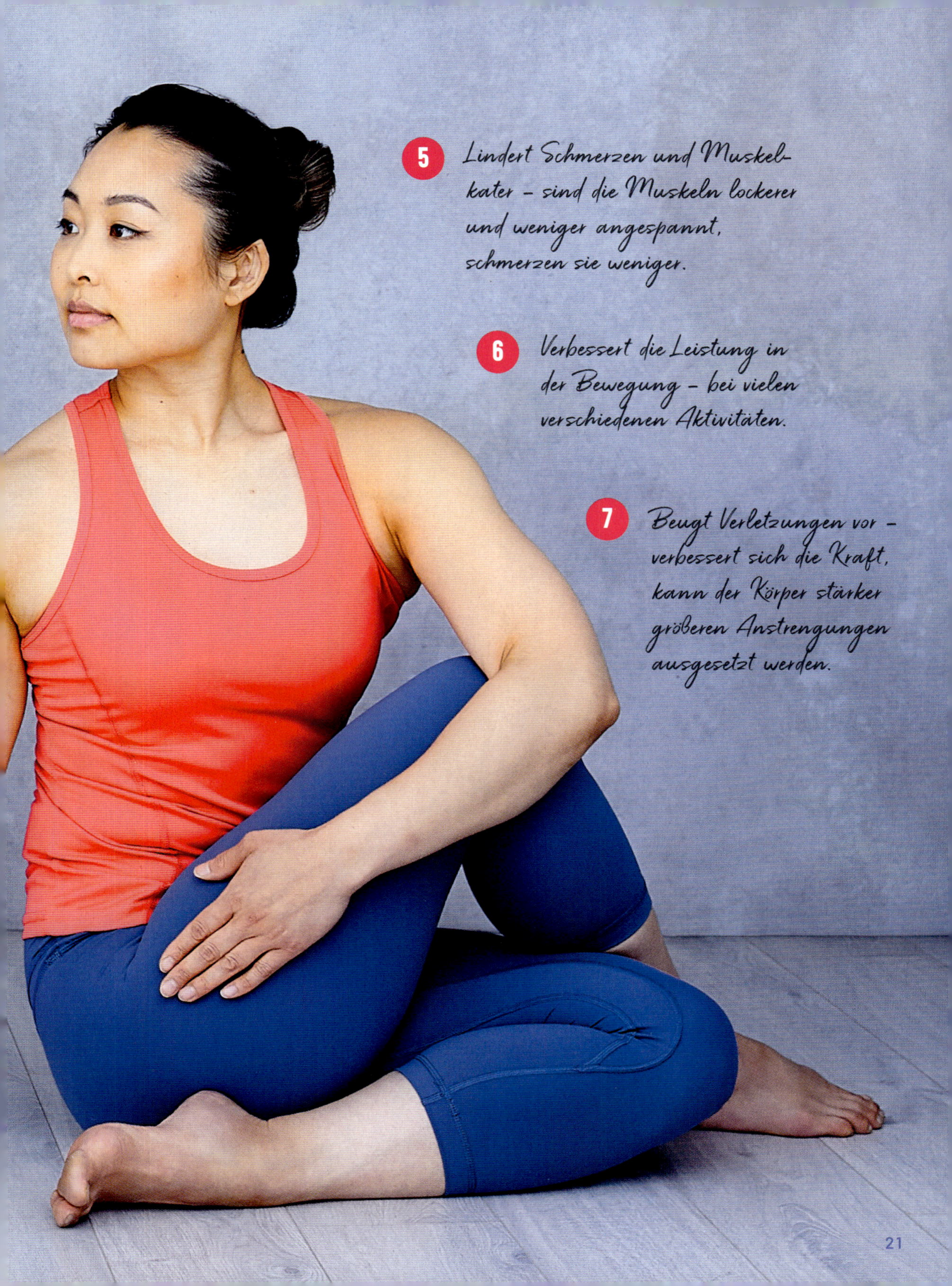

5. Lindert Schmerzen und Muskelkater – sind die Muskeln lockerer und weniger angespannt, schmerzen sie weniger.

6. Verbessert die Leistung in der Bewegung – bei vielen verschiedenen Aktivitäten.

7. Beugt Verletzungen vor – verbessert sich die Kraft, kann der Körper stärker größeren Anstrengungen ausgesetzt werden.

GESUNDE WIRBELSÄULE

Eine gesunde Wirbelsäule ist für den ganzen Körper von großer Bedeutung. Denn durch die Wirbelsäule verläuft das Zentralnervensystem, das jeden Impuls überträgt, der vom oder zum Gehirn gesendet wird.

Die meisten von uns halten einen Großteil des Tages den Kopf gesenkt und die Schultern hochgezogen – sei es bei der Arbeit am Computer oder in Bus oder Zug, wenn wir uns über unser Smartphone oder Tablet beugen. Mit der Zeit führt dieser Bewegungsmangel in unserer Wirbelsäule dazu, dass sich die Bänder zwischen den Wirbeln verhärten und sich die Muskeln verspannen. Dies wiederum behindert die Übertragung von Signalen über das Zentralnervensystem – was vermindertes Empfinden, Schmerzen, Krankheiten, langsame Erholung, Schlafprobleme, verlangsamte Reflexe und schlechte Leistung zur Folge haben kann. Doch mit regelmäßigem Training und der korrekten Pflege lässt sich die Gesundheit der Wirbelsäule mit ihren zahlreichen Wohltaten – geistigen und körperlichen – wieder herstellen.

SCHRITT FÜR SCHRITT ZU MEHR BEWEGLICHKEIT

Dieses Buch ist so konzipiert, dass es alle Komponenten der Beweglichkeit behandelt. Die Kapitel bauen aufeinander auf, indem sie die verschiedenen Bereiche des Körpers öffnen und auf die nachfolgenden Kapitel vorbereiten.

Die Haltungen in diesem Buch werden in drei Schwierigkeitsgraden vorgestellt – für Einsteiger, Fortgeschrittene und Geübte. Wie lang es dauert, von einem Level zum nächsten vorzudringen, ist individuell verschieden. Jeder ist anders, und Menschen halten Spannung auf unterschiedliche Weise. Hier sind einige allgemeine Tipps:

- Mach dir auf jedem Level bewusst, wie du dich fühlst, und bleibe in jeder Haltung so lange, wie es sich angenehm anfühlt.
- Atme in den Körper und erlaube allen Körperteilen, sich zu öffnen und loszulassen.
- Ein leichter Schmerz ist in Ordnung, aber wenn du irgendwo ein scharfes Stechen verspürst, bewegst du dich zu schnell, und das kann zu Verletzungen führen.
- Die Haltungen regelmäßig über längere Zeit zu üben ist deinem Fortschritt förderlich.

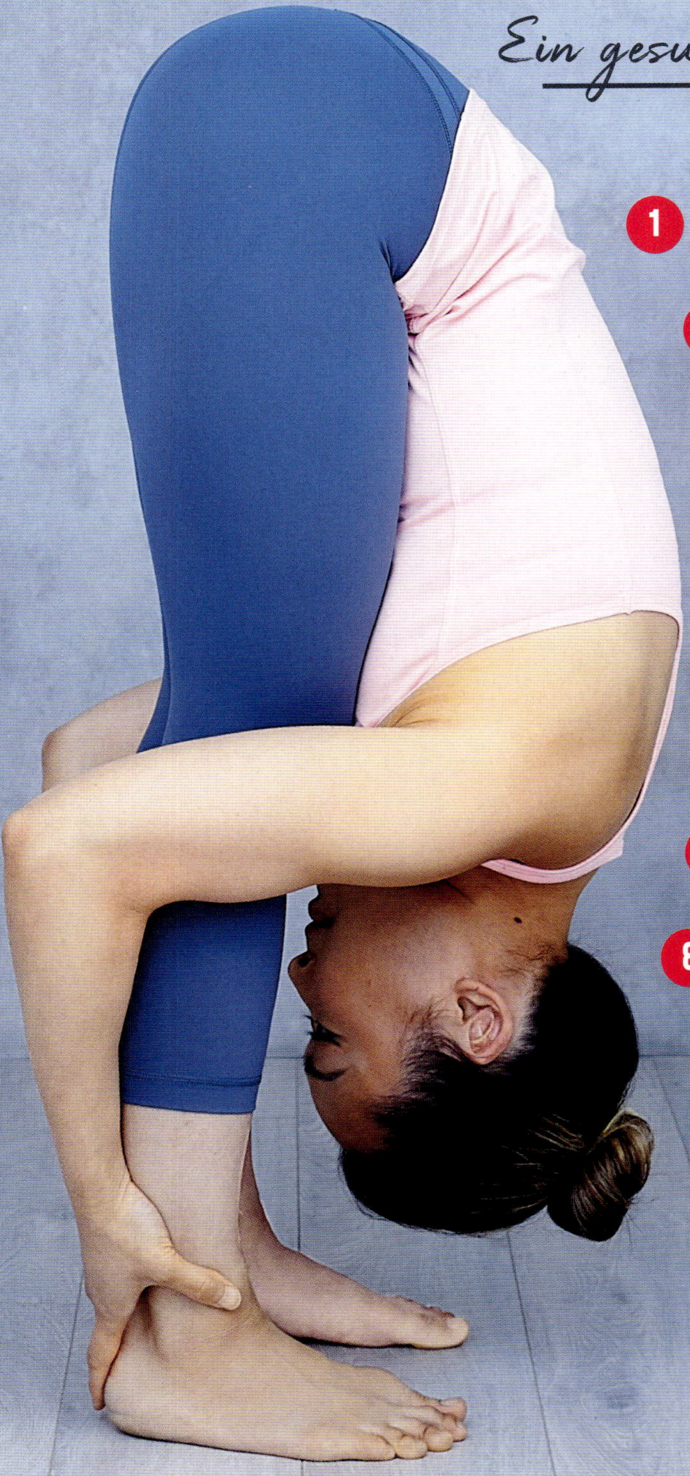

Ein gesunder Rücken bedeutet:

1. Verbesserte Wahrnehmung
2. Bessere Stimmung
3. Regelmäßigen Schlaf
4. Besseres Gedächtnis
5. Leistungssteigerung
6. Größere Arbeitskapazität
7. Gute Hand-Auge-Koordination
8. Schnellere Erholung

AUSRÜSTUNG

Für Yoga ist nur eine minimale Ausrüstung erforderlich – du und dein Körper stehen im Mittelpunkt. Doch es gibt einige Dinge, die hilfreich sind, insbesondere am Anfang. Zuallererst ist dies eine Matte – eine rutschfeste Unterlage, die Komfort und Sicherheit bietet. Hilfsmittel wie Klötze und Gurte können dich in deinen Haltungen unterstützen. Sie dienen als Verlängerung des Körpers, wenn man sich eine Haltung erarbeitet. Ob du dir zum Ziel gesetzt hast, deine Füße oder den Boden berühren oder deine Hände hinter dem Rücken verschränken zu können, Yoga-Hilfsmittel erleichtern dir die Ausrichtung deines Körpers und sollten als Instrumente, nicht als Krücken betrachtet werden. Auch die richtige Bekleidung ist wichtig: eng anliegende, gut dehnbare Kleidung ermöglicht dir, deine Haltung zu überprüfen, ist bequem und bietet Halt.

MATTE

Die Matte polstert die Knie und anderen Gelenke ab, während du Yoga praktizierst und deine Beweglichkeit verbesserst. Sie verhindert, dass Hände und Füße wegrutschen und markiert deinen speziellen Bereich auf dem Boden.

- Hilft dir, deinen Körper warm zu halten und deine Energie zu bewahren.
- Verhindert, dass deine Hände und Füße wegrutschen.
- Unterstützt die Gelenke.
- Grenzt deinen Bereich ab, wenn du in einer Gruppe praktizierst.

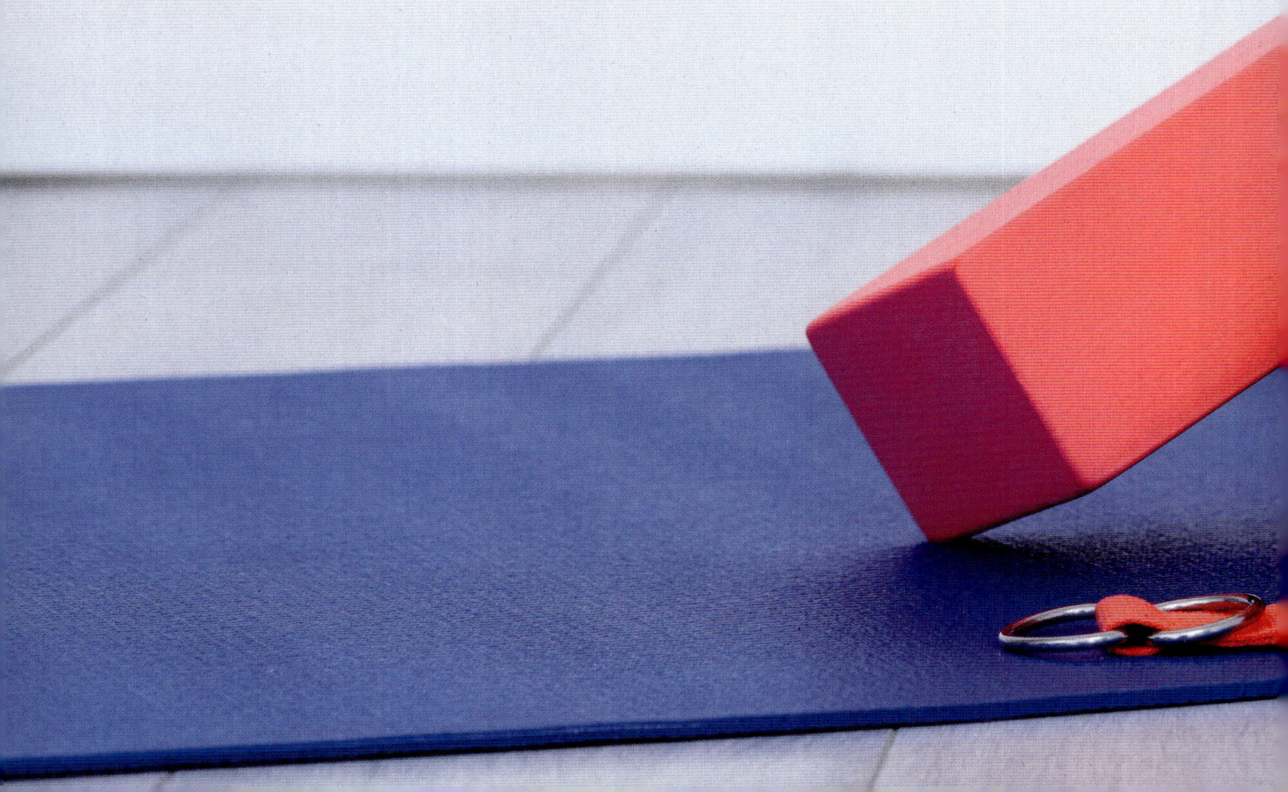

KLÖTZE

Betrachte die Klötze als Verlängerung deines Körpers. Sie helfen dir, deine maximale Dehnung zu erreichen. Du kannst sie längs oder hochkant aufstellen und sie so dem Schwierigkeitsgrad anpassen, auf dem du trainierst. Das ermöglicht dir, die verschiedenen Levels einer Haltung zu erarbeiten.

- Können so aufgestellt werden, wie es dir am angenehmsten ist.
- Helfen dir, deine Beweglichkeit zu verbessern.
- Ermöglichen dir, dich maximal zu dehnen.
- Helfen dir, länger in einer Haltung zu bleiben.

YOGA-GURTE

Gurte können als Verlängerung der Gliedmaßen dienen und um verschiedene Körperteile in Dehnungen und Haltungen zu unterstützen und zu verlängern. Sie können helfen, den Körper korrekt auszurichten, und sind besonders bei verspannten Oberschenkelrückseiten und Schultern von Nutzen.

- Bieten dir Unterstützung in Haltungen.
- Helfen dir, deine Beweglichkeit zu verbessern.
- Ermöglichen es, den Körper in der korrekten Ausrichtung zu halten.
- Hilfreich bei verspannten Schultern und Oberschenkelrückseiten.

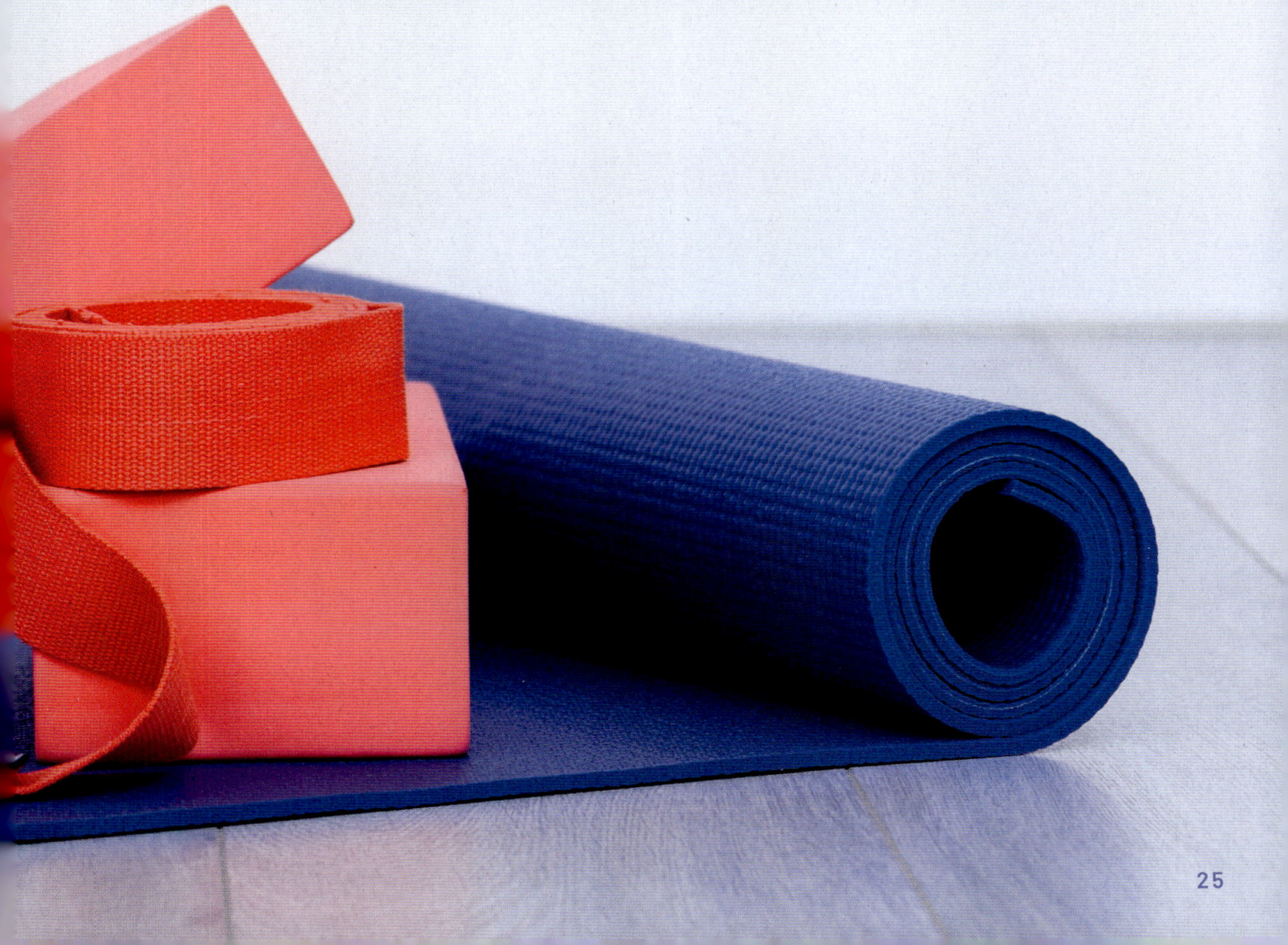

GRUNDHALTUNGEN

Bevor man mit dem Yoga beginnt, nimmt man eine Ausgangshaltung ein. In der Regel beginnt man im Stehen, mit einer Sitzposition oder auf Händen und Knien. Die drei hier beschriebenen Grundhaltungen sind eine solide Grundlage für jede dieser Ausgangshaltungen und dienen als Übergang von einer Haltung zu einer anderen.

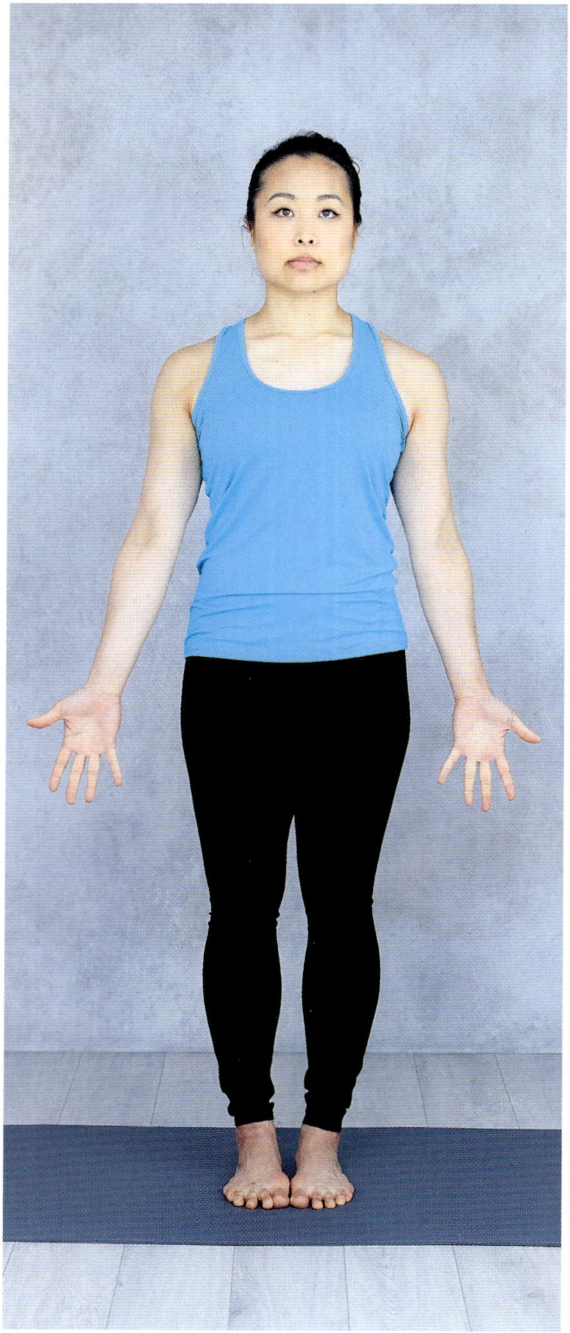

BERGHALTUNG

Die Grundhaltung im Stehen verbessert die Körperhaltung und kräftigt den Körper.

1. Aufrecht stehen, die Zehen berühren einander, die Fersen leicht öffnen, sodass die Außenkanten der Füße parallel sind.
2. Oberschenkel aktivieren und Kniescheiben hochziehen.
3. Das Steißbein nach unten ziehen, den Bauch nach innen und oben ziehen.
4. Die Schulterblätter die Wirbelsäule hinunter ziehen.
5. Die Arme hängen seitlich, die Handflächen zeigen nach vorn.
6. Die Schlüsselbeine voneinander wegziehen.
7. Den Kopf gerade halten.

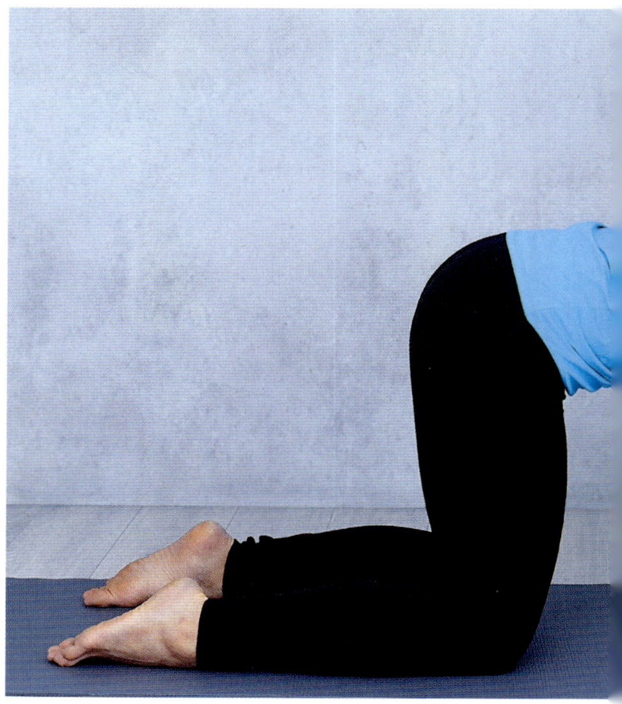

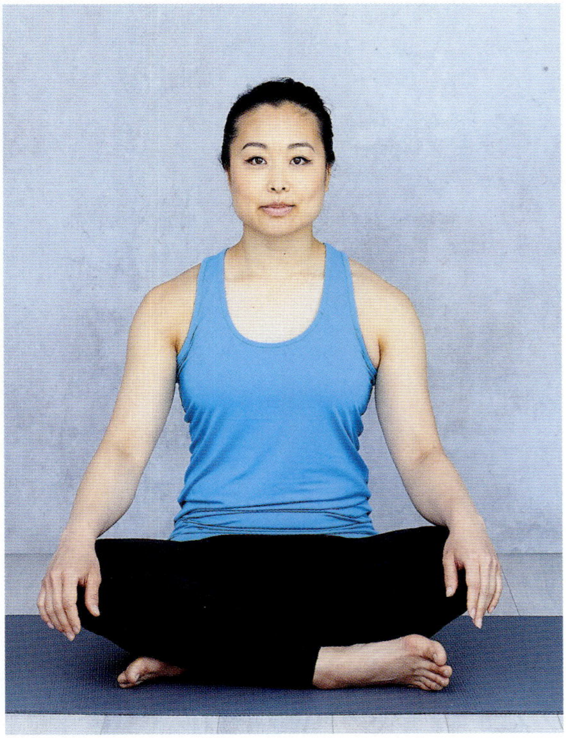

EINFACHE SITZHALTUNG

Diese Haltung beruhigt das Gehirn, bereitet den Körper auf die Meditation vor, kräftigt den Rücken und dehnt Hüften, Knie und Fußgelenke. Du kannst deine Sitzbeinhöcker mit einer Decke abpolstern; setze dich mit dem Rücken an eine Wand, um ihn abzustützen. Alternativ kannst du dich auf einen Klotz setzen, um deine Hüften anzuheben und deine Wirbelsäule zu verlängern.

1. Setze dich auf den Boden (oder einen Klotz oder eine Decke).
2. Die Schienbeine kreuzen, sodass die Füße unter den gegenüberliegenden Knien liegen. Du kannst die Knie mit Klötzen abstützen.
3. Die Schulterblätter nach hinten und unten ziehen, die Wirbelsäule ist lang und gerade.
4. Den Kopf gerade halten.
5. Die Handflächen auf die Knie legen oder so, dass Daumen und Zeigefinger sich berühren.
6. 5–10 Atemzüge lang halten, dann die Beine anders herum kreuzen.

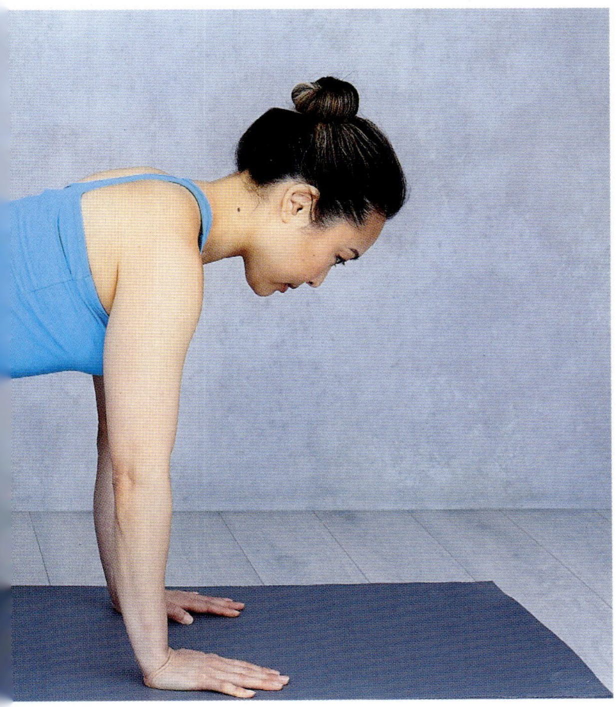

VIERFÜSSLERSTAND

Diese Haltung dient als Übergang zu anderen Haltungen wie dem herabschauenden Hund (s. S. 126–127), der gestreckten Welpenhaltung (s. S. 56–57) und der Bretthaltung (s. S. 110–111).

1. Zu Beginn sind Hände und Knie schulterbreit geöffnet, die Schultern befinden sich direkt über den Handgelenken.
2. Die Hüften so ausrichten, dass sie sich genau über den Knien befinden.
3. Die Körpermitte aktivieren.
4. Den Kopf gerade halten.

AUFWÄRMEN

Yoga scheint zwar ein „sanftes" Körpertraining zu sein, doch beim Üben werden die Muskeln gefordert und gedehnt und die Gelenke trainiert. Daher ist es sehr wichtig, dass du dich vor Beginn aufwärmst. Indem du die Muskeln und Gelenke lockerst, wird dein Körper weniger steif, sodass du die Haltungen korrekt einnehmen und beibehalten kannst und Verletzungen vorbeugst.

1 Beginne in einer bequemen Sitz- oder Stehhaltung. Schließe die Augen und atme mehrmals tief durch die Nase ein und aus.

2 Bei einer Einatmung die Lunge füllen und beim Ausatmen alle Luft herauspressen.

3 Den Geist aufzuwärmen ist ebenso wichtig, wie den Körper aufzuwärmen. Kläre deine Gedanken und setze dir ein Ziel.

4 Lockere die Gelenke: Kreise sie langsam in beide Richtungen. Beginne mit dem Hals, gefolgt von Schultern, Armen, Ellbogen, Handgelenken, Fingern, Hüften, Knien, Fußgelenken und Zehen.

KATZE/KAMEL

Katze/Kamel wärmt die Wirbelsäule auf und schmiert ihre Gelenke in Vorbereitung auf die Rückwärtsbeugen. Katze/Kamel dehnt die Rückseite des Oberkörpers und der Bauchorgane. Koordinierst du die Bewegung mit der Atmung, baust du Stress ab und beruhigst deinen Geist.

1 **Katze** Beginne mit einer geraden Wirbelsäule im Vierfüßlerstand. Dann einatmen, den Bauch senken und die Wirbelsäule durchbiegen. Den Scheitel und das Steißbein nach oben biegen.

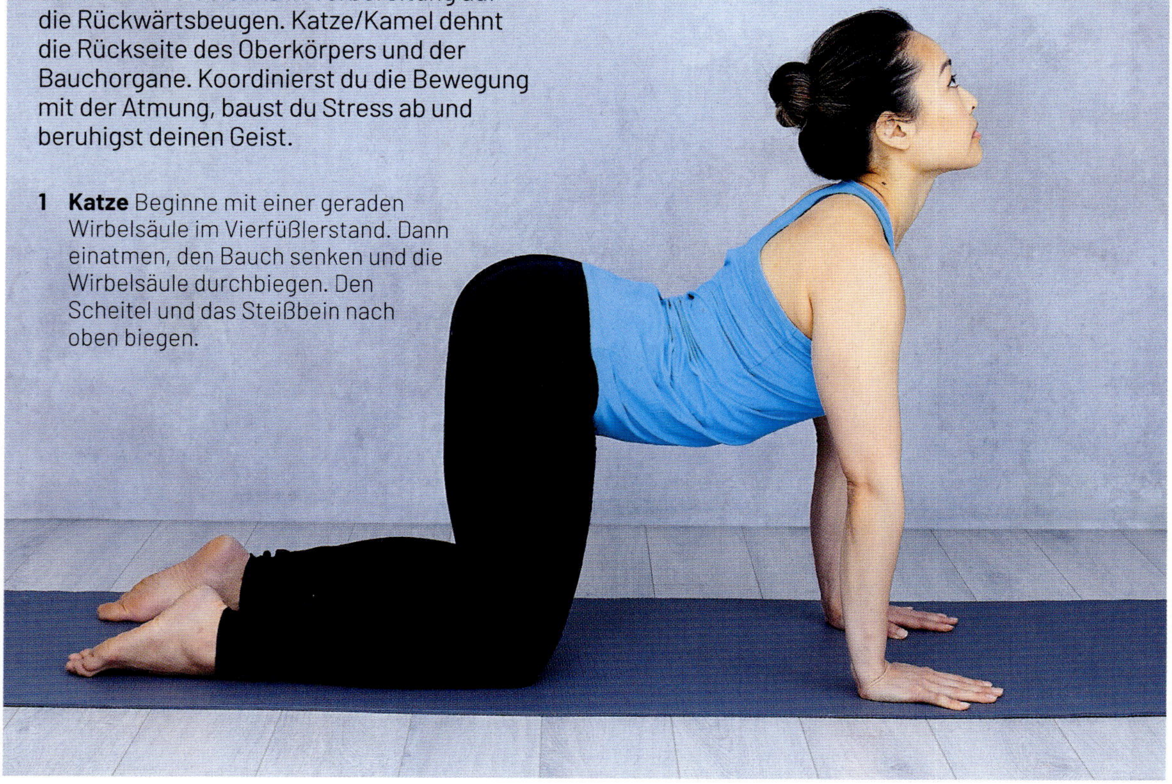

2 **Kamel** Ausatmen, die Wirbelsäule rund machen und das Kinn zur Brust ziehen. Die Schulterblätter voneinander wegziehen.

3 Mit 10–20 langsamen Runden beginnen und Katze und Kamel im Wechsel einnehmen.

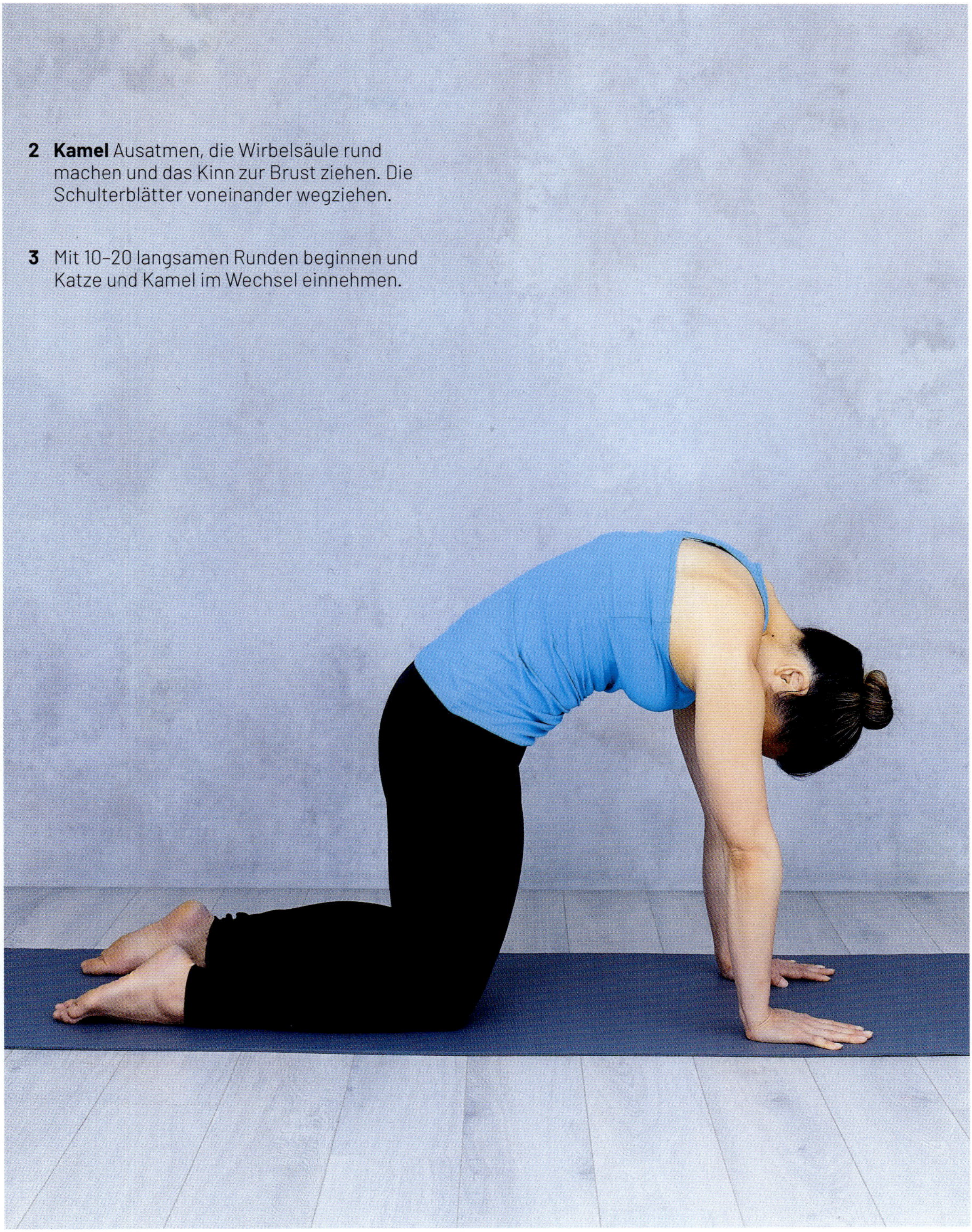

NACKEN DEHNEN

Diese Übungen dehnen die Muskeln entlang der Wirbelsäule sowie die Schultern, und sie lockern gleichzeitig den Trapezmuskel.

1 Gehe in den aufrechten Stand, die Beine sind hüftbreit geöffnet, das Kinn liegt auf der Brust.

2 Mit der linken Hand den Kopf zur Seite legen und das linke Ohr Richtung linke Schulter führen.

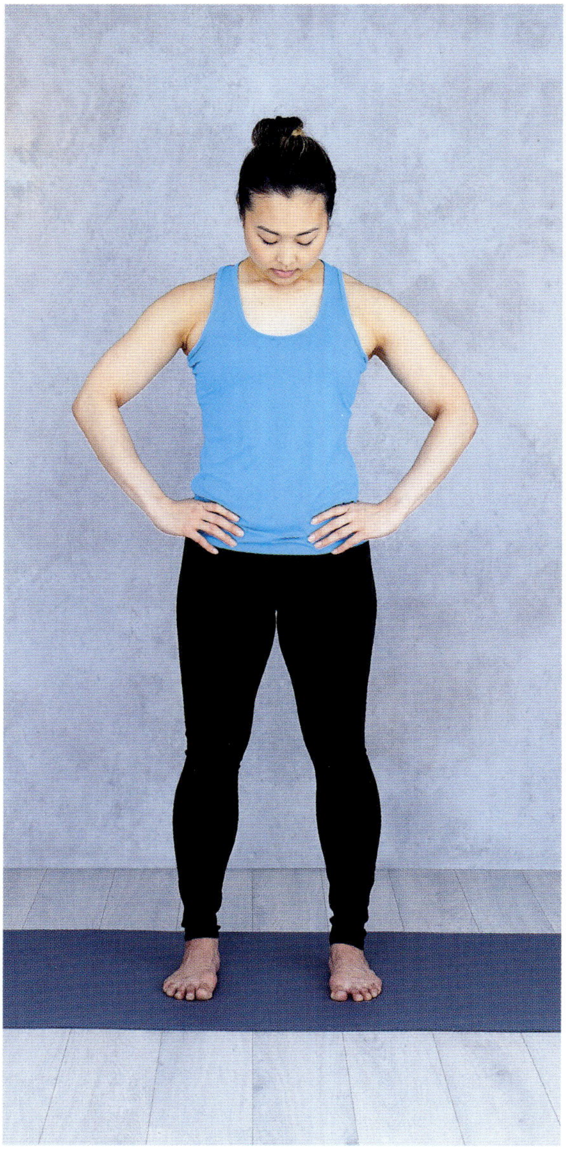

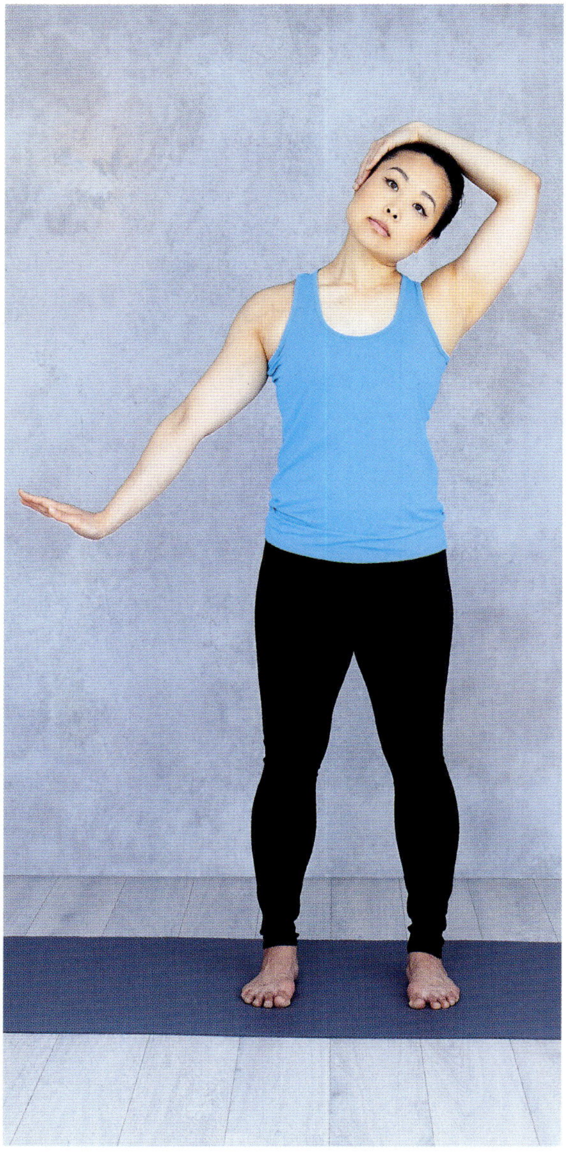

3 Die Hände auf die Hüften legen, den Hals strecken und nach oben in den Himmel schauen.

4 Den Kopf drehen, entweder im oder gegen den Uhrzeigersinn, und das rechte Ohr zur rechten Schulter führen. Sehr langsam bewegen und auf den Hals achtgeben.

5 Nach 5–10 Drehungen die Richtung ändern.

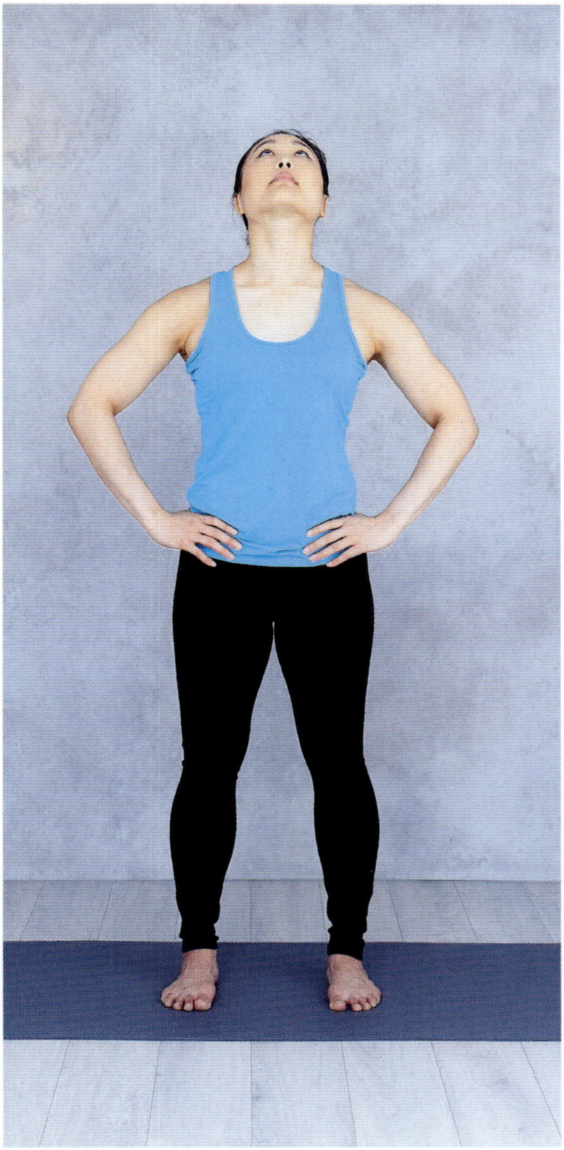

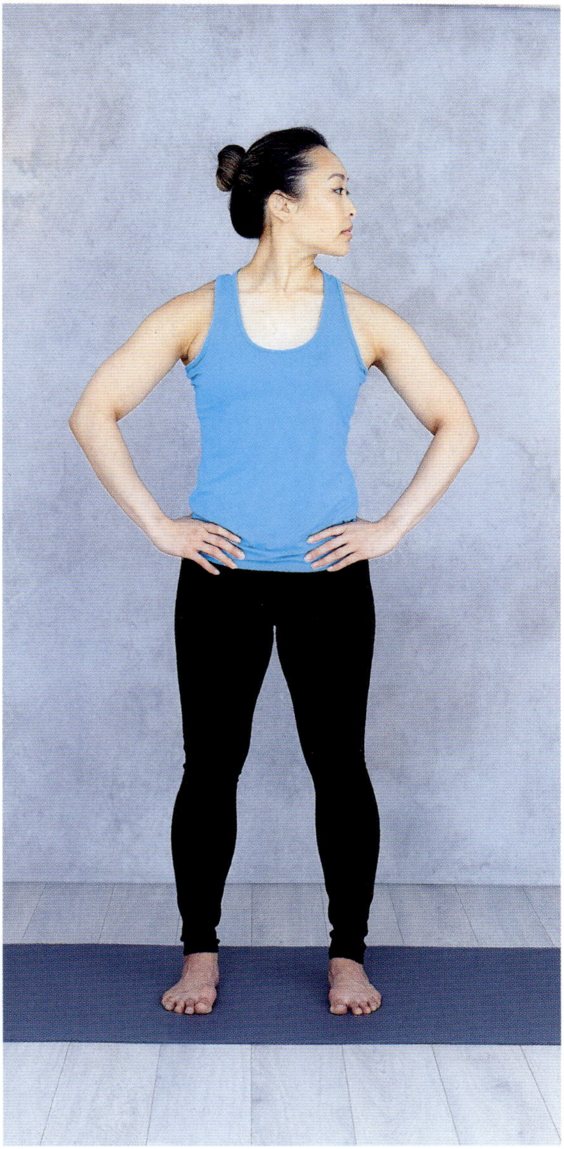

SEITLICHE DEHNUNGEN

Seitliche Dehnungen bringen deinen ganzen Körper ins Gleichgewicht: Sie verlängern die Muskeln in Bauch, Hüften und Oberschenkeln und verbessern die Beweglichkeit der Wirbelsäule.

1 Beginne im Vierfüßlerstand oder in der Berghaltung (*s. S. 26*).

2 Das rechte Handgelenk mit der linken Hand umfassen. Einatmen und die Wirbelsäule strecken, mit dem Ausatmen nach links neigen und dabei die rechte Körperseite strecken.

3 In die Mitte zurückkommen und mit der nächsten Ausatmung zur anderen Seite dehnen.

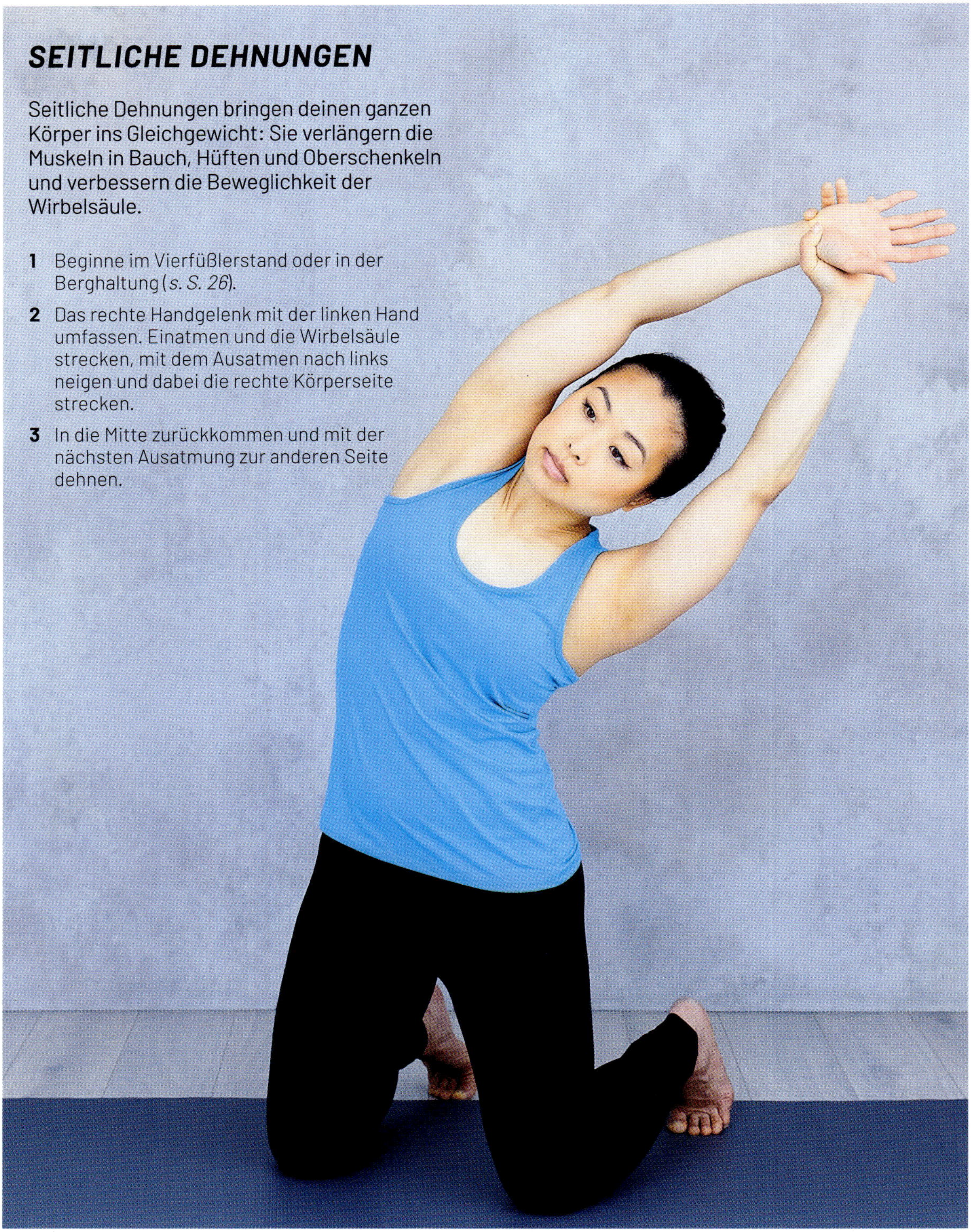

4 Um die Dehnung etwas zu vertiefen, einen Arm seitlich am Körper nach unten fallen lassen und den anderen nach oben und über den Kopf zur Seite strecken.

5 Halten und atmen.

6 Mit dem Ausatmen die Seiten wechseln.

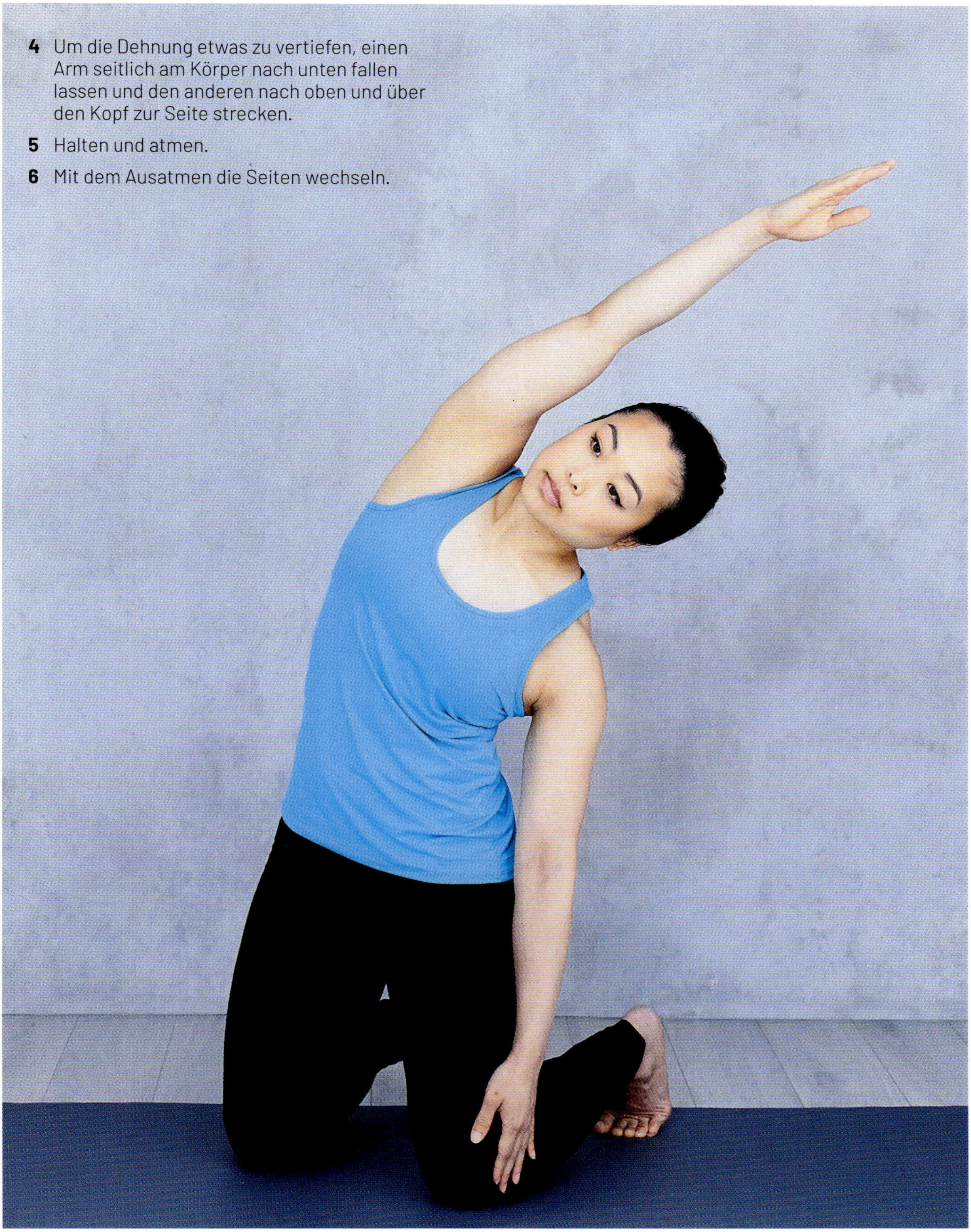

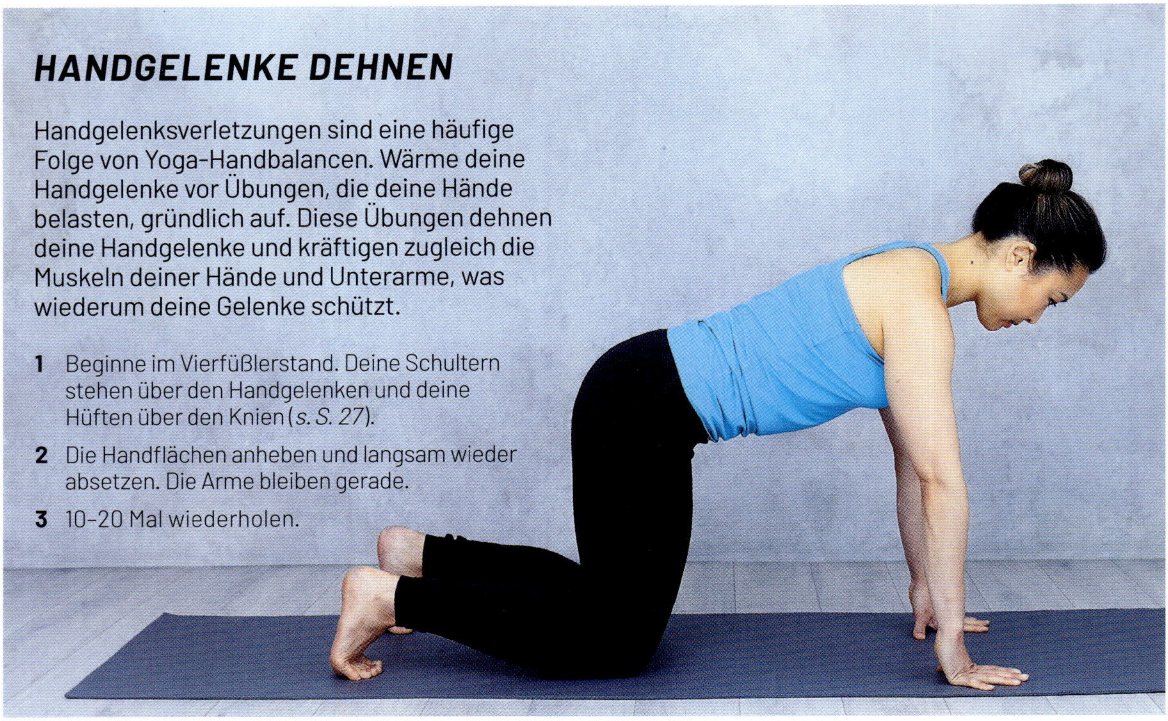

HANDGELENKE DEHNEN

Handgelenksverletzungen sind eine häufige Folge von Yoga-Handbalancen. Wärme deine Handgelenke vor Übungen, die deine Hände belasten, gründlich auf. Diese Übungen dehnen deine Handgelenke und kräftigen zugleich die Muskeln deiner Hände und Unterarme, was wiederum deine Gelenke schützt.

1. Beginne im Vierfüßlerstand. Deine Schultern stehen über den Handgelenken und deine Hüften über den Knien (*s. S. 27*).
2. Die Handflächen anheben und langsam wieder absetzen. Die Arme bleiben gerade.
3. 10–20 Mal wiederholen.

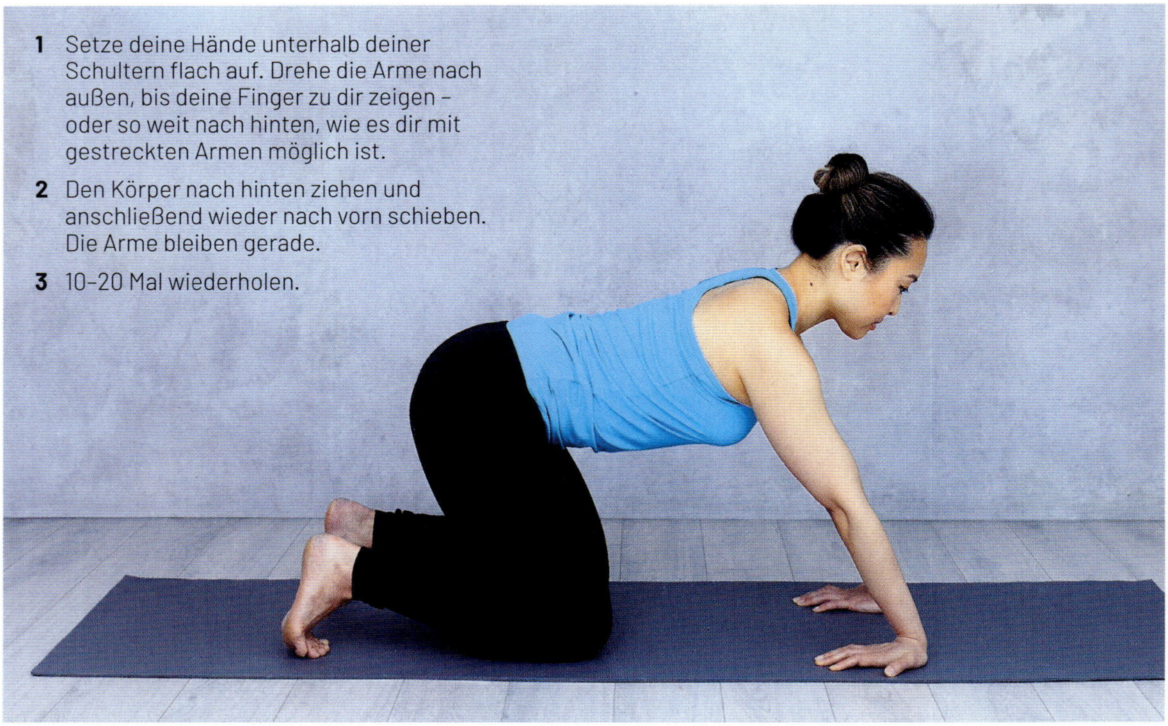

1. Setze deine Hände unterhalb deiner Schultern flach auf. Drehe die Arme nach außen, bis deine Finger zu dir zeigen – oder so weit nach hinten, wie es dir mit gestreckten Armen möglich ist.
2. Den Körper nach hinten ziehen und anschließend wieder nach vorn schieben. Die Arme bleiben gerade.
3. 10–20 Mal wiederholen.

1 Setze deine Hände mit den Handflächen nach oben unterhalb der Schultern auf. Drehe deine Arme, bis die Außenseiten deiner Ellbogen nach vorn zeigen.

2 Den Körper nach hinten ziehen und anschließend wieder nach vorn schieben. Die Arme bleiben gerade.

3 10–20 Mal wiederholen.

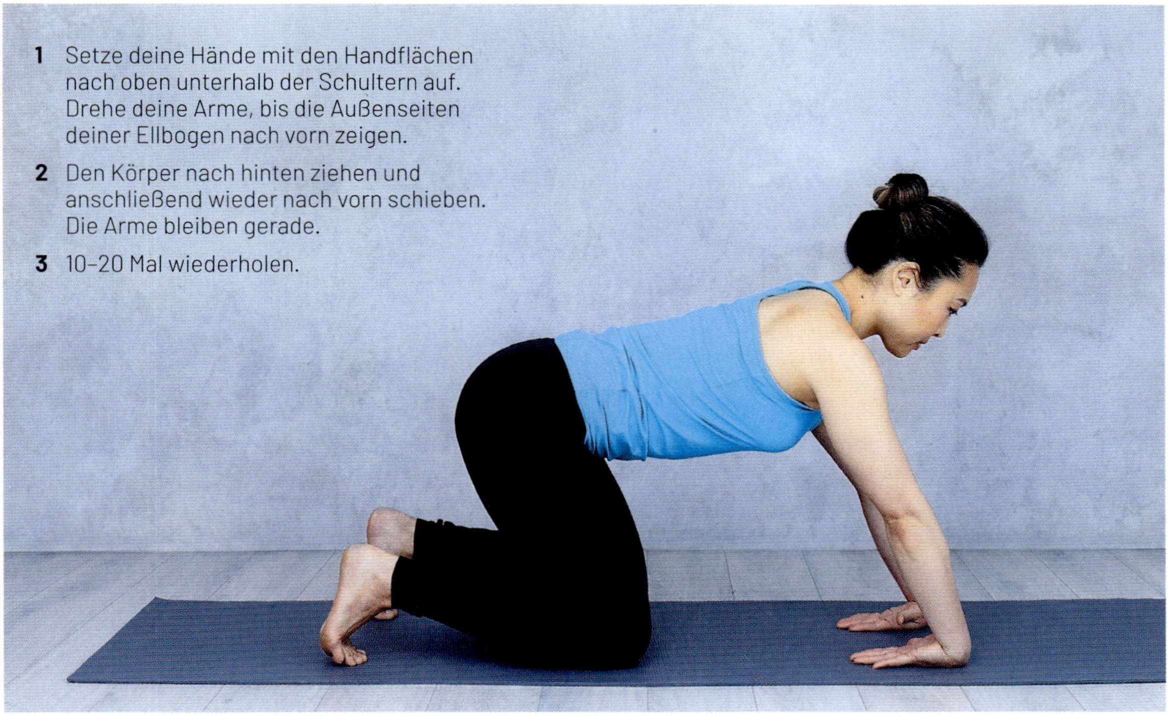

1 Stütze dich auf deine Handrücken, balle die Hände zu Fäusten und lege sie mit den Fingerknöcheln aneinander.

2 Aus dieser Haltung heraus die Ellbogen senken und strecken.

3 10–20 Mal wiederholen.

Als Variante kannst du bei all diesen Handgelenk-Dehnungen die Knie näher an die Hände heranziehen, um die Handgelenke weniger zu belasten.

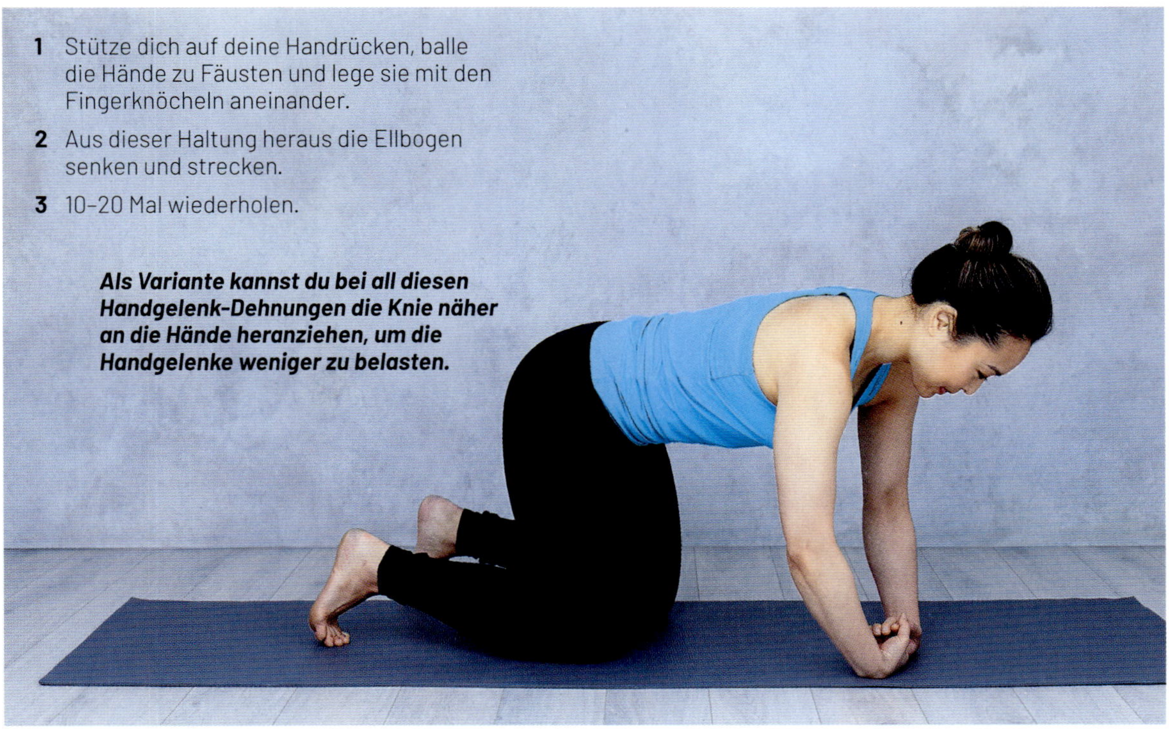

ATEMARBEIT

Die Atemarbeit umfasst Atemübungen zur Verbesserung der geistigen, körperlichen und spirituellen Gesundheit. Yoga-Atemübungen („Pranayama" in Sanskrit) sind ein wichtiger Bestandteil der Yoga-Praxis. Bei der Atemarbeit versorgen wir unser Gehirn mit Sauerstoff, indem wir unsere Ein- und Ausatmung regulieren. Durch die Kontrolle unseres Atems beruhigen wir unseren Geist und machen uns den gegenwärtigen Augenblick bewusst.

UJJAYI-ATMUNG

„Ujjayi" bedeutet „erobern" oder „siegreich sein". Diese Technik kommt bei der Ashtanga- und Vinyasa-Yoga-Praxis zum Einsatz. Dabei wird die Lunge vollständig gefüllt, der Rachen leicht zusammengezogen und durch die Nase geatmet. Diese Atemübung beruhigt den Geist und wärmt den Körper auf.

1 Beginne in einer bequemen Sitzhaltung (*s. S. 27*).

2 Den Körper vollständig entspannen und die Augen schließen.

3 Durch den Mund ein- und ausatmen.

4 Weiteratmen und die Rückseite des Rachens leicht zusammenziehen, wie wenn du auf einen Spiegel hauchst.

5 Den leichten Verschluss des Rachens bei der Einatmung beibehalten, sodass der Atem klingt wie Meeresrauschen.

6 Ist dir diese Atmung vertraut, den Mund schließen und durch die Nase ein- und ausatmen – weiterhin mit leicht verschlossenem Rachen.

7 Tief atmen, sodass jede Einatmung die Lunge füllt und jede Ausatmung die Lunge vollständig entleert.

8 Nach und nach die Atmung bei den Yogahaltungen mit den Bewegungen koordinieren.

LÖWENATMUNG

Diese Technik reduziert Stress, Ärger und Anspannung. Die kraftvolle Ausatmung befreit von negativer Energie, sie kann das Selbstwertgefühl bessern und die Persönlichkeit stärken. Praktiziere die Löwenatmung mit großer Entschlossenheit.

1 Lass den Unterkiefer sinken, öffne den Mund weit und strecke die Zunge heraus, sodass sie nach unten zeigt.

2 Nach oben Richtung Himmel schauen.

3 Kraftvoll mit einem lauten „Haaaaaa" ausatmen und die Luft über die Rückseite des Rachens streichen lassen.

4 2–3 Mal wiederholen.

TIEFE BAUCHATMUNG

Diese Atmung aktiviert den Parasympathikus. Sie hilft dir, Stress und Ärger loszulassen.

1 Tief in den Bauch hinein atmen.

2 Spüre, wie sich dein Bauch auch in der unteren Bauchregion ausdehnt.

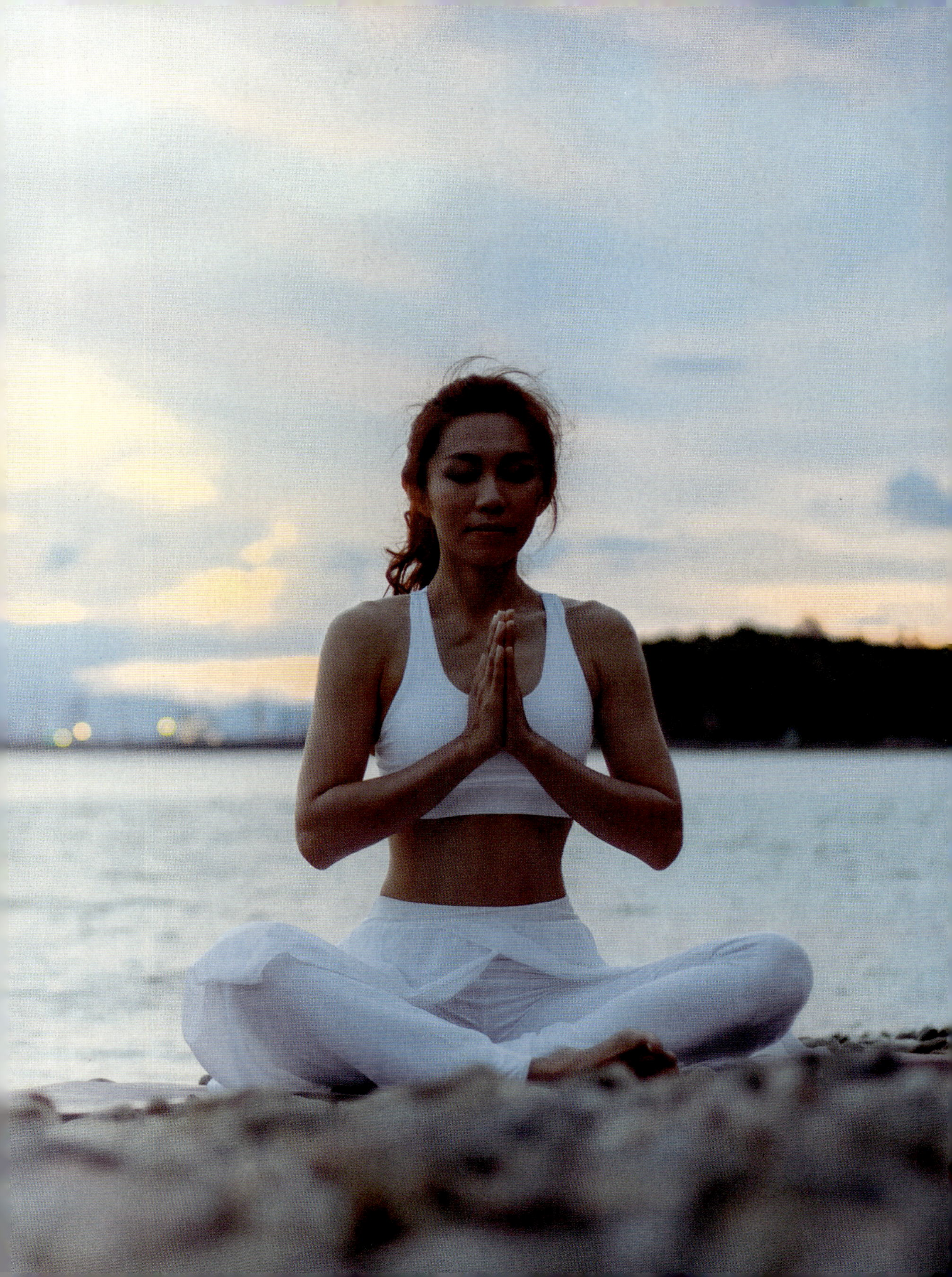

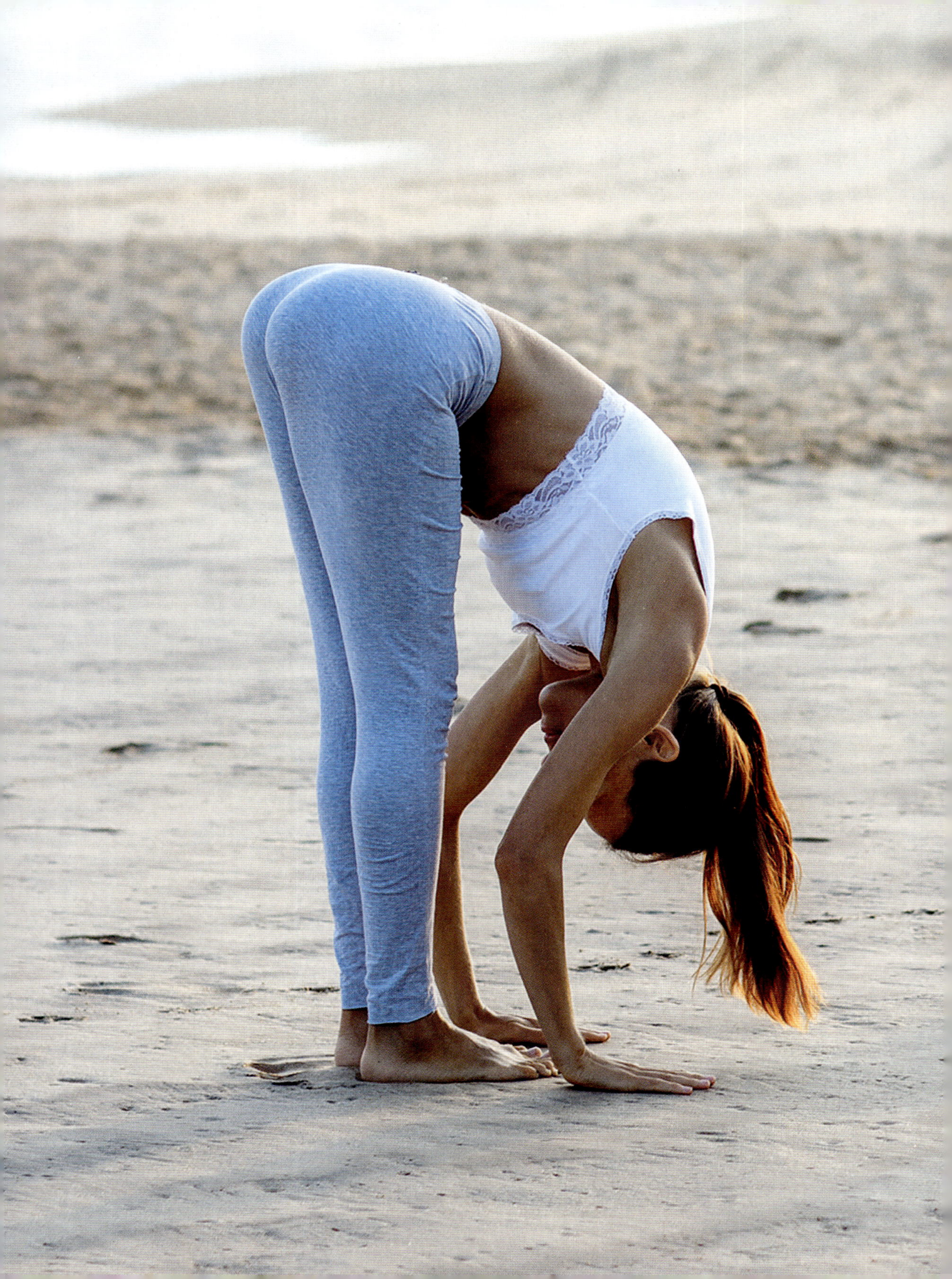

2

VORWÄRTSBEUGEN

Bei diesen Haltungen beugst du dich aus dem Hüftgelenk nach vorn und dehnst die gesamte Körperrückseite vom Kopf bis zu den Fersen. Diese Übungen verbessern die Kraft und die Beweglichkeit der Wirbelsäule und stimulieren die inneren Organe, sodass sich ihr Tonus erhöht und die Organe im Beckenbereich stärker durchblutet werden. Vorwärtsbeugen beruhigen den Geist, besänftigen das Nervensystem, regen dich zur Innenschau an – auf körperlicher, emotionaler und spiritueller Ebene – und können dazu beitragen, Ängste, Stress, Melancholie und Schlaflosigkeit zu lindern. Für manche können sie eine Herausforderung darstellen, insbesondere bei steifen Oberschenkelrückseiten oder Hüften. Stelle sicher, dass du die für dich angemessenen Varianten übst und auf dem Level trainierst, das für dich das richtige ist. Achte besonders darauf, Rücken und Schultern nicht zu runden und die Muskeln auf der Körperrückseite nicht zu überdehnen. Stimme deine Bewegungen immer auf deine Atmung ab und zwinge dich niemals gewaltsam in eine Haltung. Sei vollkommen gegenwärtig, erlebe die Erfahrung bewusst und honoriere die Leistung, die dein Körper erbringt.

VORWÄRTSBEUGEN IM STEHEN

Diese Haltung eignet sich für alle Level. Die Wirbelsäule und die Oberschenkelrückseiten werden sehr effektiv gedehnt. Regelmäßig praktiziert, bessert sie einen schmerzenden und steifen Rücken. Sie stimuliert die inneren Organe, regt die Verdauung an und kann dazu beitragen, Stress und Ängste abzubauen.

1 | EINSTEIGER

Wenn deine Oberschenkelrückseiten verspannt sind oder dein Rücken verletzt ist, übe zunächst sanftere Varianten, z. B. indem du die Knie beugst oder deine Hände auf Yoga-Klötzen abstützt.

1. Nimm einen Klotz und stelle ihn hochkant oder längs auf, je nachdem, was für dich besser geeignet ist.
2. Im Stand ausatmen und aus der Hüfte nach vorn Richtung Boden beugen.
3. Die Hände auf den Klötzen absetzen.
4. Die Kniescheiben Richtung Hüfte hochziehen, um die Quadrizepse zu aktivieren und die Knie zu schützen.
5. Kontrolliere, ob sich deine Hüfte genau über den Knie befindet.
6. Den Rücken gerade halten, die Schulterblätter nach unten und die Schultern weg von den Ohren ziehen.
7. Mit dem Einatmen die Wirbelsäule strecken, mit dem Ausatmen etwas tiefer beugen.

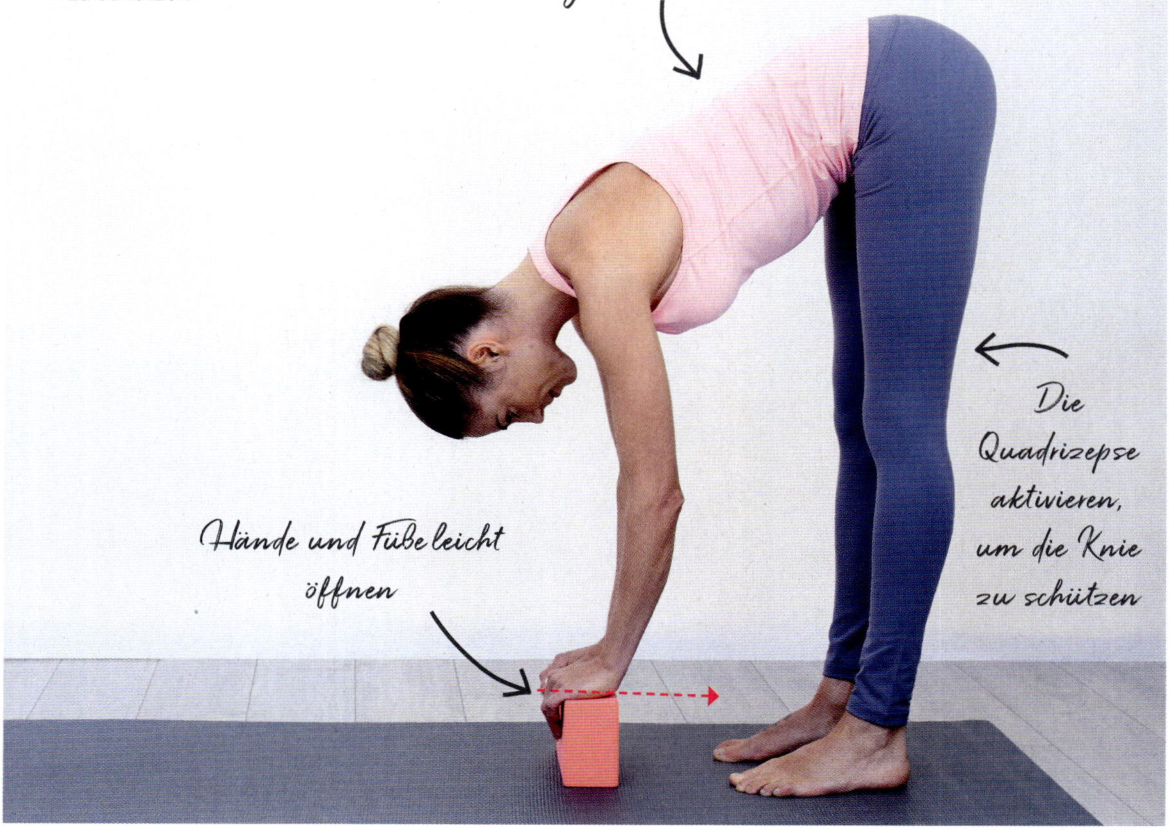
Die Wirbelsäule gerade halten
Hände und Füße leicht öffnen
Die Quadrizepse aktivieren, um die Knie zu schützen

2 FORTGESCHRITTENE

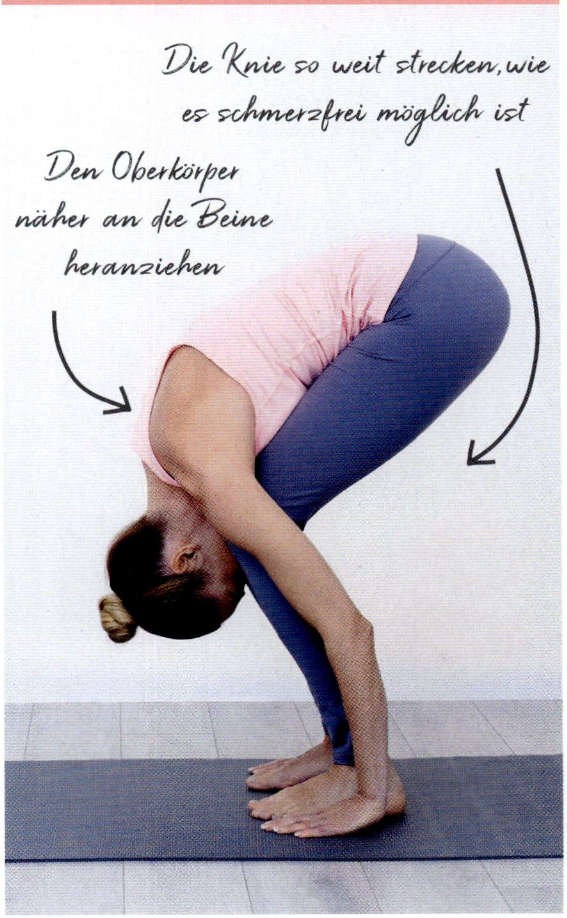
Die Knie so weit strecken, wie es schmerzfrei möglich ist
Den Oberkörper näher an die Beine heranziehen

1 Beginne wie zuvor, aber diesmal ohne Klötze.
2 Mit der Ausatmung vorbeugen und die Hände neben den Füßen auf dem Boden abstellen.
3 Die Knie so weit beugen, dass du die Brust auf den Oberschenkeln ablegen kannst. Die Knie zu beugen schützt den unteren Rücken.
4 Mit dem Einatmen die Wirbelsäule strecken, mit dem Ausatmen etwas tiefer beugen.

3 GEÜBTE

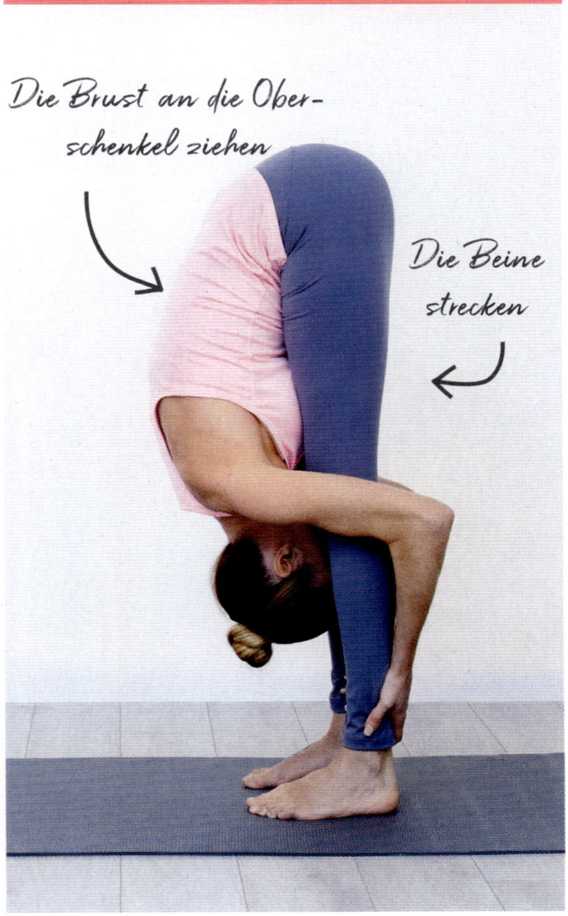
Die Brust an die Oberschenkel ziehen
Die Beine strecken

1 Beginne wie zuvor.
2 Ausatmen, aus der Hüfte vorbeugen und von hinten um die Fußgelenke fassen.
3 Kontrolliere, ob die Beine gestreckt sind, die Brust flach auf den Oberschenkeln aufliegt und dein Rücken gerade (und nicht rund) ist.
4 Mit dem Einatmen die Wirbelsäule strecken, mit dem Ausatmen etwas tiefer beugen.

PYRAMIDENHALTUNG

Bei dieser intensiven Seitendehnung ist die korrekte Ausrichtung wichtig. Sobald du eine starke Basis hast, erweiterst du die Übung, um maximalen Nutzen daraus zu ziehen. Sie beruhigt den Geist, dehnt Wirbelsäule, Hüften und Beinrückseiten und massiert Leber und Magen.

1 | *EINSTEIGER*

1. Stehe aufrecht mit hüftbreit geöffneten Füßen.
2. Den rechten Fuß im Scherenschritt 1 m nach vorn setzen und beide Füße 45 Grad nach außen drehen.
3. Beiderseits des vorderen Fußes einen Klotz hochkant oder längs aufstellen, je nachdem, was für dich am besten geeignet ist.
4. Die Hüften parallel halten, vorbeugen und die Hände auf die Klötze setzen.
5. Den Bauch Richtung Oberschenkel ziehen, ohne die Wirbelsäule zu runden. Die Rippen einziehen, die Oberschenkelinnenseiten aktivieren und auf den großen Zeh des vorderen Fußes konzentrieren.
6. Die Zehenballen in den Boden drücken und das Körpergewicht gleichmäßig auf beide Füße verteilen.
7. Mit dem Einatmen die Wirbelsäule strecken, mit dem Ausatmen etwas tiefer beugen, ohne dass der lange untere Rücken kürzer wird. Auf der anderen Seite wiederholen.

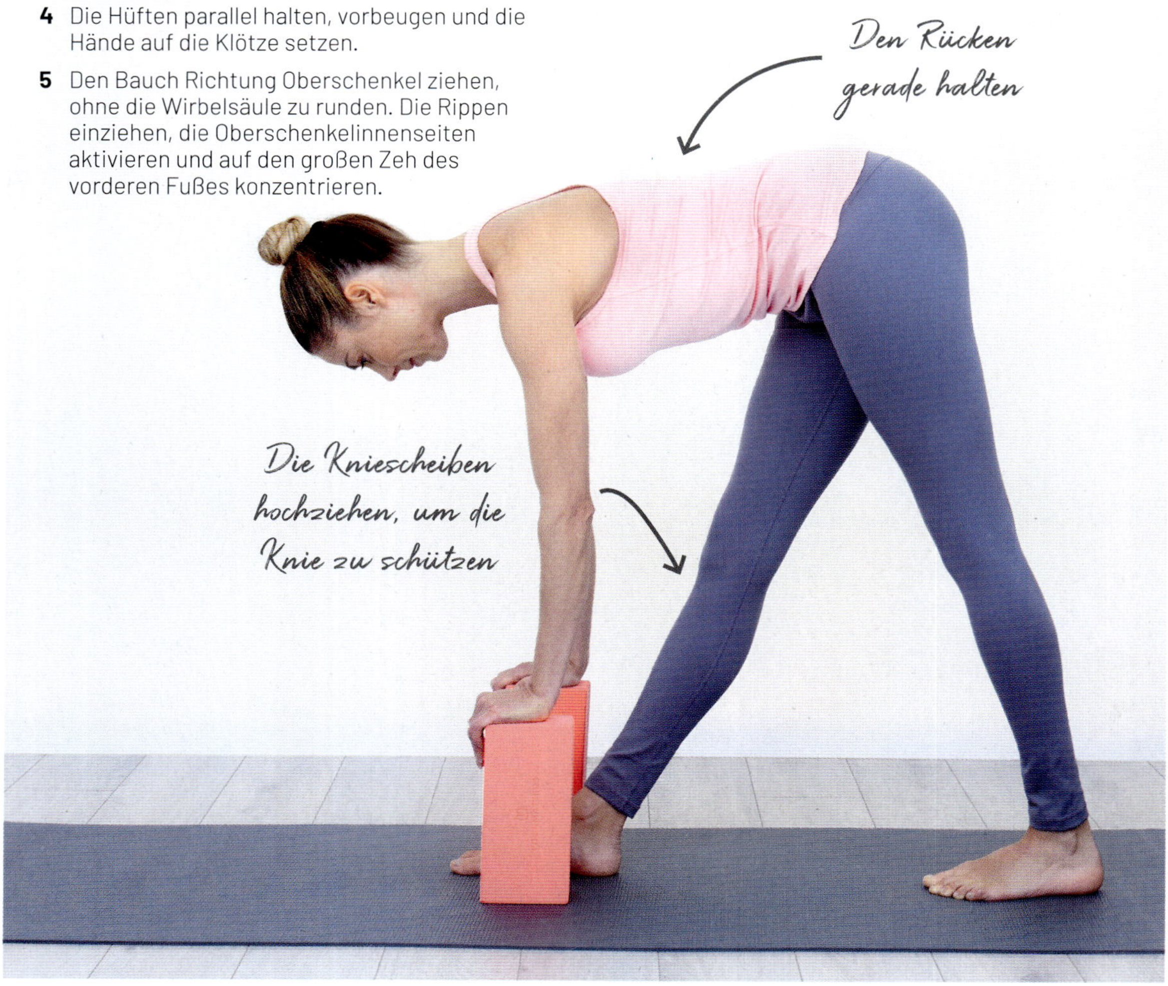
Den Rücken gerade halten
Die Kniescheiben hochziehen, um die Knie zu schützen

2 FORTGESCHRITTENE

1. Beginne wie zuvor, aber diesmal ohne Klötze.
2. Die Hände in schulterbreitem Abstand vor dem vorderen Fuß auf dem Boden absetzen.
3. Den Bauch zum Oberschenkel bringen und über das vordere Bein beugen.
4. Mit dem Einatmen die Wirbelsäule strecken, mit dem Ausatmen etwas tiefer beugen. Auf der anderen Seite wiederholen.

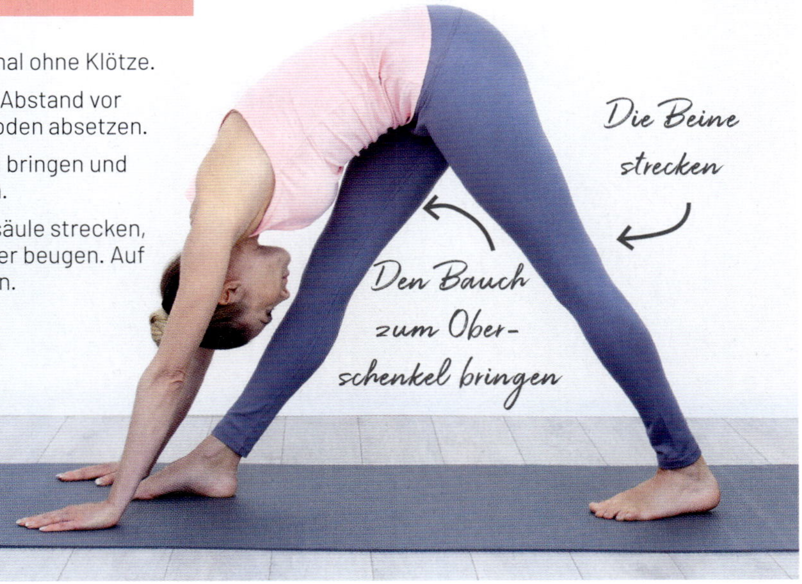

3 GEÜBTE

1. Beginne wie zuvor.
2. Die Hände hinter dem vorderen Bein so aufstellen, dass die Finger nach hinten, die Daumen aber nach vorn zeigen.
3. Auf die Fingerspitzen pressen und das hintere Bein heben, indem du das Knie beugst und die Ferse zum Po ziehst.
4. Mit dem Einatmen die Wirbelsäule strecken, mit dem Ausatmen etwas tiefer beugen. Auf der anderen Seite wiederholen.

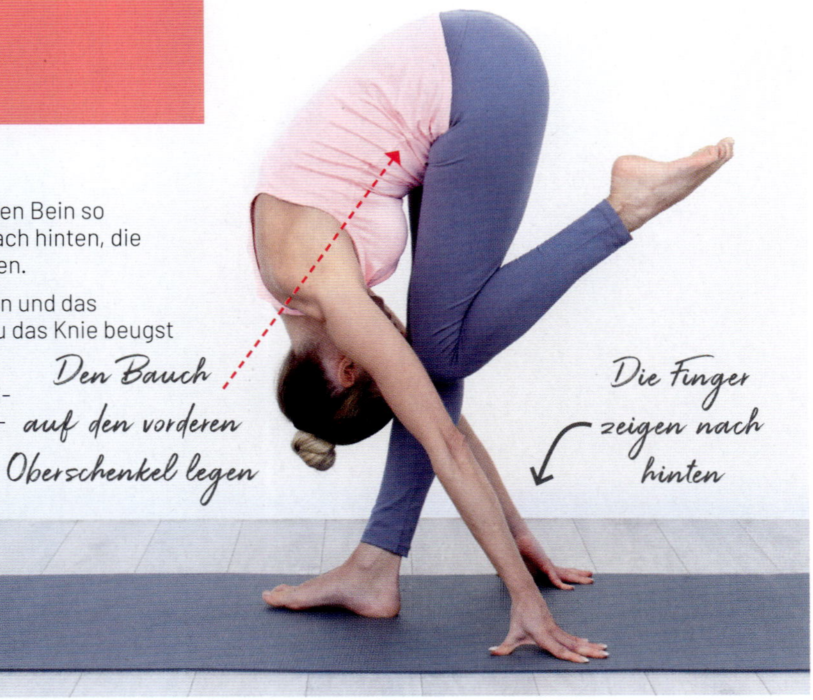

VORWÄRTSBEUGE IN DER GRÄTSCHE

Diese Haltung trainiert den Unterkörper, indem sie Oberschenkelinnenseiten, Hüften und Oberschenkelrückseiten dehnt und die Beine stabilisiert. Ihre belebende Wirkung ist bekannt: Da sich der Kopf unterhalb des Herzens befindet, erhöht sich die Durchblutung des Gehirns.

1 | ***EINSTEIGER***

1. Öffne deine Füße 1 m weit, stelle sie auf einer Linie auf, die Hüften sind parallel. Die Fußaußenkanten sollten parallel zu den Kanten der Matte stehen.
2. In jede Hand einen Klotz nehmen und sie unterhalb der Schultern auf dem Boden aufstellen, hochkant oder längs.
3. Ausatmen und mit geradem Rücken aus der Hüfte vorbeugen. Die Hände auf den Klötzen absetzen, um den Oberkörper abzustützen.
4. Mit dem Einatmen die Wirbelsäule strecken, mit dem Ausatmen etwas tiefer beugen.
5. Die Kniescheiben Richtung Hüften ziehen, um die Quadrizepse zu aktivieren und die Knie zu schützen.
6. Das Körpergewicht gleichmäßig auf beide Füße und die gesamte Fußsohle verteilen.
7. Zum Lösen der Haltung mit dem Einatmen halb aufrichten, mit dem Ausatmen halten und mit dem nächsten Einatmen vollständig aufrichten.

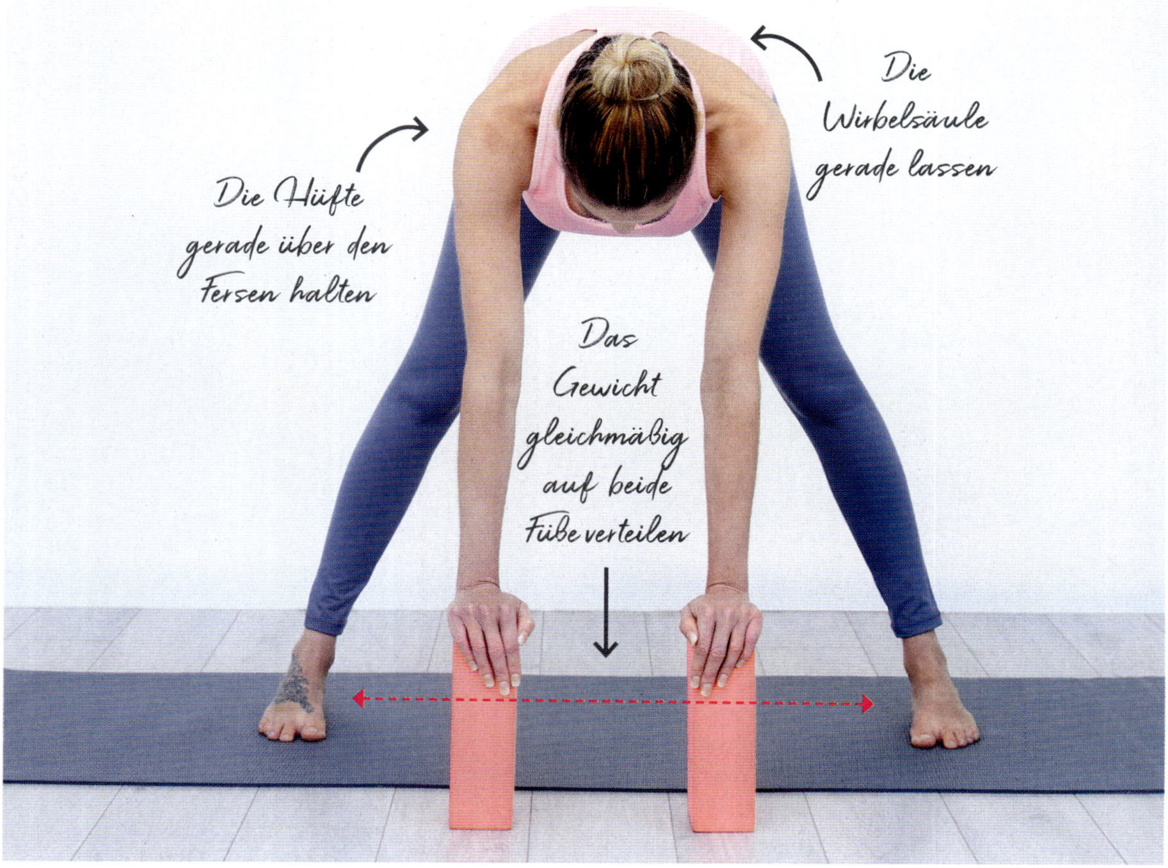
Die Wirbelsäule gerade lassen
Die Hüfte gerade über den Fersen halten
Das Gewicht gleichmäßig auf beide Füße verteilen

2 FORTGESCHRITTENE

1. Beginne wie zuvor, aber diesmal ohne Klötze.
2. Die Hände schulterbreit auf dem Boden absetzen, in einer Linie mit den Füßen.
3. Den Scheitel vor den Händen auf dem Boden absetzen.
4. Mit den Händen nach vorn gehen, um den Bauch näher an die Oberschenkel zu bringen.
5. Mit dem Einatmen die Wirbelsäule strecken, mit dem Ausatmen etwas tiefer beugen.

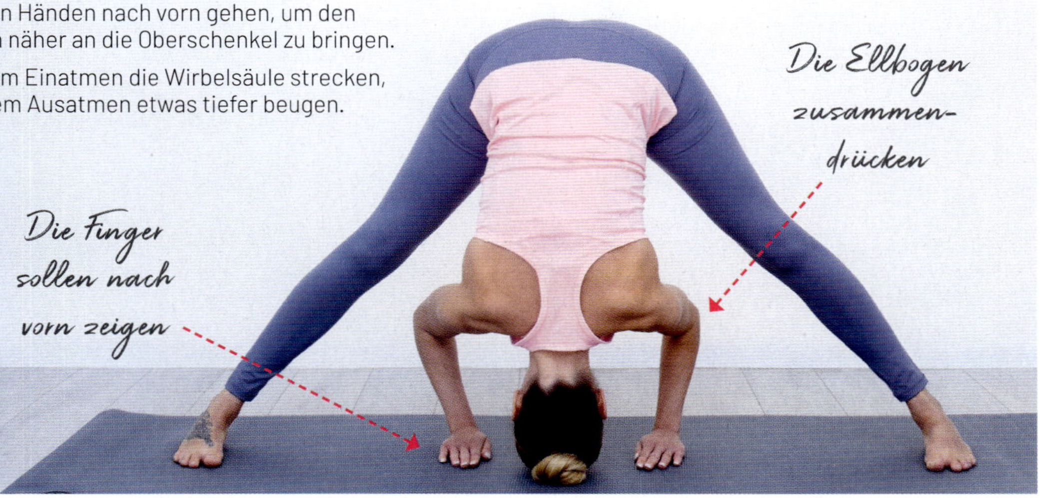
Die Ellbogen zusammendrücken
Die Finger sollen nach vorn zeigen

3 GEÜBTE

1. Beginne wie zuvor.
2. Einatmen und die Hände hinter dem Rücken verschränken.
3. Mit dem Ausatmen die verschränkten Hände Richtung Boden ziehen.
4. Den Scheitel auf dem Boden absetzen und den Oberkörper in eine Linie mit den Beinen bringen. Die Hände bis zum Boden senken.

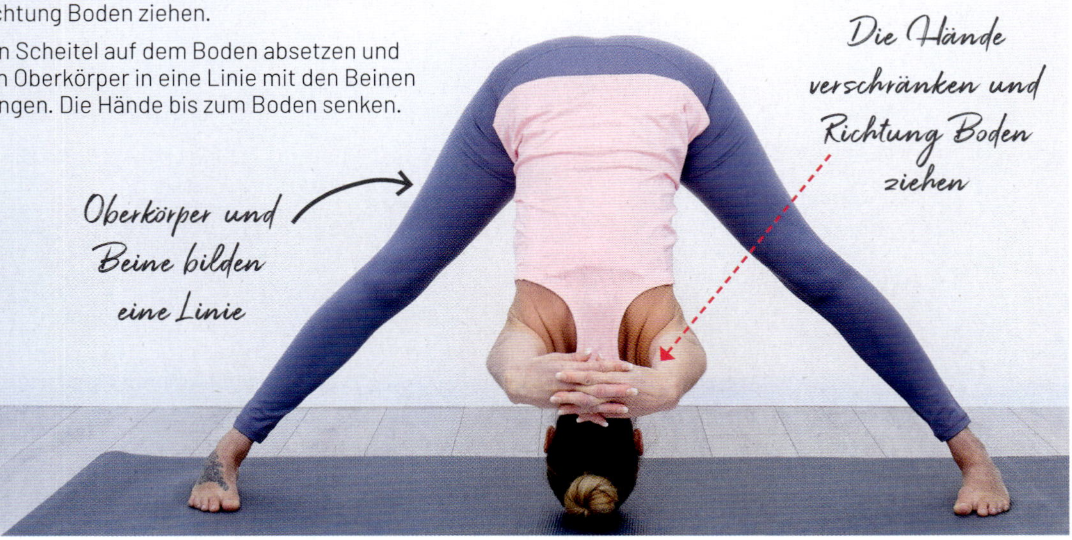
Die Hände verschränken und Richtung Boden ziehen
Oberkörper und Beine bilden eine Linie

VORWÄRTSBEUGE IM SITZEN

Diese Haltung beruhigt den Geist, baut Stress und Ängste ab, verringert Müdigkeit und hilft bei hohem Blutdruck. Sie stimuliert die inneren Organe und die Verdauung, während Wirbelsäule, Schultern und Oberschenkelrückseiten effektiv gedehnt werden.

1 | EINSTEIGER

1. Setze dich mit gestreckten Beinen auf den Boden.
2. Die Pobacken zur Seite ziehen, sodass du direkt auf den Sitzbeinhöckern sitzt.
3. Die Fersen aktiv in den Boden drücken und die Fußspitzen Richtung Körper ziehen. Dabei die Beine zusammenpressen.
4. Die Hände nach vorn strecken und die Knie so weit wie nötig beugen, damit du deine großen Zehen greifen kannst.
5. Die Brust auf die Oberschenkel legen und die Wirbelsäule langmachen.
6. Mit dem Einatmen die Wirbelsäule strecken, mit dem Ausatmen etwas tiefer beugen.

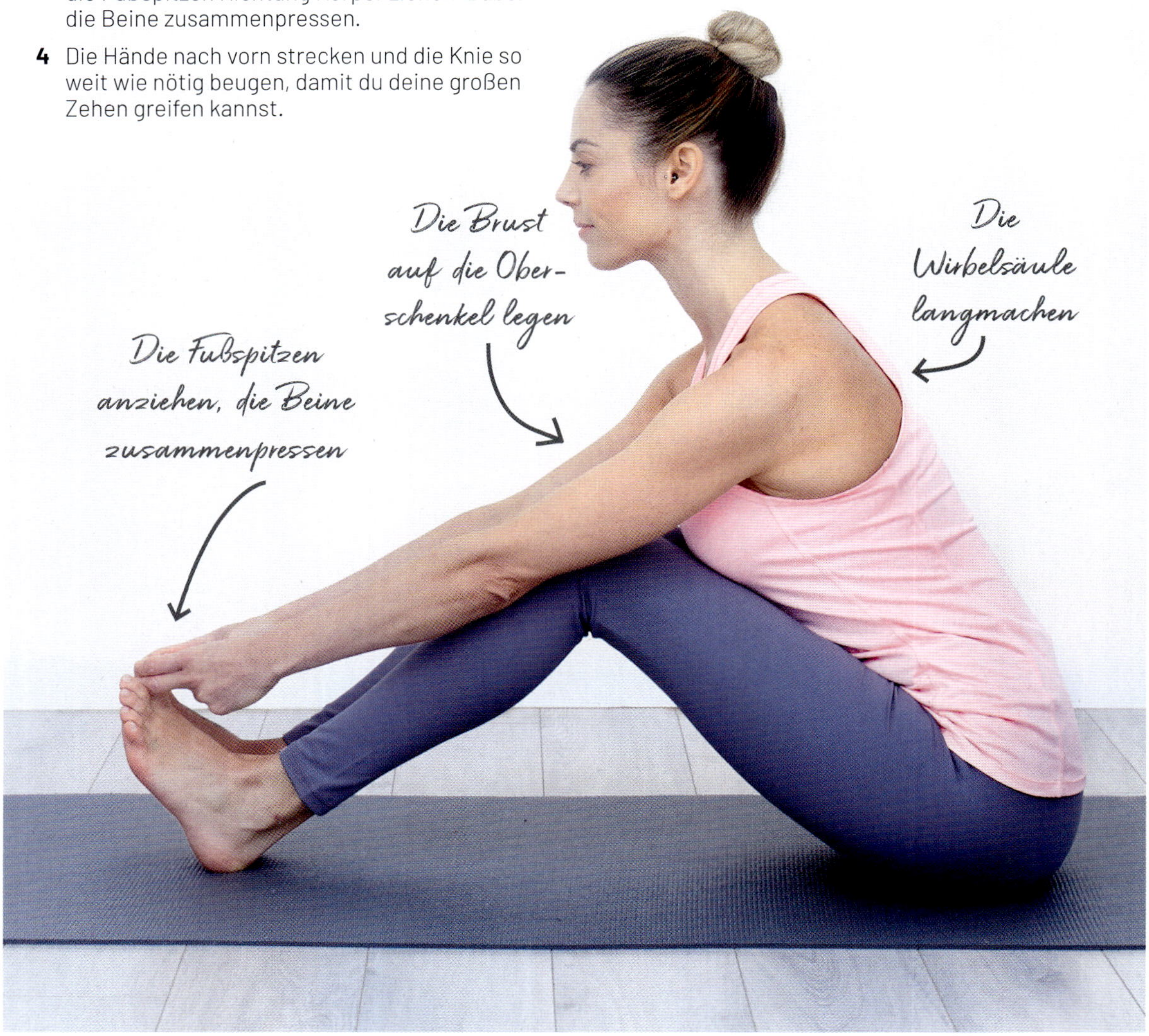

2 FORTGESCHRITTENE A

1. Beginne wie zuvor.
2. Den Gurt um die Füße legen und an den Enden festhalten.
3. Mit geradem Rücken den Oberkörper nach vorn ziehen.
4. Mit dem Einatmen die Wirbelsäule strecken, mit dem Ausatmen nach unten Richtung Füße beugen.
5. Nutze den Gurt, um die Vorwärtsbeuge Schritt für Schritt zu vertiefen, bis du deine großen Zehen erreichen kannst.

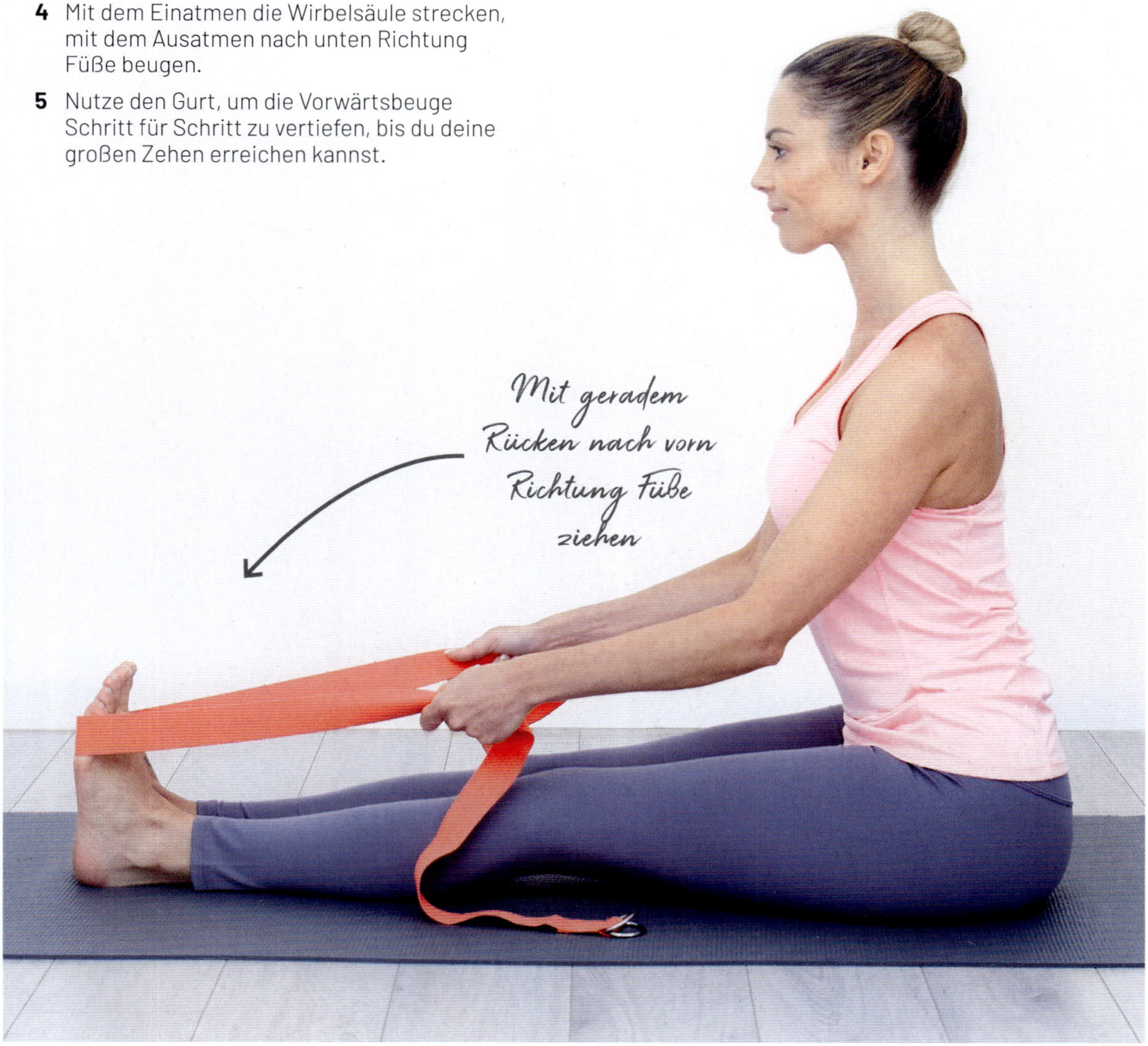

3 FORTGESCHRITTENE B

1 Beginne wie zuvor, diesmal ohne Gurt.

2 Übe so lange, bis du deine Zehen erreichst. Mache langsam Fortschritte: Zwinge dich nicht in die Vorwärtsbeuge, indem du an deinen Füßen ziehst.

3 Mit dem Einatmen die Wirbelsäule strecken, mit dem Ausatmen tiefer Richtung Füße beugen.

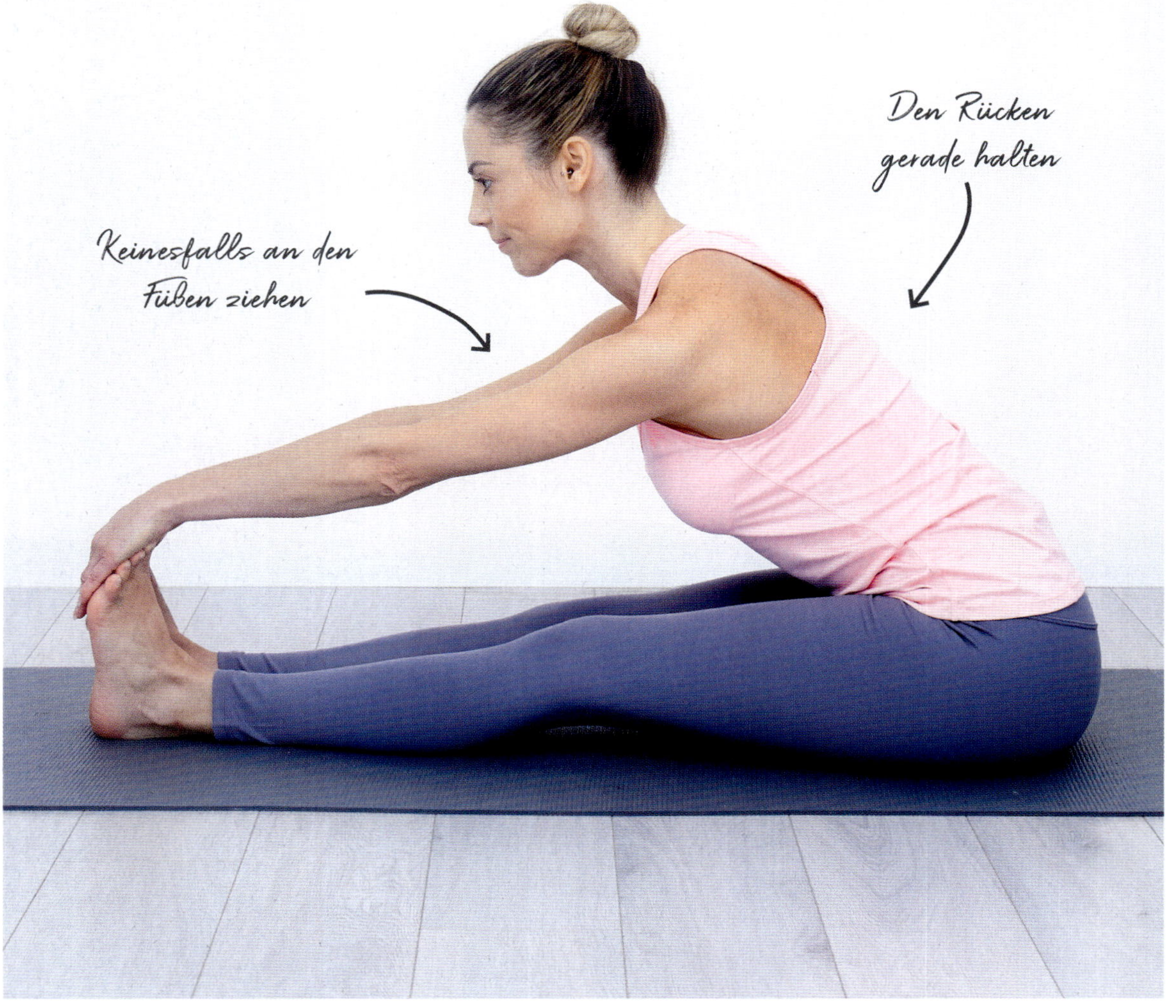

4 GEÜBTE

1 Beginne wie zuvor.
2 Sobald du deine Zehen greifen kannst, arbeitest du darauf hin, deinen Bauch auf die Oberschenkel zu legen.
3 Die Kniescheiben aktivieren und Richtung Hüften ziehen, um die Knie zu schützen.
4 Die Nase Richtung Zehen und das Kinn Richtung Schienbeine senken.
5 Der untere Bauch sollte als Erstes die Oberschenkel berühren, gefolgt vom oberen Bauch, den Rippen und schließlich dem Kopf.
6 Die Ellbogen zu den Seiten beugen, während du den Oberkörper senkst. Du wirst schließlich vielleicht auch deine Arme auf dem Boden über deine Füßen hinaus strecken können.
7 Mit dem Einatmen die Wirbelsäule strecken, mit dem Ausatmen tiefer beugen.

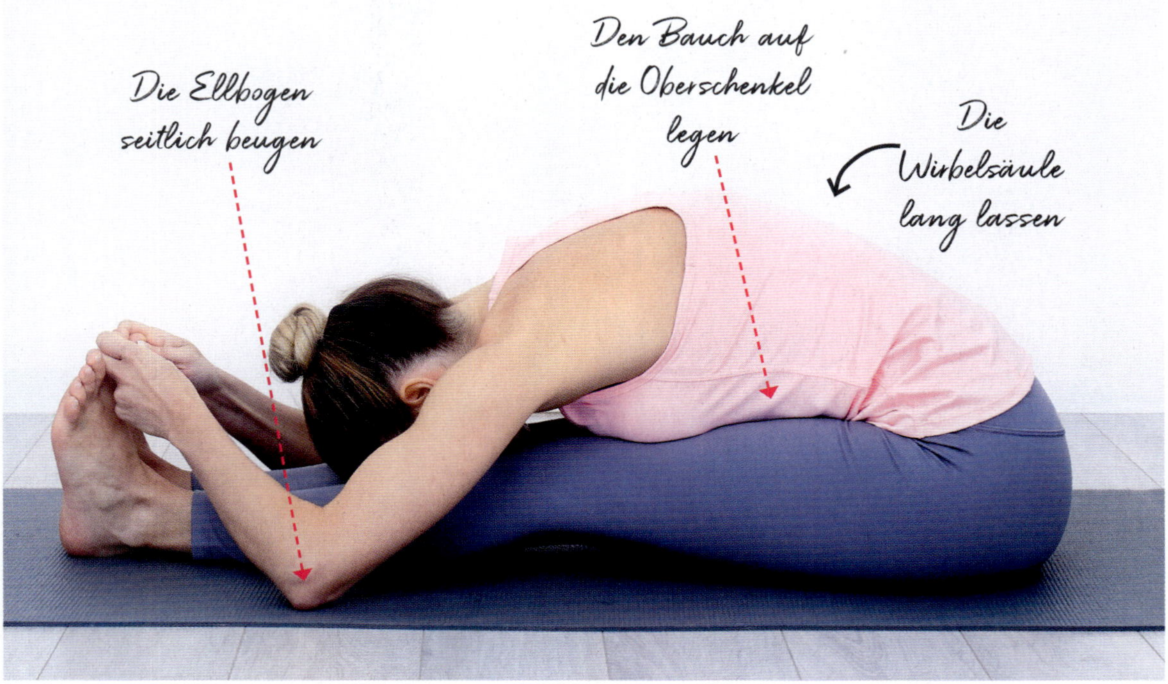
Die Ellbogen seitlich beugen
Den Bauch auf die Oberschenkel legen
Die Wirbelsäule lang lassen

NÄCHSTES LEVEL

Kannst du dich ganz nach vorn beugen, umfasse deine Füße mit den Händen und greife dann mit einer Hand um das andere Handgelenk.

EINBEINIGE VORWÄRTSBEUGE

Diese Haltung trainiert die Beine einzeln. Zu einer Drehung kommt die Dehnung von Wirbelsäule, Schultern, Oberschenkelrückseiten und Leiste. Sie ist wohltuend für die Verdauung, stimuliert Leber und Niere und kann Menstruationsbeschwerden lindern.

1 | *EINSTEIGER*

1 Setze dich mit gestreckten Beinen auf den Boden.

2 Das linke Knie beugen und die linke Ferse innen an den rechten Oberschenkel legen, nahe am Beckenboden.

3 Den Oberkörper leicht nach rechts dehnen, den Oberkörper gerade zum rechten Bein ausrichten und den Bauchnabel mittig zum rechten Oberschenkel ausrichten.

4 Den Gurt um den rechten Fuß legen.

5 Die Gurtenden mit beiden Händen halten und mit geradem Rücken nach vorn beugen.

6 Mit dem Einatmen die Wirbelsäule strecken, mit dem Ausatmen tiefer beugen.

7 Um aus der Haltung zu kommen, einatmen und den Oberkörper wieder in die Sitzhaltung aufrichten. Auf der anderen Seite wiederholen.

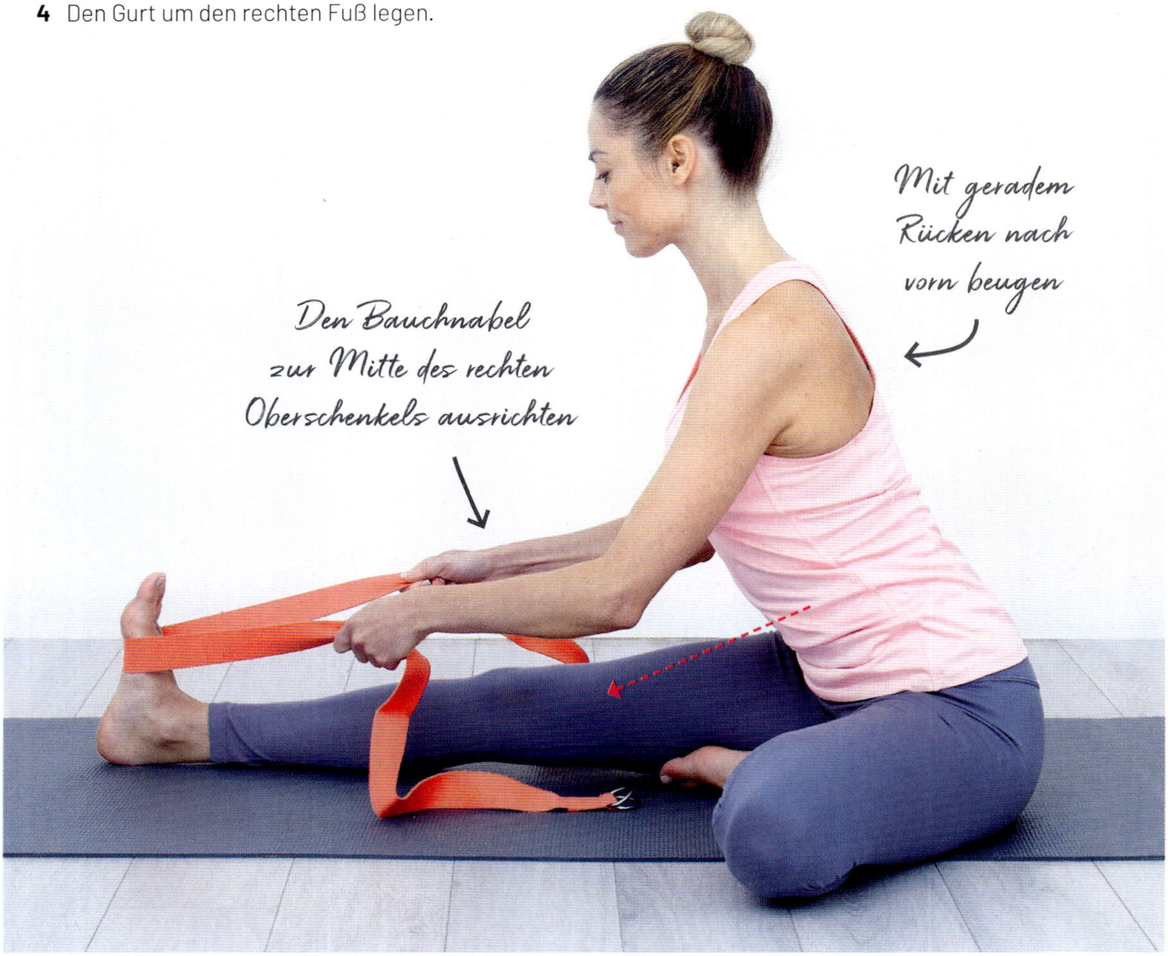
Mit geradem Rücken nach vorn beugen
Den Bauchnabel zur Mitte des rechten Oberschenkels ausrichten

2 FORTGESCHRITTENE

1 Beginne wie zuvor.
2 Bist du bereit, die Übung ohne Gurt zu machen, atmest du ein, beugst dich vor und umfasst deinen rechten Fuß mit den Händen.
3 Ausatmen und aus der Hüfte vorbeugen. Den Rücken gerade halten.
4 Beim Vorbeugen die Ellbogen seitlich beugen und vom Boden weg heben. Die Schultern von den Ohren weg ziehen. Anschließend auf der anderen Seite wiederholen.

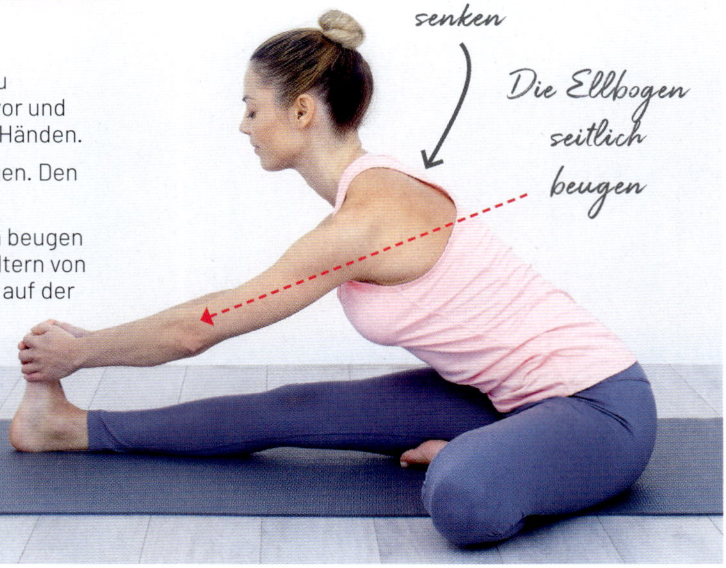

3 GEÜBTE

1 Beginne wie zuvor.
2 Einatmen und die Wirbelsäule strecken, dann ausatmen und auf die Oberschenkel beugen.
3 Der untere Bauch sollte die Oberschenkel als Erstes berühren, gefolgt vom Kopf. Achte darauf, dich nicht in die Haltung zu zwingen. Auf der anderen Seite wiederholen.

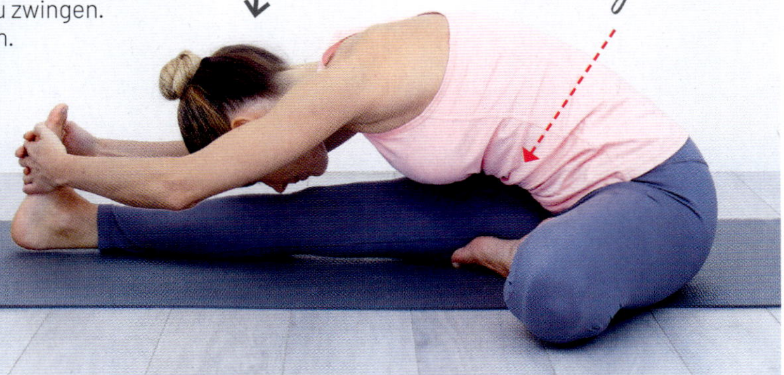

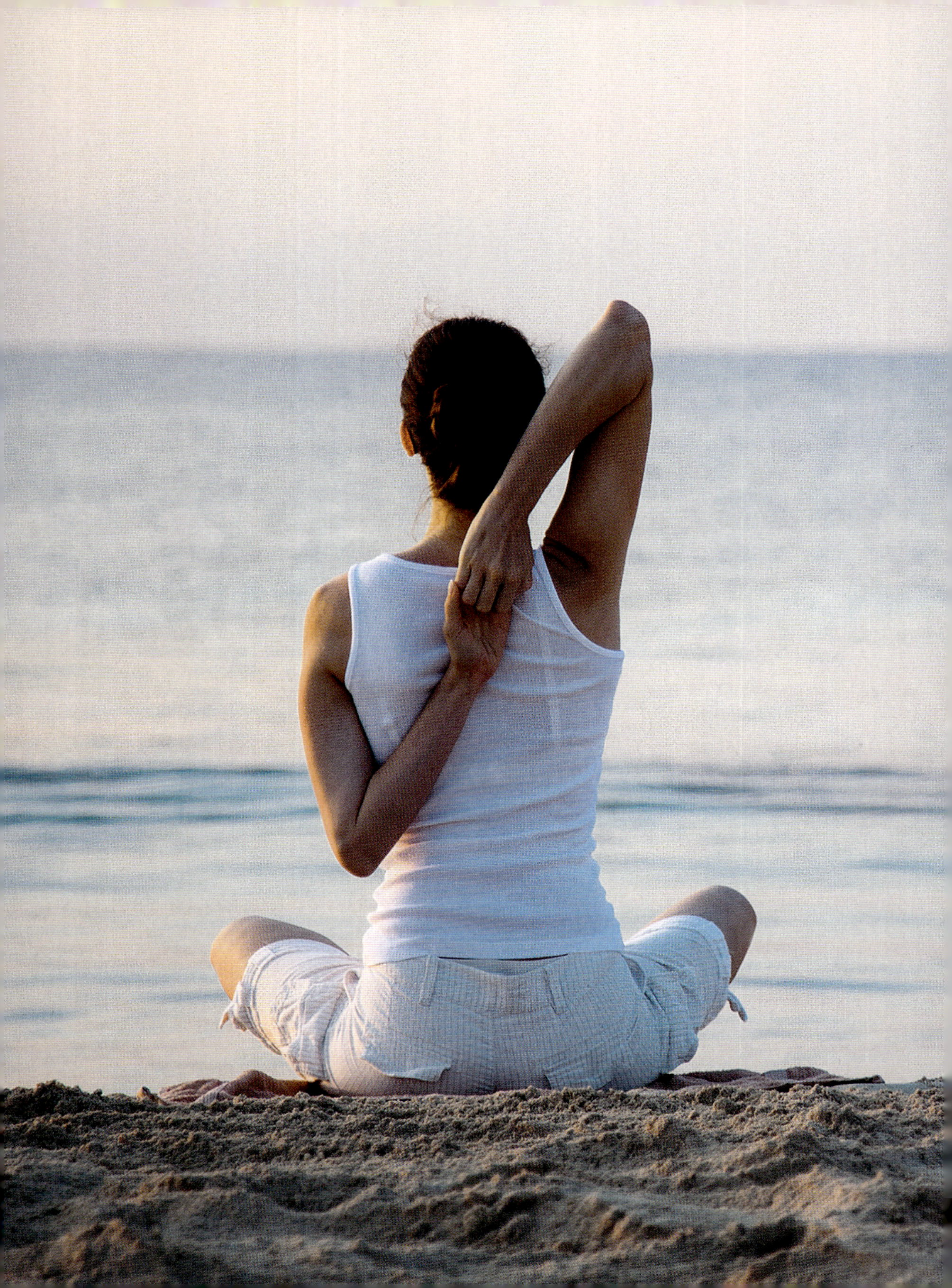

3

SCHULTERÖFFNER

Durch eine schlechte Haltung können sich die Muskeln in Schultern, Hals und oberem Rücken verkürzen. Yoga im Allgemeinen und Schulteröffner im Besonderen dehnen und lockern die Muskeln in diesen Bereichen. Dadurch verringern sich chronische Muskelschmerzen und Gelenkprobleme, die Haltung verbessert sich, der Bewegungsumfang vergrößert sich und Verspannungen in Kopf, Hals und Schultern werden abgebaut. Yoga-Haltungen wie Schulteröffner aktiveren das Herzchakra, das mit Liebe, Mitgefühl und einem Gefühl von Sicherheit assoziiert wird. Gelegentlich können diese Haltungen ein leichtes Panikgefühl hervorrufen, da wir häufig viele verschiedene Gefühle in diesen Energiezentren speichern. Praktizierst du diese Haltungen jedoch regelmäßig, ermöglichen sie es dir wahrhaftig, dein Herz zu öffnen.

KINDHALTUNG

Die Kindhaltung ist eine bekannte Ruhehaltung, die zu Anfang, in der Mitte oder am Ende einer Yoga-Praxis eingenommen wird. Sie ist exzellent geeignet, um die Schultern und die Wirbelsäule zu öffnen. Sie entspannt die Muskeln auf der Körpervorderseite und dehnt Hüfte, Rücken, Oberschenkel und Fußgelenke passiv.

1 **EINSTEIGER**

1. Beginne im Vierfüßlerstand.
2. Die Knie weit öffnen, bis sich die großen Zehen berühren, und den Po bis zu den Fersen senken. Bei steifen Hüften können Knie und Oberschenkel geschlossen bleiben.
3. Einatmen, im Sitzen aufrichten und die Wirbelsäule langmachen.
4. Ausatmen, vorbeugen und den Oberkörper entspannen. Herz und Brust zwischen oder auf den Oberschenkeln ablegen.
5. Die Stirn auf dem Boden ablegen, die Arme neben die Beine legen, die Handflächen nach oben drehen.
6. Um aus der Haltung herauszukommen, die Arme vor den Körper bringen und mit den Händen nach hinten gehen, um den Oberkörper schrittweise aufzurichten, bis du wieder auf den Fersen sitzt.

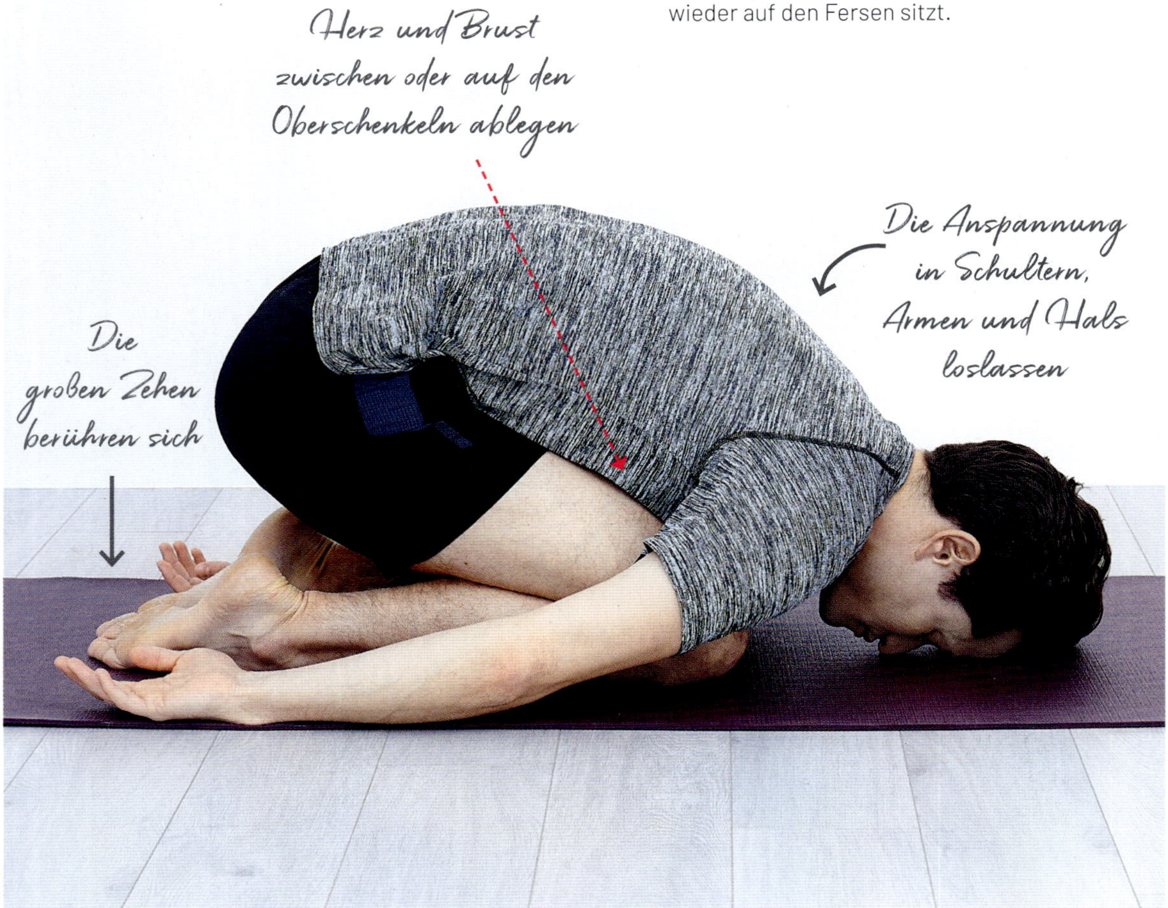

2 FORTGESCHRITTENE

1. Beginne wie zuvor.
2. Einatmen, aufrecht hinsetzen und die Wirbelsäule langmachen. Mit dem Ausatmen vorbeugen und die Arme strecken, um Schultern und Brust zu öffnen. Dadurch wird die Haltung aktiver.

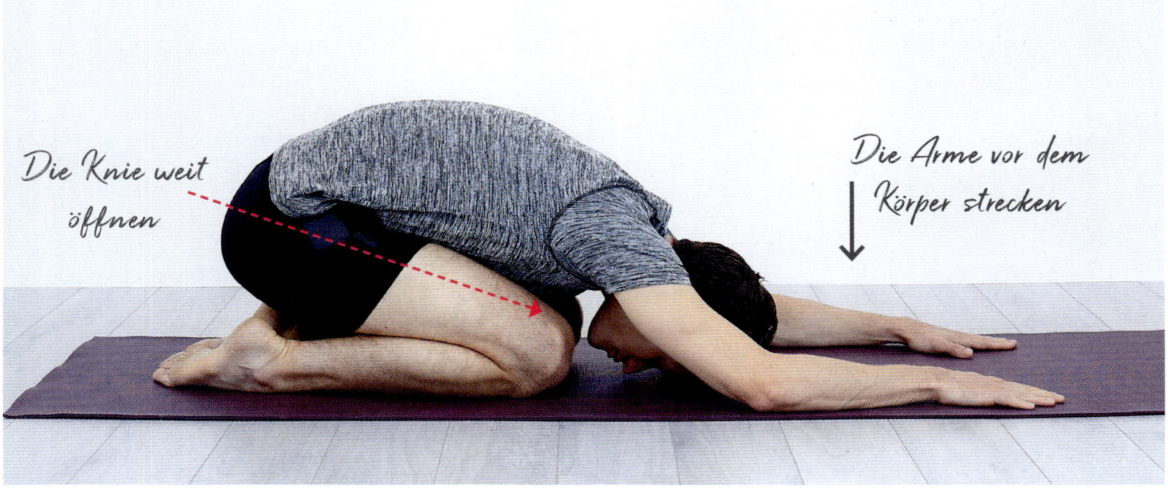

3 GEÜBTE

1. Beginne wie zuvor.
2. Um die Schultern und den oberen Rücken in der Kindhaltung zu dehnen, beim Ausatmen die Ellbogen beugen und die Hände im Nacken zusammenpressen. Die Ellbogen nach innen Richtung Kopf drücken und den Bizeps außen nach oben Richtung Himmel drehen, um die Haltung zu intensivieren.

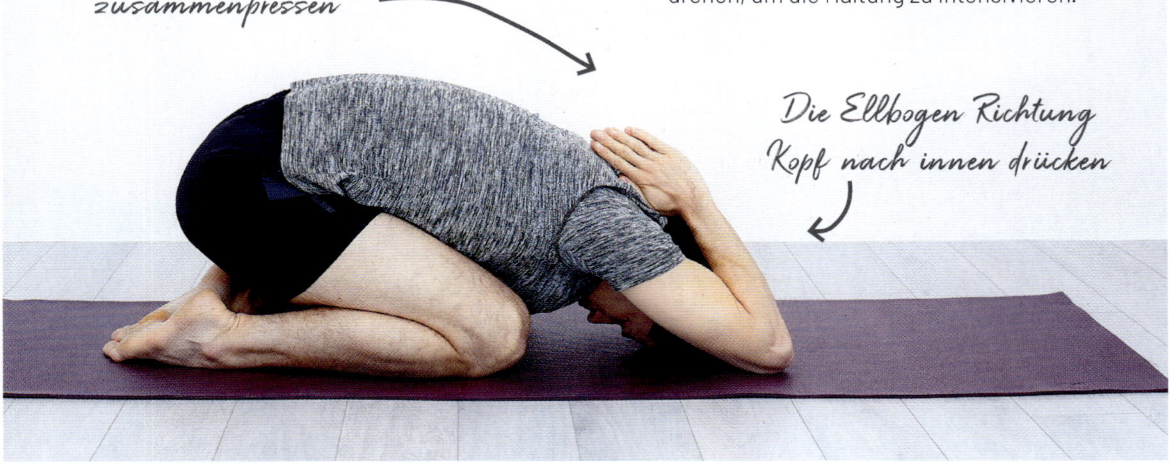

GESTRECKTE WELPENHALTUNG

Diese Haltung öffnet das Herz und die Schultern und schenkt dir nach einem langen Arbeitstag neue Energie. Sie dehnt alle Bereiche des Oberkörpers, die Abwärtshaltung verlängert die Wirbelsäule und baut Stress und Anspannung ab.

1 | **EINSTEIGER**

1. Beginne im Vierfüßlerstand (*s. S. 27*).
2. Mit den Händen nach vorn gehen, aber sicherstellen, dass die Hüften über den Knien bleiben.
3. Zwei Klötze längs oder hochkant vor die Ellbogen stellen und die Ellbogen darauf absetzen.
4. Die Hände über dem Kopf aneinanderlegen. Die Arme aktiv lassen, aber Kopf und Hals entspannen. Wenn die Schultern verspannt sind, braucht der Kopf den Boden nicht zu berühren. In die Schultern einatmen und aus den Schultern ausatmen.
5. Mit dem Einatmen die Wirbelsäule langmachen und mit dem Ausatmen etwas tiefer sinken.
6. Um die Haltung aufzulösen, die Arme senken und mit den Händen zurück in den Vierfüßlerstand gehen.

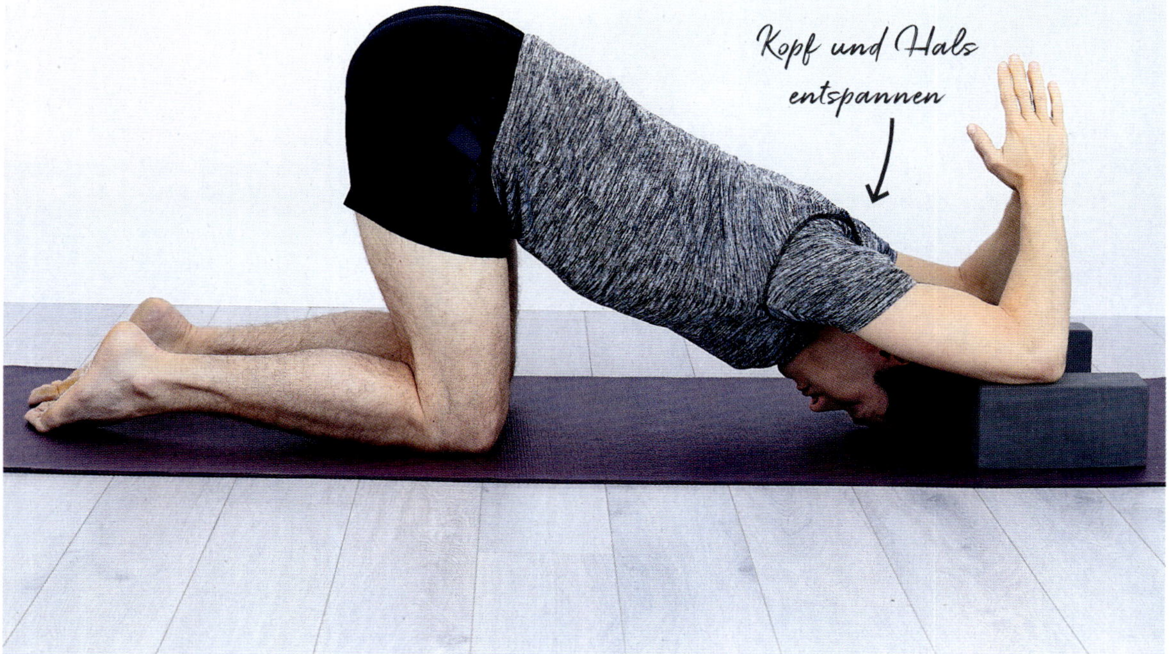

2 FORTGESCHRITTENE

1 Beginne wie zuvor, aber diesmal ohne Klötze.

2 Mit den Händen nach vorn gehen, bis das Kinn den Boden berührt, dabei die Hüften über den Knien halten.

3 Mit dem Einatmen die Wirbelsäule langmachen und mit dem Ausatmen etwas tiefer sinken.

4 Um aus der Haltung zu kommen, mit den Händen in den Vierfüßlerstand zurückgehen.

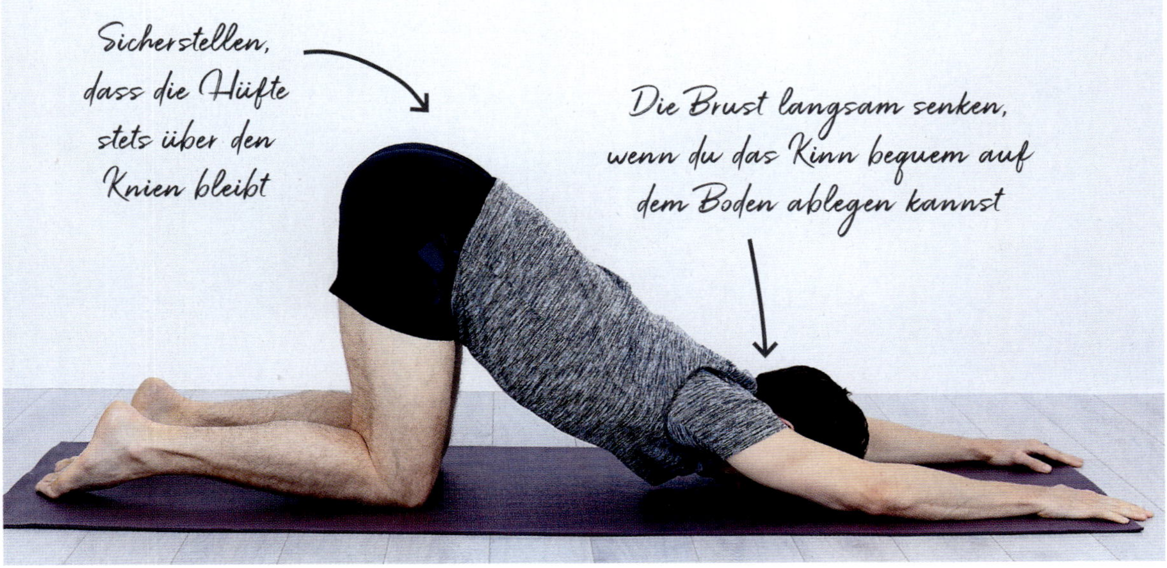
Sicherstellen, dass die Hüfte stets über den Knien bleibt
Die Brust langsam senken, wenn du das Kinn bequem auf dem Boden ablegen kannst

NÄCHSTES LEVEL

Wenn sich deine Schultern weiter geöffnet haben, senke Kinn und Brust langsam, bis sie schließlich den Boden berühren.

UMGEKEHRTE GEBETSHALTUNG

Diese Haltung öffnet die Brust und lockert die Muskeln in Schultern und oberem Rücken. Darüber hinaus kräftigt sie die Handgelenke und vergrößert den Bewegungsumfang der Schultergelenke. Wenn du viel Zeit am Computer sitzt, wirst du sie als sehr wohltuend empfinden.

1 | *EINSTEIGER*

1. Beginne in einer bequemen Stehhaltung.
2. Die Schultern entspannen und die Arme locker seitlich herabhängen lassen.
3. Die Hände zu Fäusten ballen und hinter dem Rücken zusammenführen. Die Schultern drehen sich nach innen.
4. Einatmen, den Scheitel zur Decke ziehen und die Wirbelsäule langmachen. Ausatmen und die Fingerknöchel aneinanderpressen.

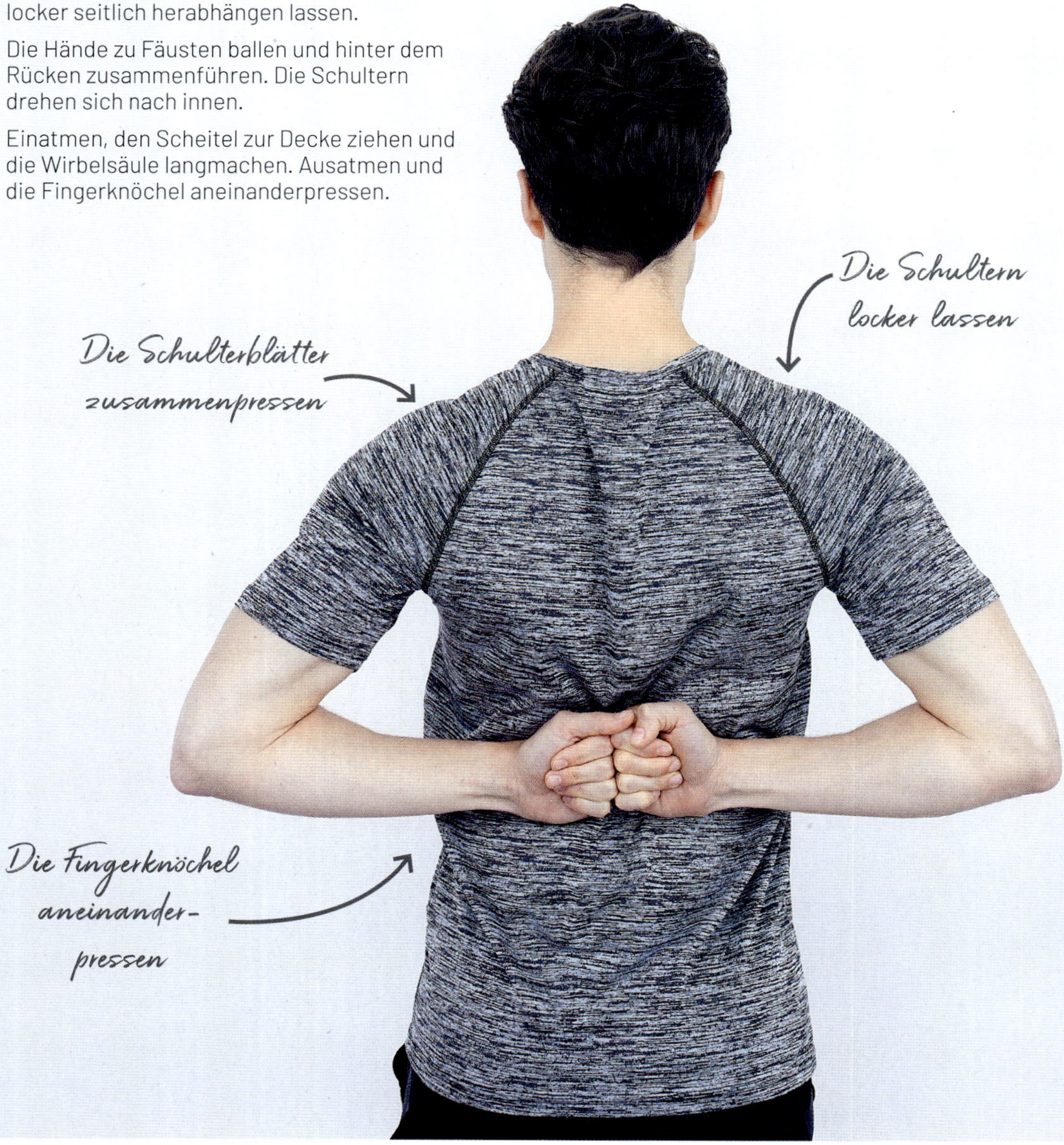

2 FORTGESCHRITTENE

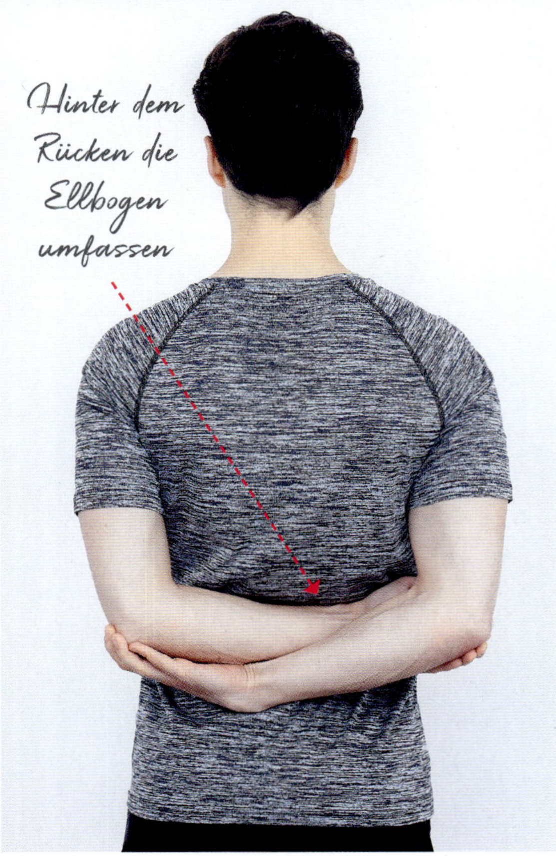

1 Beginne wie zuvor.
2 Die Arme hinter den Rücken führen und mit den Händen den gegenüberliegenden Ellbogen umfassen.
3 Einatmen, den Scheitel zur Decke ziehen und die Wirbelsäule langmachen. Ausatmen und die Ellbogen näher zusammenziehen.
4 Wiederholen und diesmal die Arme umgekehrt ineinander verschränken.

3 GEÜBTE

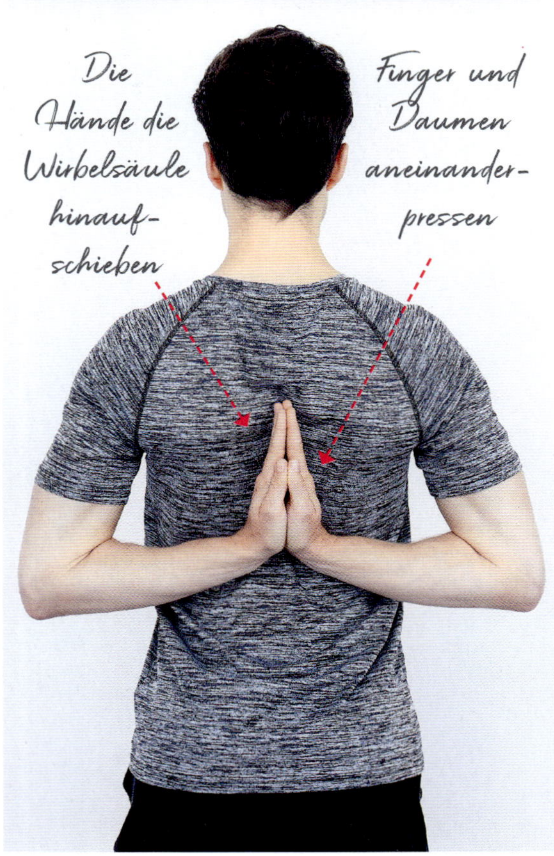

1 Beginne wie zuvor.
2 Die Arme hinter den Rücken führen und die Finger aneinanderpressen.
3 Die Hände die Wirbelsäule hinaufschieben und dabei Hände und Finger weiterhin aneinanderpressen.
4 Einatmen, den Scheitel zur Decke ziehen und die Wirbelsäule langmachen. Ausatmen und die Hände näher zusammenführen.

KUHGESICHT – ARMHALTUNG

Die Armhaltung des Kuhgesichts zielt auf Beweglichkeit in Schultern, Achseln, Trizeps und Brust. Wird die Brust geöffnet, werden die Atmung, der Kreislauf und der Stoffwechsel verbessert, Stress und Ängste reduziert.

1 | EINSTEIGER

1. Beginne in einer bequemen Haltung, entweder im Sitzen oder im Stehen.
2. Den linken Arm über den Kopf strecken, dann den Ellbogen beugen. Den Trizeps mit der rechten Hand umfassen und sanft nach unten ziehen.
3. Einatmen, die Wirbelsäule langmachen. Ausatmen und den Trizeps nach unten drücken, um die Dehnung zu intensivieren. Auf der anderen Seite wiederholen.

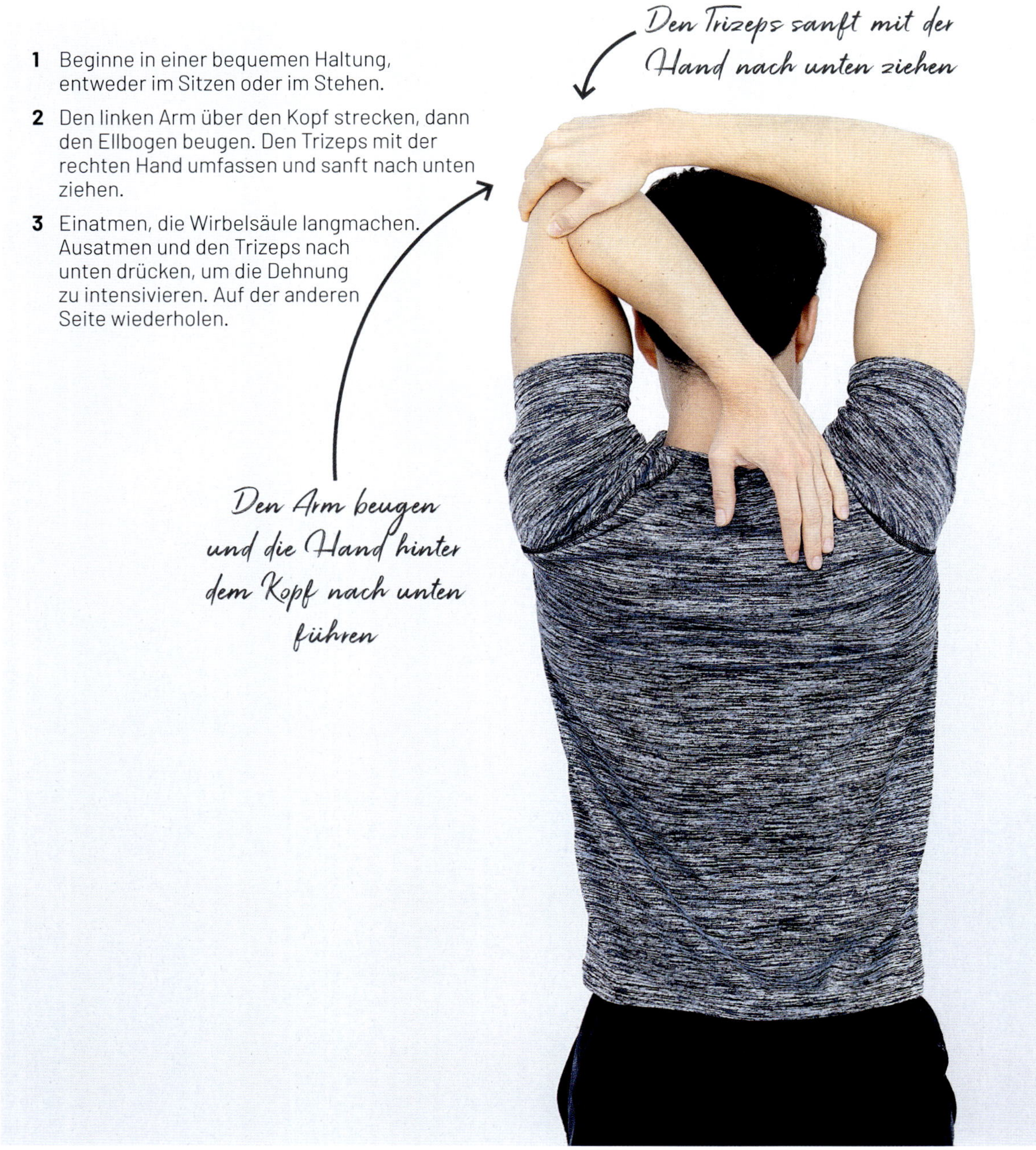
Den Trizeps sanft mit der Hand nach unten ziehen
Den Arm beugen und die Hand hinter dem Kopf nach unten führen

2 FORTGESCHRITTENE

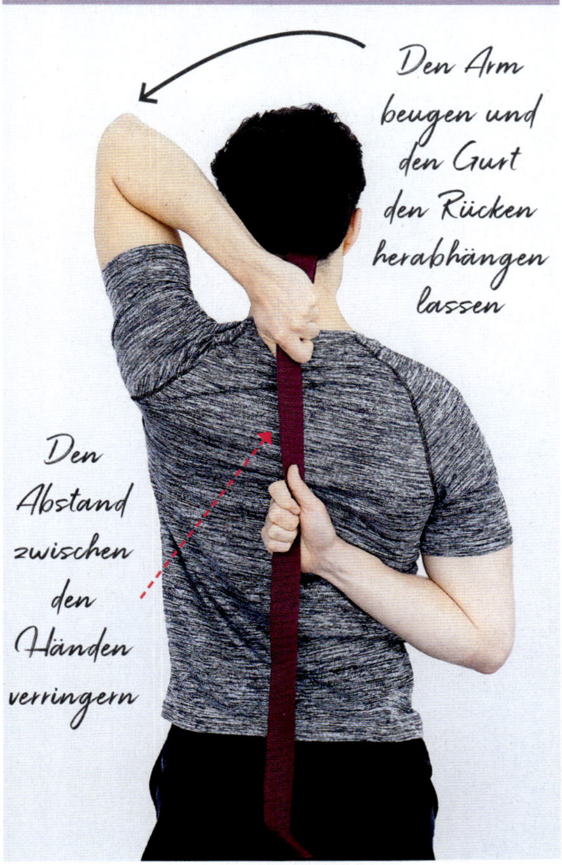

1. Beginne wie zuvor.
2. Einen Gurt in die linke Hand nehmen, den Arm beugen und den Gurt hinter dem Rücken herabhängen lassen.
3. Den rechten Arm beugen und den Gurt hinter dem Rücken fassen. Es spielt keine Rolle, wie weit deine Hände auseinander sind.
4. Einatmen und die Wirbelsäule langmachen, ausatmen und den Abstand zwischen den Händen verringern.
5. Den Gurt loslassen. Auf der anderen Seite wiederholen.

3 GEÜBTE

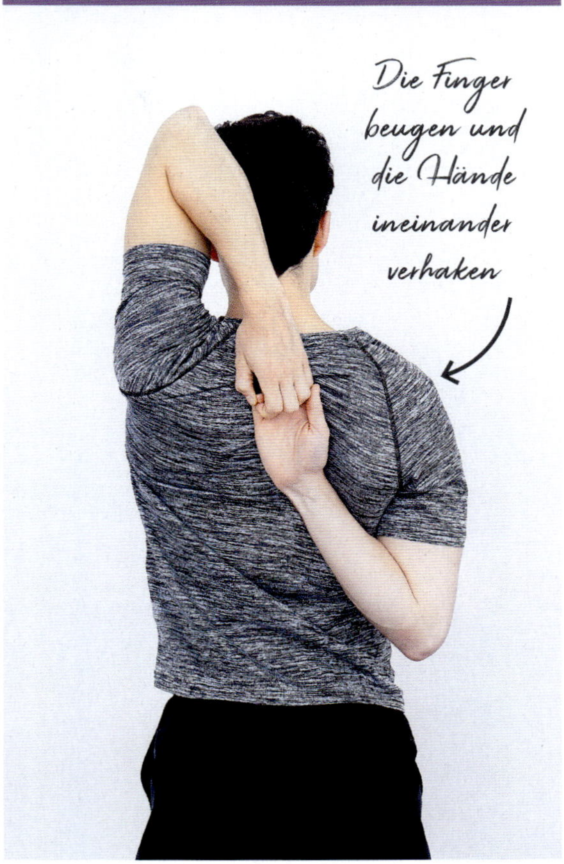

1. Beginne wie zuvor.
2. Wenn sich deine Hände mithilfe des Gurts bequem berühren, mache die Übung ohne den Gurt.
3. Die Finger beugen und die Hände ineinander verhaken.
4. Einatmen und die Wirbelsäule länger machen, ausatmen, um deine Hände näher zusammenzubringen. Auf der anderen Seite wiederholen.

UMGEKEHRTES BRETT

Diese Haltung beginnt im umgekehrten Vierfüßlerstand und steigert sich zum umgekehrten Brett mit angehobenem Bein. Sie dehnt die Schultern und die gesamte Körperfront. Außerdem werden Arme, Handgelenke und Beine gedehnt und die Bauchmuskeln aktiviert.

1 EINSTEIGER

1. Beginne im Sitzen. Die Beine sind nach vorn gestreckt.
2. Die Knie beugen und die Füße flach aufstellen. Etwa 30 cm Abstand zwischen Hüfte und Füßen lassen.
3. Die Hände etwa 30 cm hinter den Hüften flach aufstellen. Die Finger zeigen nach vorn.
4. Einatmen und die Hüfte heben. Gleichzeitig Hände und Füße fest in den Boden pressen.
5. Die Schulterblätter zusammenziehen, um die Brust zu öffnen.
6. Zur Vorbereitung einatmen. Ausatmen, die Hüften höherschieben und die Schultern stärker öffnen.
7. Den Hals gerade halten oder den Kopf sanft nach hinten neigen, wenn das bequemer ist.
8. Um aus der Haltung zu kommen, die Hüfte wieder zu Boden senken.

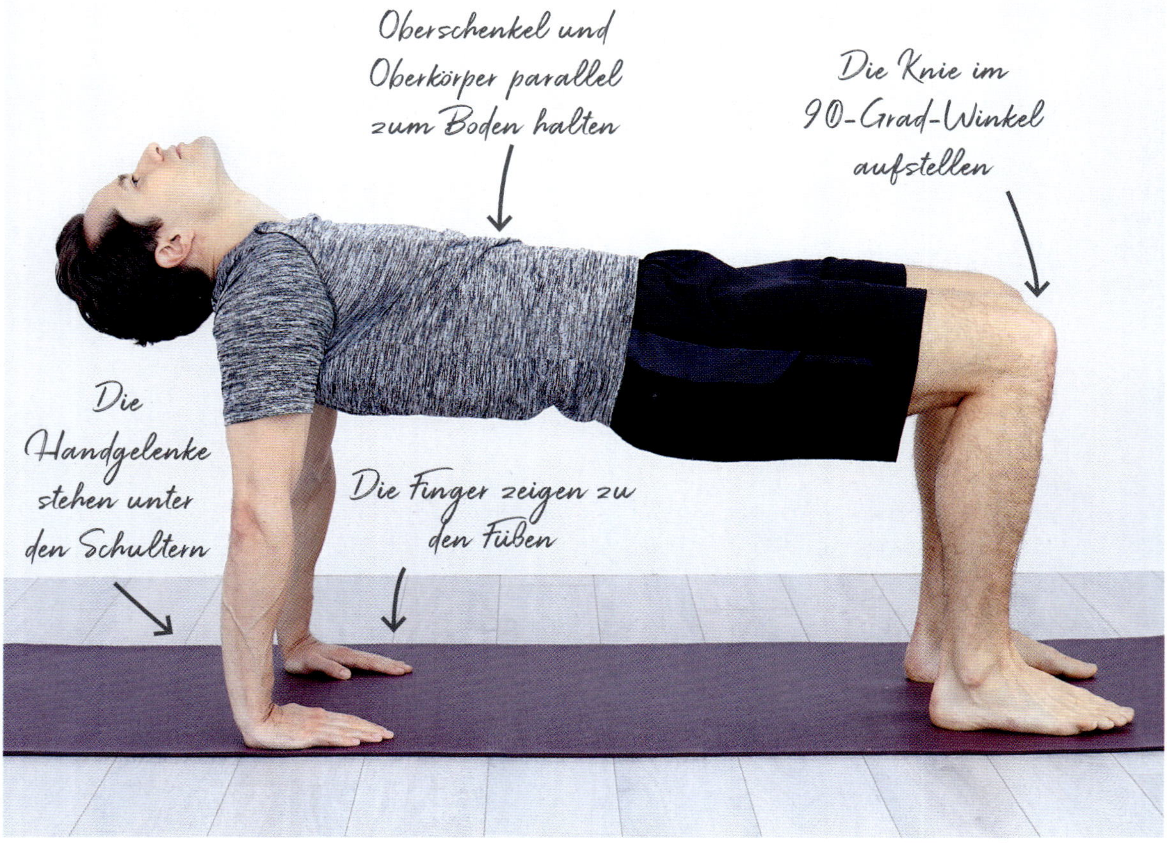

Oberschenkel und Oberkörper parallel zum Boden halten
Die Knie im 90-Grad-Winkel aufstellen
Die Handgelenke stehen unter den Schultern
Die Finger zeigen zu den Füßen

2 FORTGESCHRITTENE

1 Beginne wie zuvor, aber mit gestreckten Beinen.
2 Die Hüfte anheben, die Arme strecken und die Zehen nach unten drücken.
3 Die Schulterblätter zusammenziehen, um die Brust zu öffnen.
4 Zur Vorbereitung einatmen. Ausatmen, die Hüften höherschieben und die Schultern öffnen.

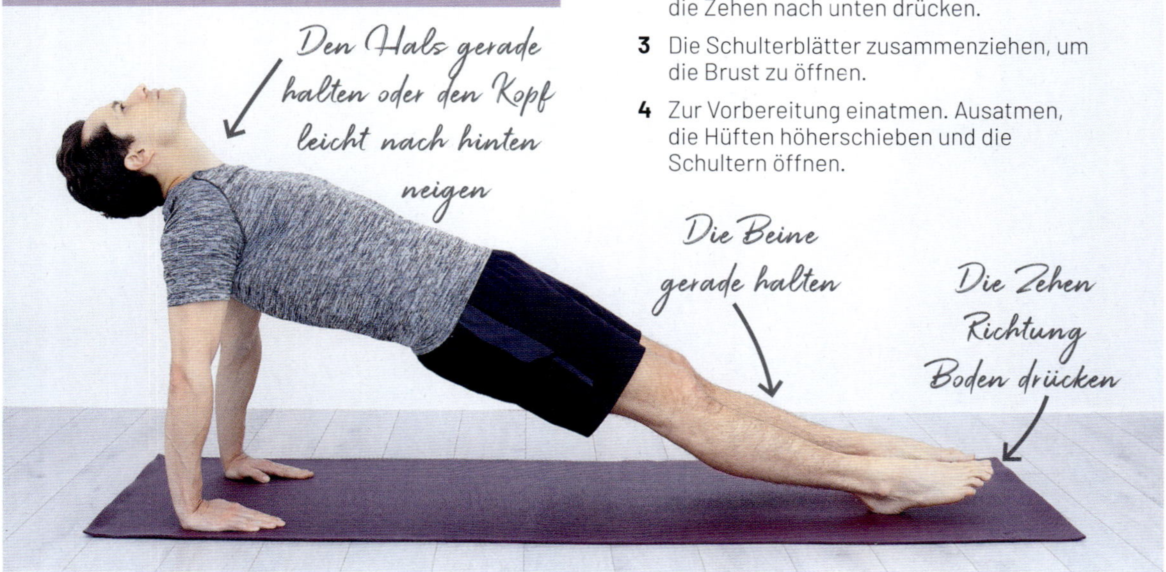
Den Hals gerade halten oder den Kopf leicht nach hinten neigen
Die Beine gerade halten
Die Zehen Richtung Boden drücken

3 GEÜBTE

1 Beginne wie zuvor.
2 Hände und Beine in den Boden pressen.
3 Ein Bein anheben, die Hüfte dabei nicht sinken lassen.
4 Zur Vorbereitung einatmen. Ausatmen, die Hüfte höherschieben und die Schultern öffnen. Auf der anderen Seite wiederholen.

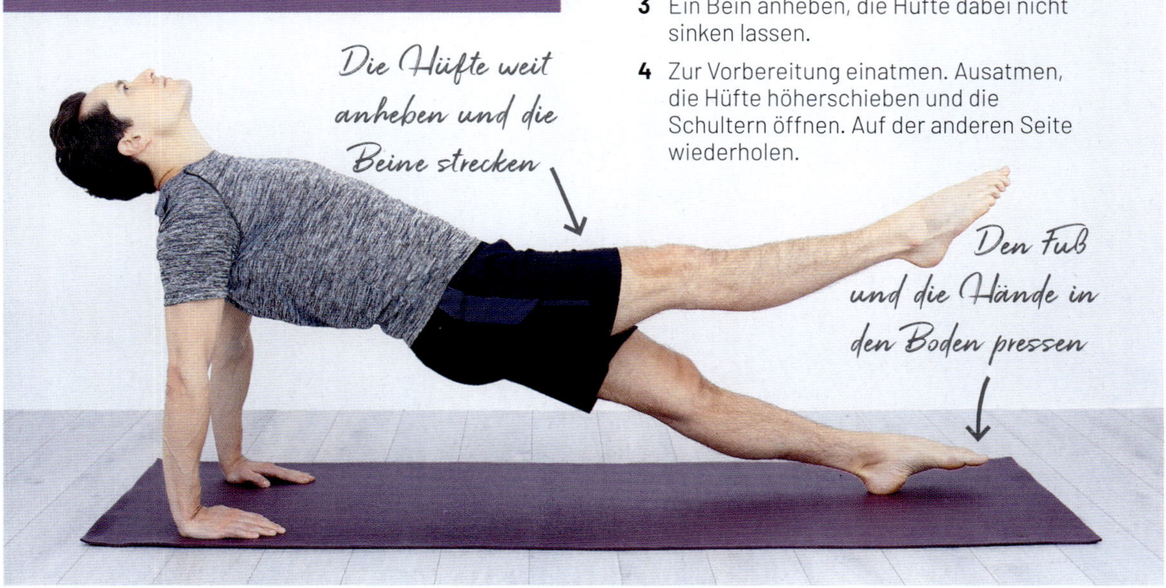
Die Hüfte weit anheben und die Beine strecken
Den Fuß und die Hände in den Boden pressen

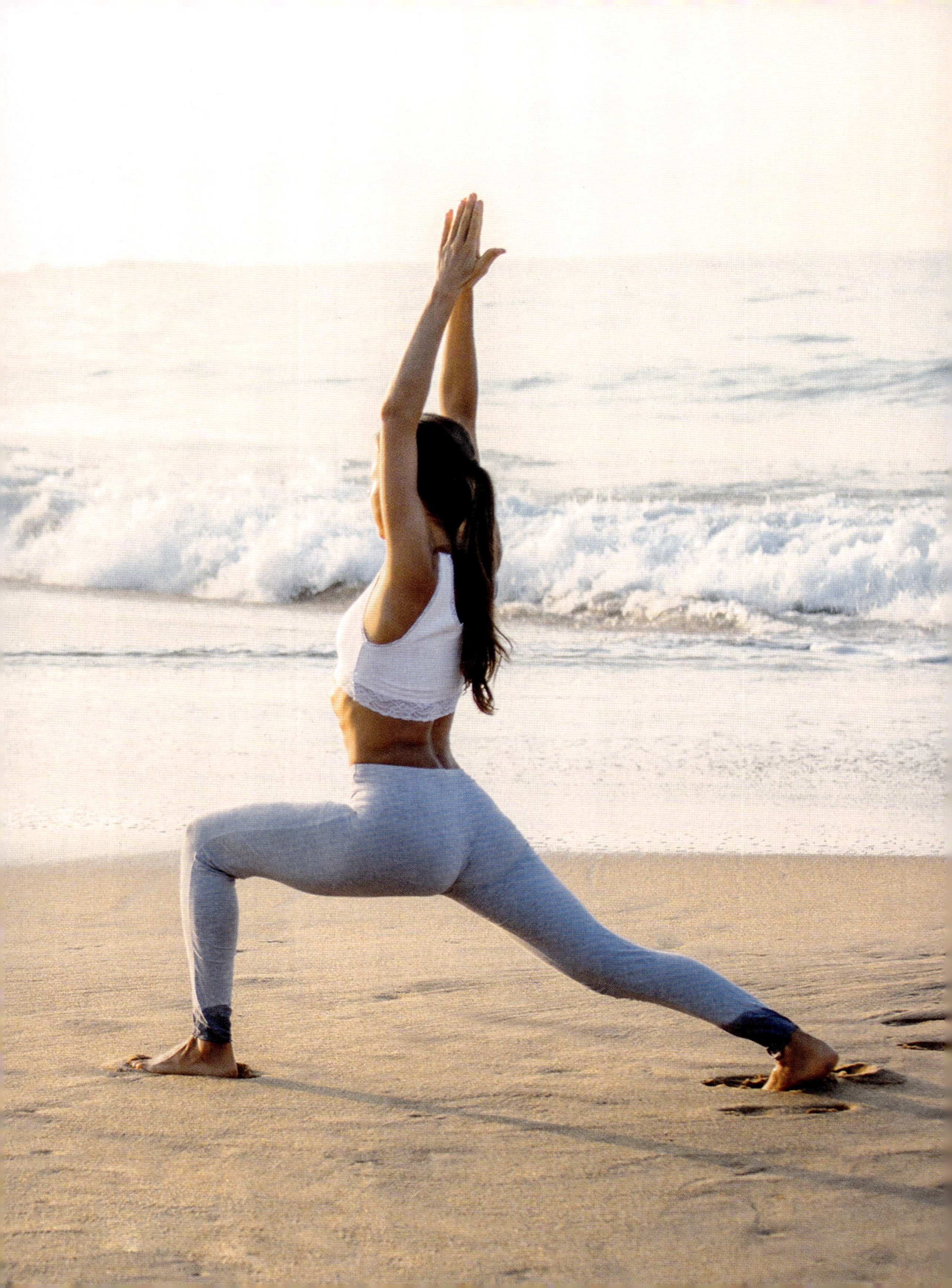

4

HÜFT- UND BEINBEUGER

Langes Sitzen, aber auch Laufen kann Verspannungen in Beinen und Hüfte zur Folge haben, und eine eingeschränkte Beweglichkeit der Hüfte kann Schmerzen im unteren Rücken und Knieprobleme verursachen. Das Wurzelchakra befindet sich am unteren Ende der Wirbelsäule. Hier verwurzeln wir uns in der Erde und verankern unsere Energie in der Welt. Seine Qualitäten sind Sicherheit, Urvertrauen, Stabilität, Bodenhaftung und Verbindung zu allem Irdischen. Daher kann ein Training der Hüften sowohl die körperliche als auch die emotionale Beweglichkeit verbessern. In diesem Kapitel dehnen wir die Quadrizepse, die Hüftbeuger, die hintere Oberschenkelmuskulatur und die Gesäßmuskeln. Hüfte und Beine zu öffnen ist auch für Rückwärtsbeugen wichtig. Daher konzentrieren wir uns zuerst auf diesen Bereich.

HELDENHALTUNG

Dies ist eine klassische Yoga-Übung im Sitzen, die Oberschenkel und Fußgelenke dehnt und die Haltung verbessert. Knie, Fußgelenke und Oberschenkel werden beweglicher und gesünder, die Oberschenkel werden nach innen gedreht. Gehe langsam vor, weil die Knie stark gedehnt werden, und benutze Hilfsmittel, um sicher in die Übung hinein- und herauszukommen.

1 | EINSTEIGER

1. Beginne, indem du dich auf den Boden setzt und dir einen Klotz flach unter die Sitzbeinhöcker legst.
2. Mit den Fußrücken auf dem Boden aufrecht sitzen. Die Hände auf die Oberschenkel legen.
3. Einatmen und die Wirbelsäule langmachen. Ausatmen und tiefer in die Hüften und in den Boden sinken.
4. Zum Lösen der Haltung vorbeugen und auf die Hände stützen, dann auf alle Viere kommen.
5. Spürst du ein Ziehen oder Schmerzen, verlasse die Haltung wie oben beschrieben, stelle den Klotz so auf, dass du höher sitzt, und versuche die Übung erneut.

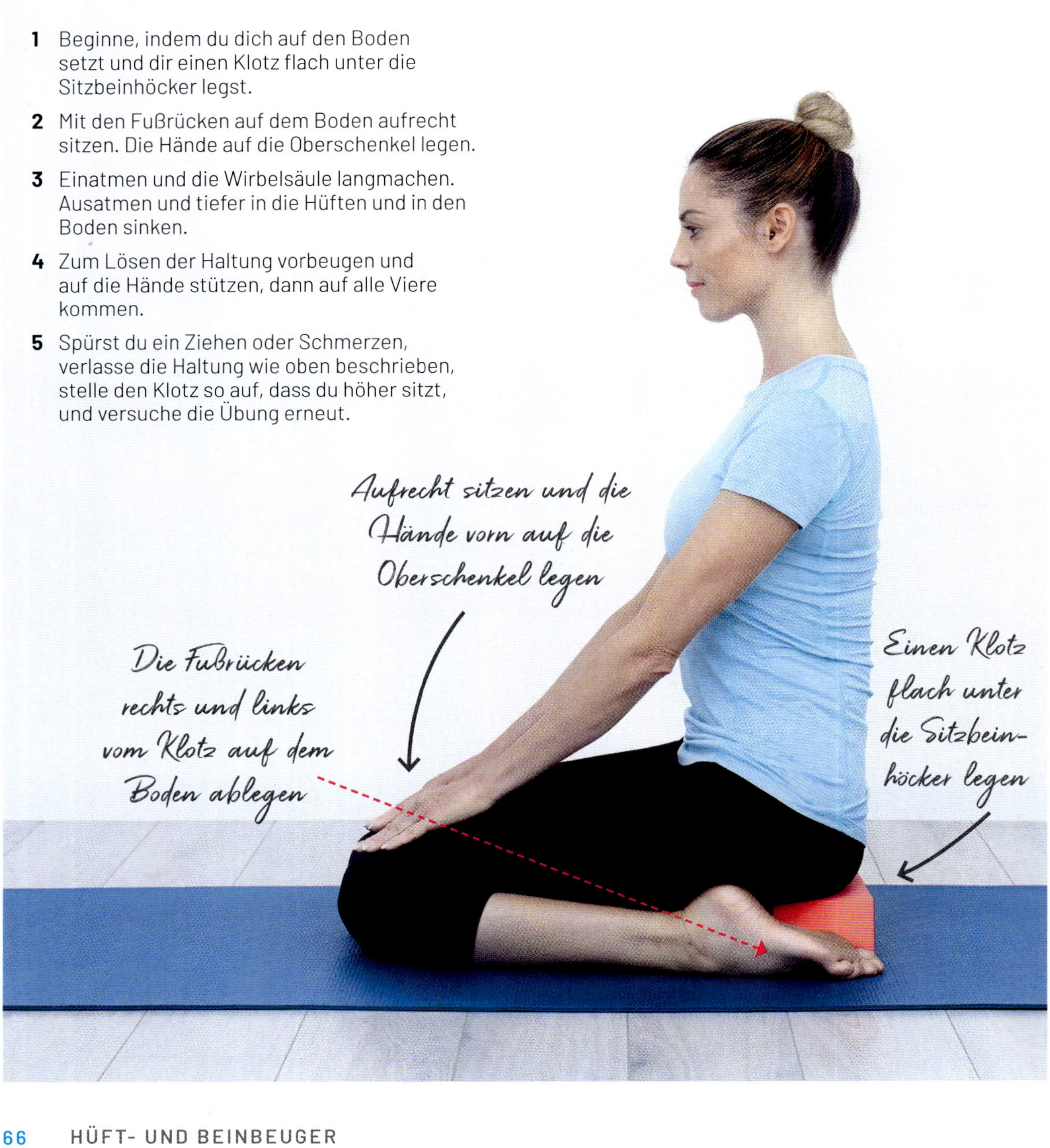
Aufrecht sitzen und die Hände vorn auf die Oberschenkel legen
Die Fußrücken rechts und links vom Klotz auf dem Boden ablegen
Einen Klotz flach unter die Sitzbein-höcker legen

2 FORTGESCHRITTENE

1 Beginne, indem du dich auf den Boden kniest (lege dir eventuell eine gefaltete Decke unter, um dich abzupolstern).

2 Die Füße etwas mehr als hüftbreit öffnen, die Fußrücken dabei flach auf dem Boden lassen und die großen Zehen einander zuwenden.

3 Den Oberkörper vorbeugen und mit den Händen die Unterschenkel nach außen ziehen, um Platz für Oberschenkel und Hüfte zu schaffen.

4 Zwischen den Füßen sitzen. Fersen und Schienbeine liegen parallel zu Hüfte und Oberschenkeln, Füße und Schienbeine bilden eine Linie, die Hände ruhen auf den Oberschenkeln.

5 Die Schultern senken, sodass sie weg von den Ohren sind, und das Steißbein zum Boden verlängern.

6 Einatmen und die Wirbelsäule verlängern. Ausatmen und tiefer in die Hüften und in den Boden sinken.

7 Die Haltung wie zuvor beschrieben lösen.

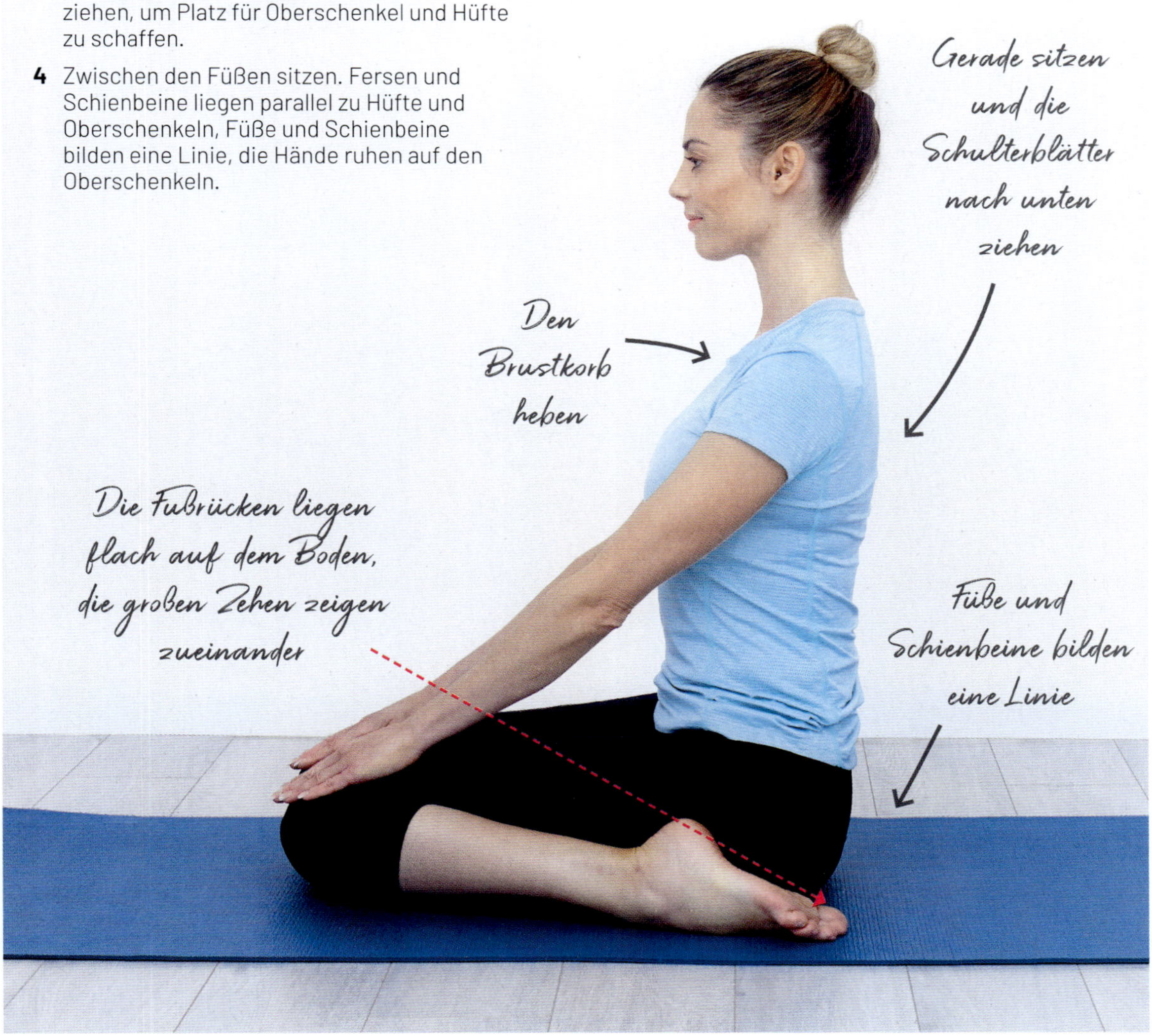
Gerade sitzen und die Schulterblätter nach unten ziehen
Den Brustkorb heben
Die Fußrücken liegen flach auf dem Boden, die großen Zehen zeigen zueinander
Füße und Schienbeine bilden eine Linie

3 GEÜBTE

1 Wenn du dich wohlfühlst in der Fortgeschrittenenvariante, lehne dich nach hinten und stütze dich auf deine Ellbogen.

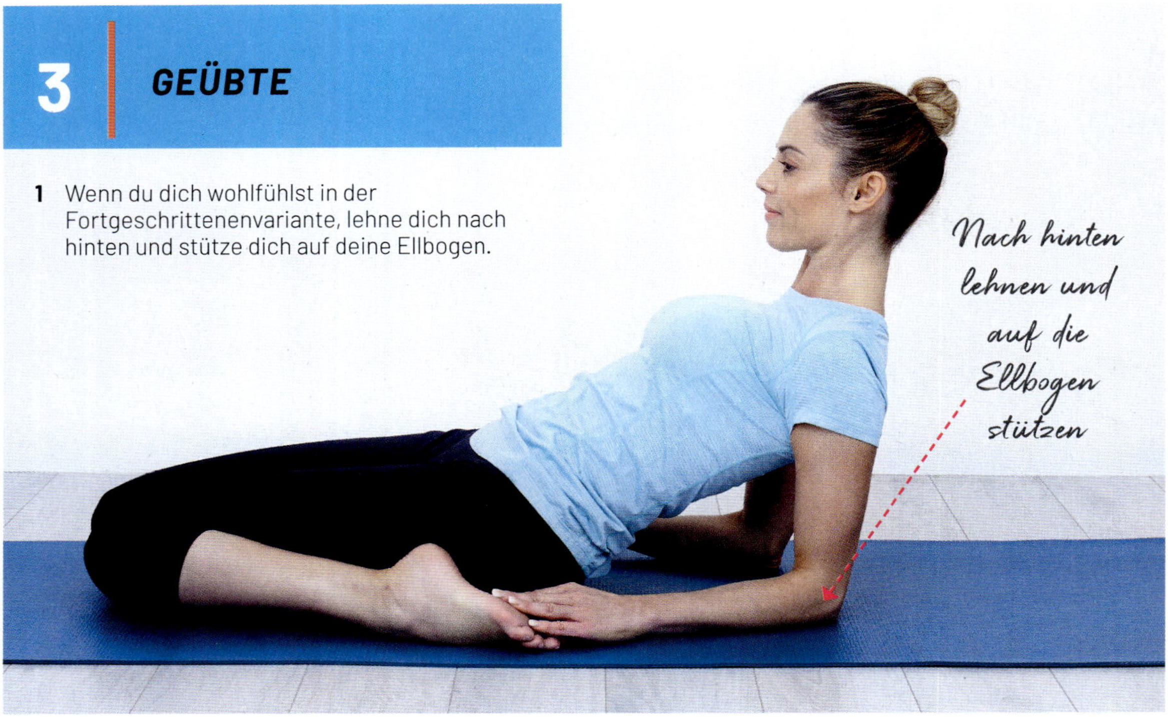

2 Weiter zurücklehnen, bis Oberkörper und Kopf auf dem Boden liegen. Du kannst die Arme über dem Kopf verschränken.

3 Einatmen, um die Wirbelsäule zu verlängern. Ausatmen, um tiefer in den Boden zu sinken.

4 Zum Lösen der Haltung auf die Ellbogen stützen und den Oberkörper mithilfe der Muskulatur der Körpermitte und der Hände aufrichten.

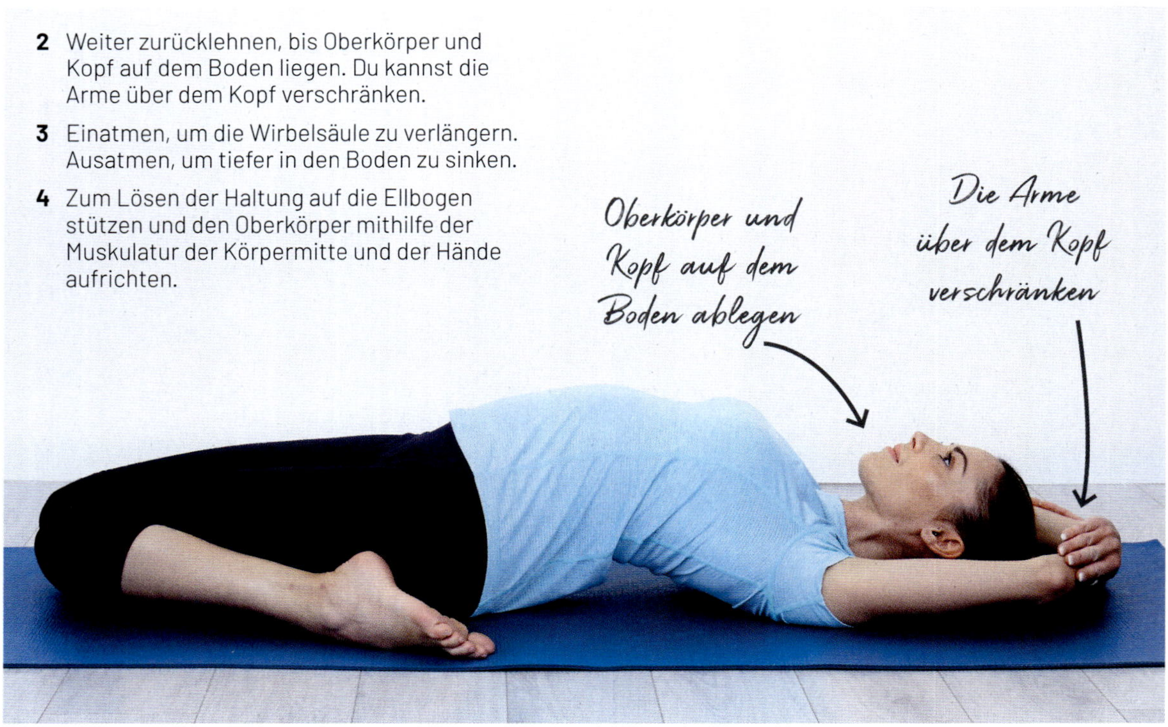

HALBMOND

Diese dynamische Yoga-Haltung im Stehen dehnt Hüftbeuger, Quadrizepse, Waden und Fußgelenke, kräftigt die Beine und verbessert die Stabilität. Auch Brust, Schultern und Rücken werden gedehnt. Die Übung schenkt Energie und verringert die Müdigkeit.

1 EINSTEIGER

1. Beginne im Vierfüßlerstand (*s. S. 27*).
2. Den rechten Fuß nach vorn zwischen die Hände setzen, das hintere Knie bleibt auf dem Boden.
3. Das vordere Knie 90 Grad beugen, sodass sich das Knie über dem Fußgelenk befindet und der Fuß nach vorn zeigt.
4. Die Hüfte gerade und parallel halten, sodass sie nach vorn zeigt, und die Gesäßmuskeln aktivieren. Die Hände auf die Hüften legen.
5. Einatmen und die Wirbelsäule langmachen. Ausatmen und tiefer in den Ausfallschritt sinken.
6. Die Rippen nach innen ziehen und die Körpermitte aktivieren.
7. Zum Lösen der Haltung die Hände auf dem Boden flach aufsetzen und den vorderen Fuß nach hinten bringen, um wieder in den Vierfüßlerstand zu kommen. Auf der anderen Seite wiederholen.

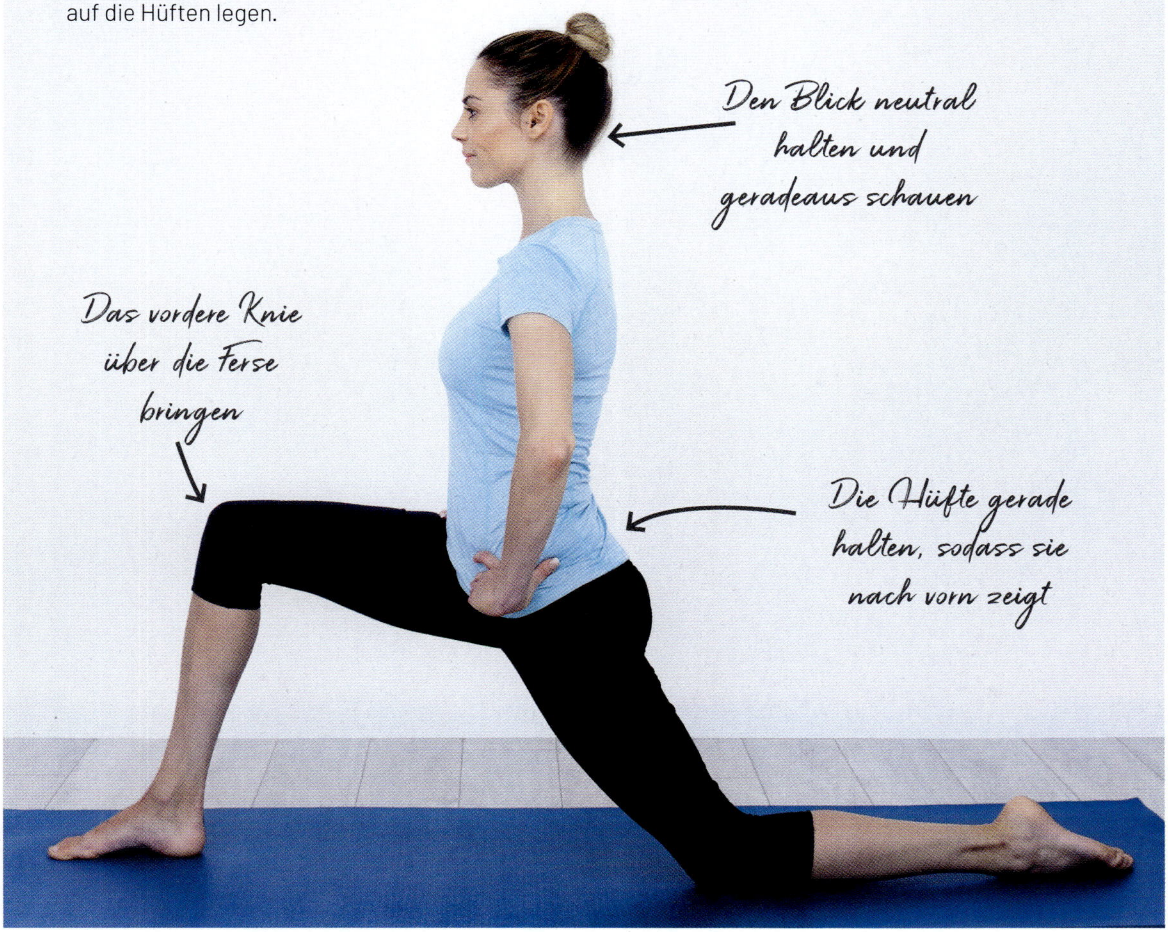
Den Blick neutral halten und geradeaus schauen
Das vordere Knie über die Ferse bringen
Die Hüfte gerade halten, sodass sie nach vorn zeigt

2 FORTGESCHRITTENE

1 Beginne im herabschauenden Hund (*s. S. 126–127*).

2 Den rechten Fuß zwischen die Hände setzen.

3 Die Füße stehen hüftbreit und zeigen nach vorn. Das rechte Bein 90 Grad beugen.

4 Den hinteren Fuß auf die Zehenballen stellen: Die Ferse bis über die Zehen heben.

5 Die Arme nach oben über den Kopf führen, die Schulterblätter nach unten und die Schultern weg von den Ohren bringen.

6 Die Hüften gerade nach vorn aufrichten, dann die linke Hüfte nach vorn und die rechte nach hinten ziehen. Die Rippen nach innen und das Steißbein nach unten ziehen.

7 Mit dem Einatmen die Wirbelsäule langmachen, mit dem Ausatmen tiefer in den Ausfallschritt sinken.

8 Zum Lösen der Haltung die Hände auf dem Boden aufsetzen, den vorderen Fuß nach hinten setzen und wieder in den herabschauenden Hund kommen. Auf der anderen Seite wiederholen.

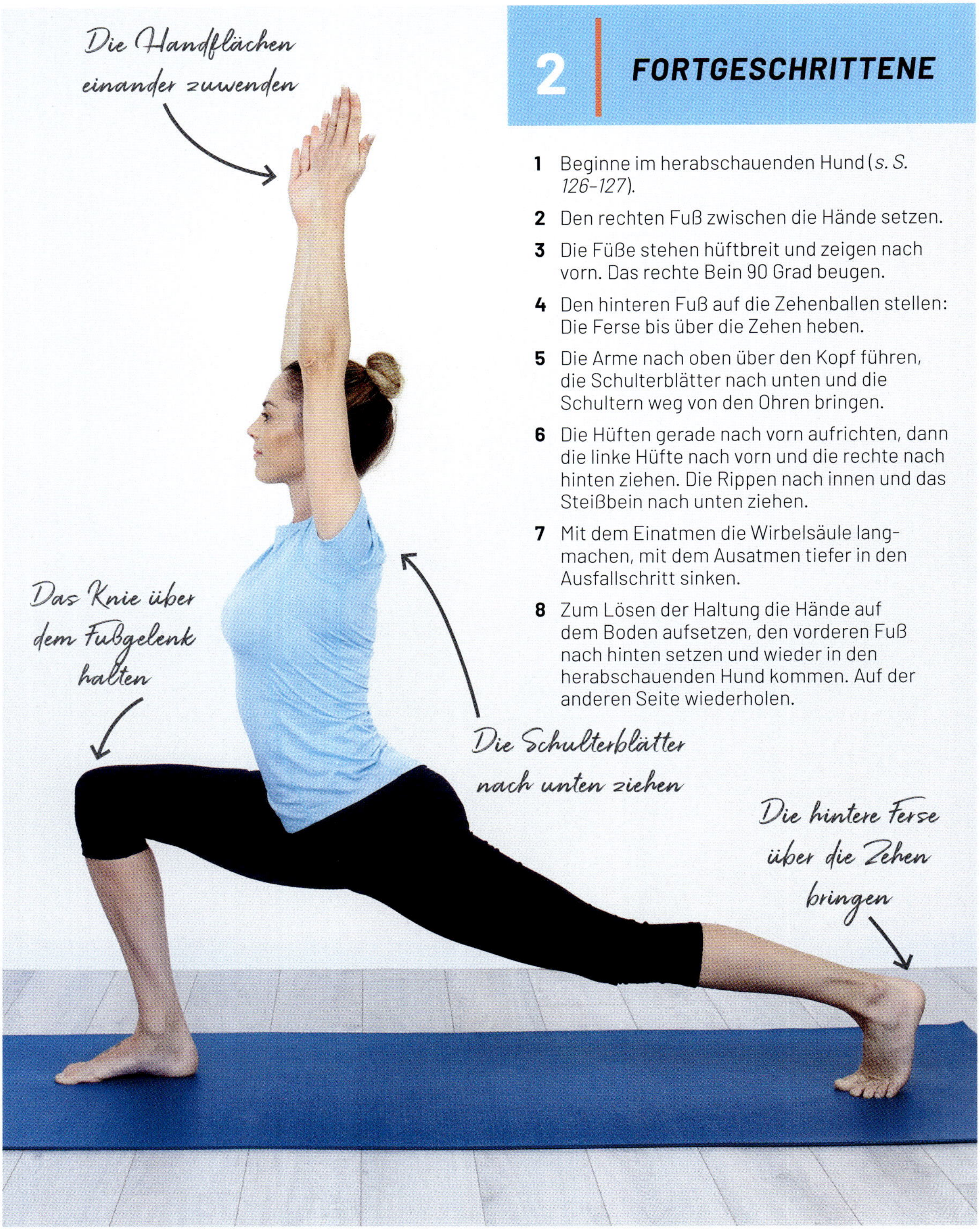
Die Handflächen einander zuwenden
Das Knie über dem Fußgelenk halten
Die Schulterblätter nach unten ziehen
Die hintere Ferse über die Zehen bringen

3 GEÜBTE

1. Beginne wie zuvor.
2. Im Halbmond mit über den Kopf gehobenen Armen nach hinten beugen, dabei den Kopf zurücklegen und nach hinten schauen.
3. Die Körpermitte aktivieren, das Steißbein nach unten und die Rippen nach innen ziehen, um die Wirbelsäule in der Rückwärtsbeuge zu schützen.
4. Einatmen, die Wirbelsäule langmachen und die Arme nach oben strecken. Ausatmen, die Arme nach hinten strecken und die Wirbelsäule noch weiter zurückbeugen.
5. Zum Lösen der Haltung die Hände auf dem Boden absetzen, den vorderen Fuß nach hinten setzen und wieder in den herabschauenden Hund kommen. Die Hüfte hoch Richtung Himmel strecken.

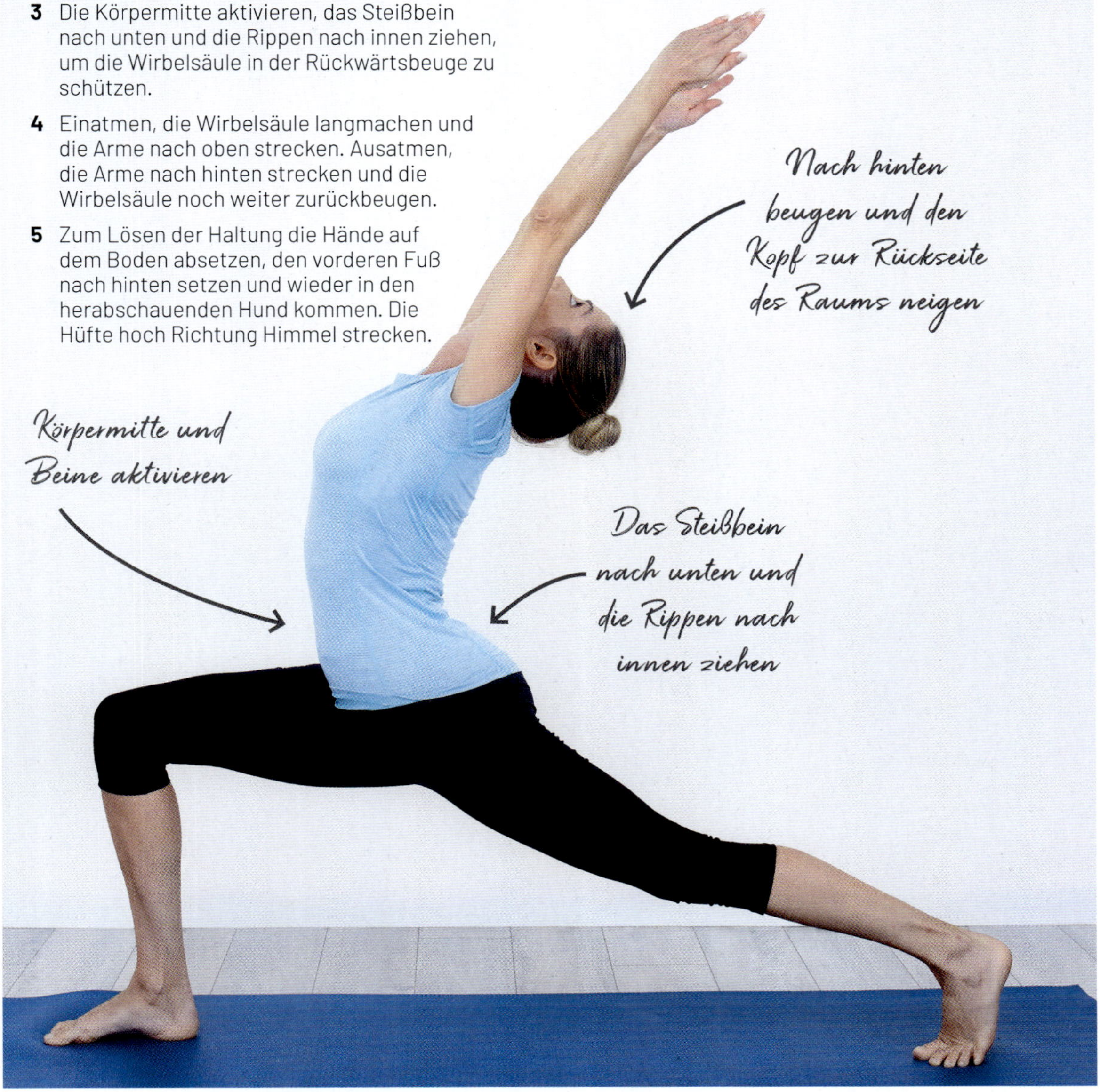
Nach hinten beugen und den Kopf zur Rückseite des Raums neigen
Körpermitte und Beine aktivieren
Das Steißbein nach unten und die Rippen nach innen ziehen

NÄCHSTES LEVEL

Um Zehen und Fuß noch stärker zu dehnen, schiebst du deine hintere Ferse nach vorn, bis sie sich über den Zehen befindet.

GEBUNDENE WINKELHALTUNG

Die gebundene Winkelhaltung, auch Schuster- oder Winkelsitz genannt, ist einer der besten Hüftöffner für die Außenseite der Hüfte. Sie regt die inneren Organe an, dehnt die Innenseite der Oberschenkel, Leiste und Knie und bessert Menstruations- und Ischiasbeschwerden.

1 | EINSTEIGER

1. Beginne im Sitzen. Die Beine sind vor dem Körper gestreckt, die Wirbelsäule ist lang.
2. Beide Knie beugen und die Fußsohlen fest gegeneinanderpressen.
3. Zwei Klötze nehmen und (flach oder hochkant) unter die Knie stellen, um sie abzustützen.
4. Die Fersen in die Leistenbeuge ziehen.
5. Die Hände auf die Füße legen, als würdest du ein offenes Buch halten, und die Füße nach außen drehen.
6. Aufrecht sitzen und die Wirbelsäule bis zum Scheitel auf volle Länge strecken.
7. Einatmen und die Wirbelsäule langmachen. Ausatmen und die Knie zum Boden ziehen.
8. Um die Haltung zu lösen, die Knie hoch Richtung Himmel ziehen und die Beine nach vorn ausstrecken.

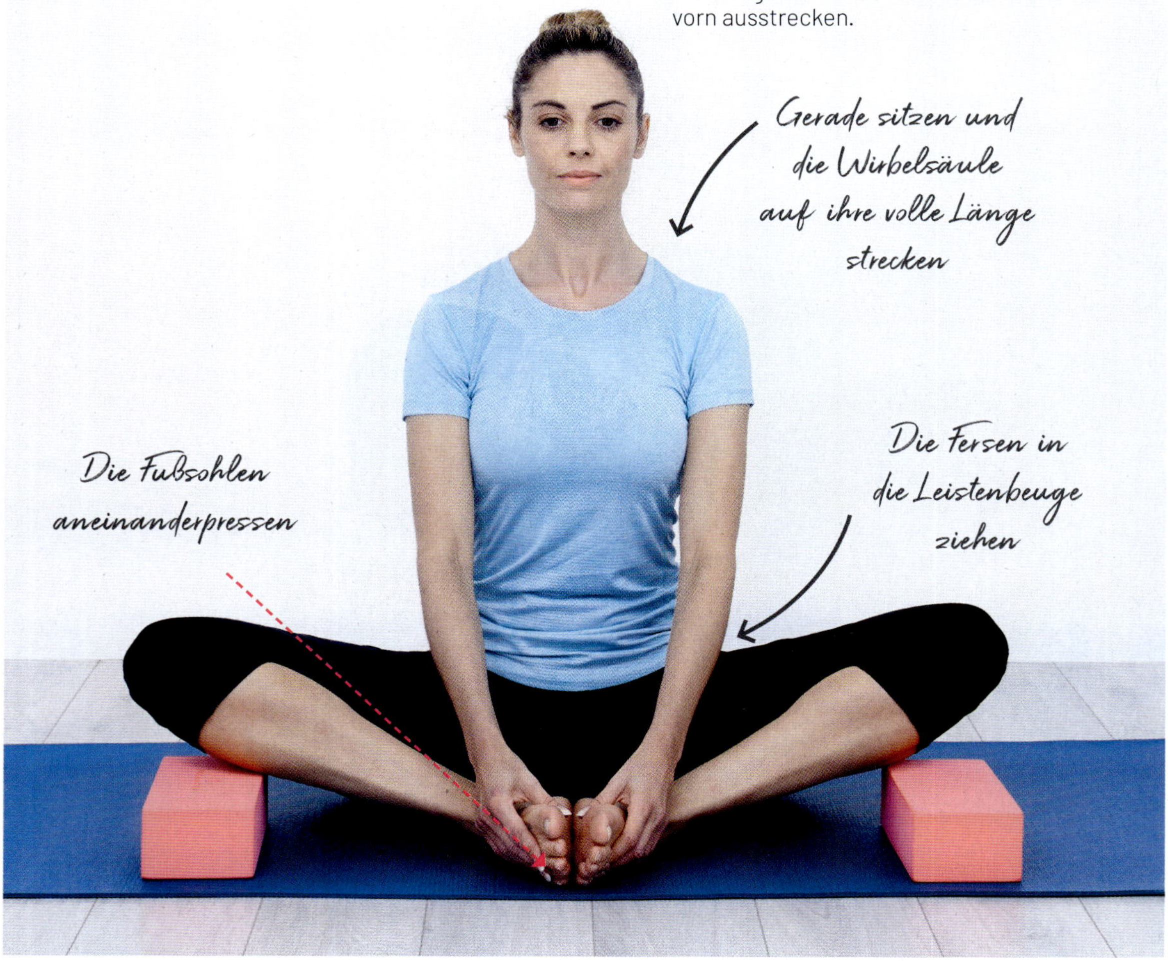

Gerade sitzen und die Wirbelsäule auf ihre volle Länge strecken
Die Fußsohlen aneinanderpressen
Die Fersen in die Leistenbeuge ziehen

2 FORTGESCHRITTENE

1 Beginne wie zuvor, aber nun ohne Klötze.
2 Einatmen und die Wirbelsäule langmachen. Ausatmen und die Knie Richtung Boden ziehen.
3 Wie zuvor die Haltung lösen.

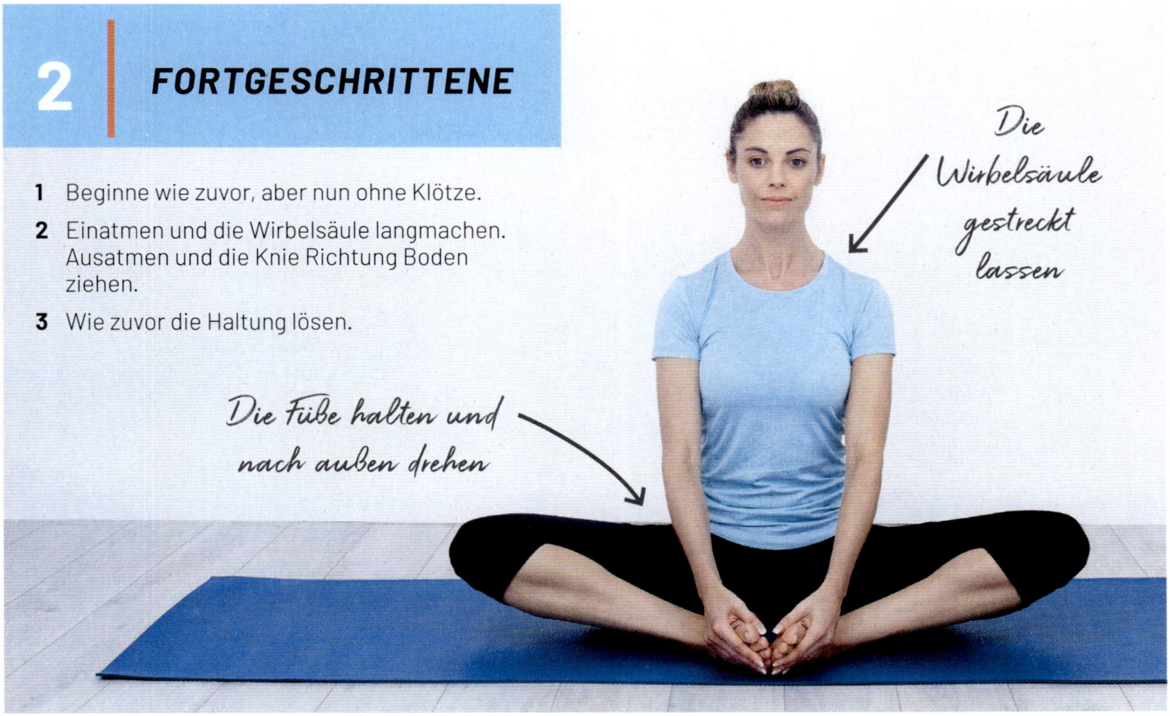

3 GEÜBTE

1 Beuge dich zu Beginn aus der Hüfte vorwärts, ohne Wirbelsäule oder Schultern zu runden.
2 Die Brust Richtung Zehen bewegen. Oberkörper und Wirbelsäule bleiben lang.
3 Einatmen und die Wirbelsäule langmachen. Ausatmen und tiefer Richtung Boden sinken.
4 Zum Lösen der Haltung einatmen, die Brust heben und die Knie nach oben ziehen.

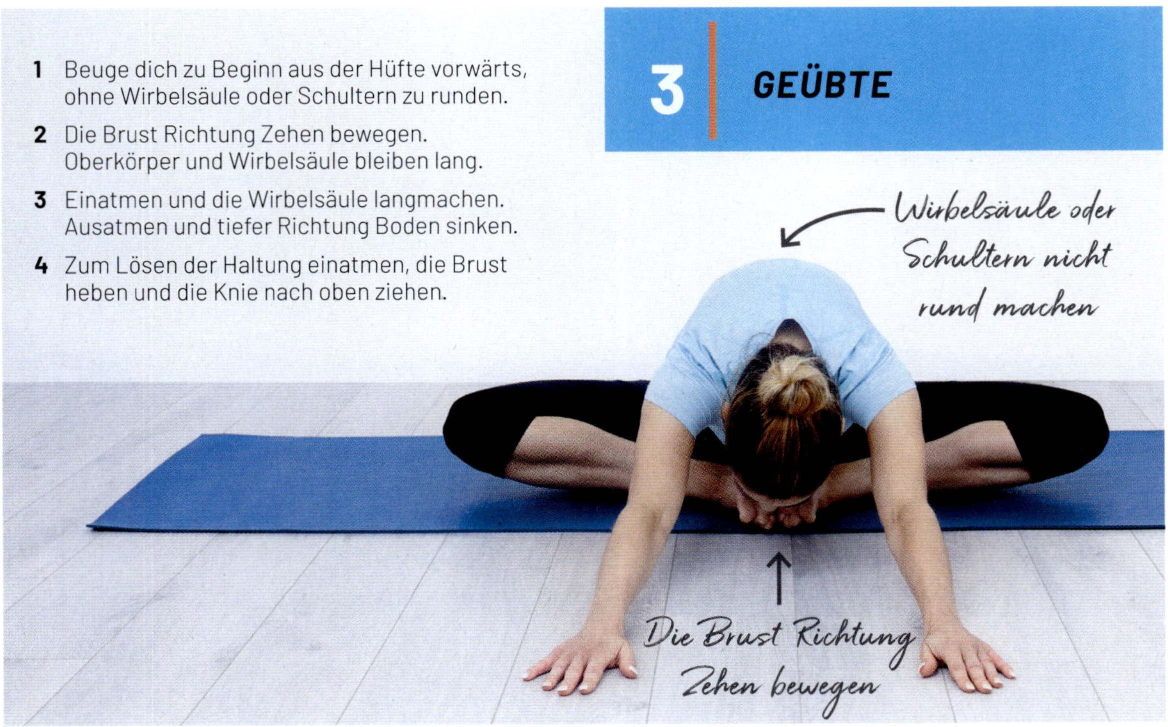

WEITE GRÄTSCHE IM SITZEN

Diese Haltung dehnt die Oberschenkelinnen- und -rückseiten und kann bei Ischiasbeschwerden und Arthritis Erleichterung verschaffen. Außerdem kräftigt sie Rücken und Wirbelsäule, stimuliert die Bauchorgane, trainiert die Muskeln der Körpermitte und man kommt zur Ruhe.

1 **EINSTEIGER**

1. Beginne im Sitzen, die Beine sind gerade nach vorn gestreckt.
2. Die Beine etwa 90 Grad öffnen, die Hände als Stütze hinter dem Rücken oder vor der Hüfte aufstellen, den Fuß anziehen, sodass die Zehen nach oben zeigen (und die Oberschenkel nach außen gedreht sind).
3. Die Kniescheiben Richtung Hüften ziehen, um die Knie zu schützen.
4. Den Oberkörper lang und gestreckt halten.
5. Tief ein- und ausatmen, damit die Wirbelsäule lang und neutral bleibt.

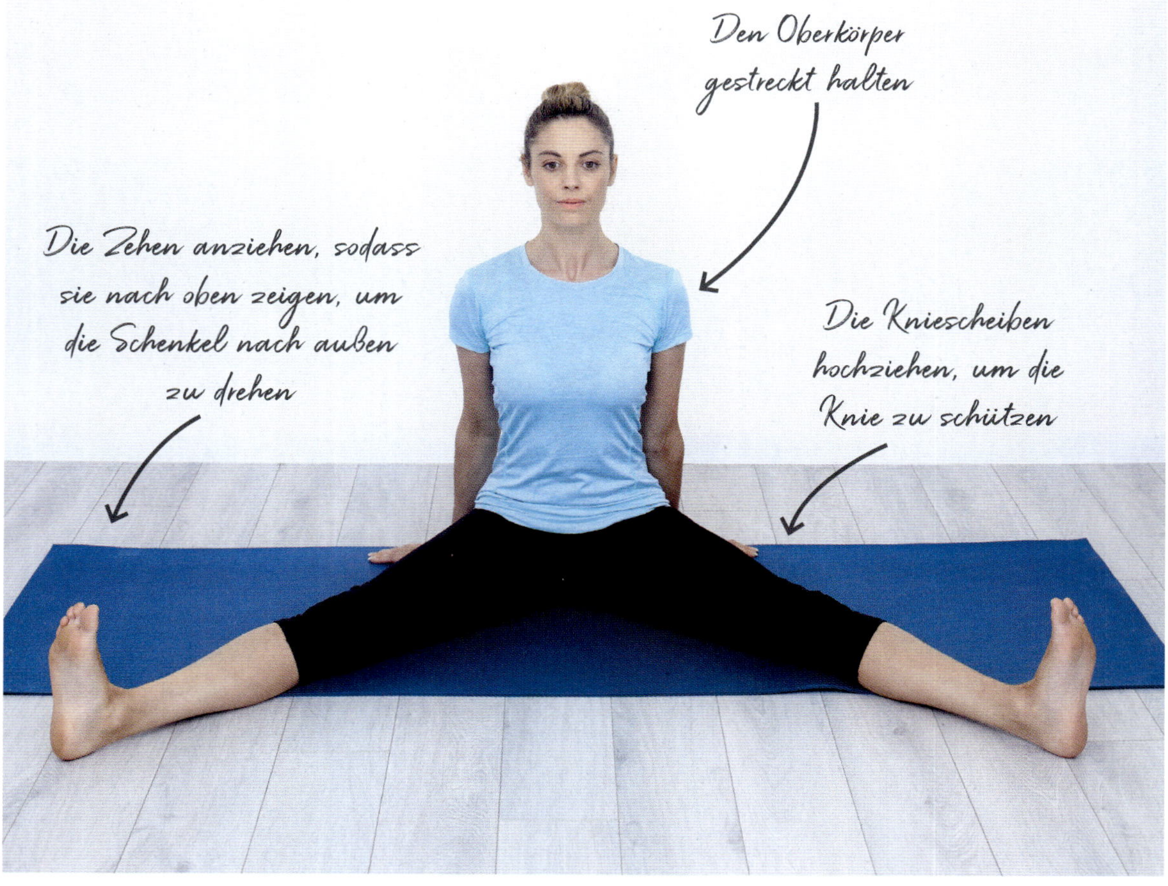
Den Oberkörper gestreckt halten
Die Zehen anziehen, sodass sie nach oben zeigen, um die Schenkel nach außen zu drehen
Die Kniescheiben hochziehen, um die Knie zu schützen

2 FORTGESCHRITTENE

1 Beginne wie zuvor, dann beuge dich aus der Hüfte nach vorn und gehe mit den Händen vorwärts.

2 Die Zehen zeigen weiter nach oben, damit die Oberschenkel nach außen gedreht sind.

3 Unbedingt aus der Hüfte nach vorn beugen und den Oberkörper lang lassen – bei Bedarf kannst du dich auf deine Unterarme stützen.

4 Einatmen und die Wirbelsäule langmachen. Ausatmen und nach vorn Richtung Boden beugen. Die Wirbelsäule dabei lang und gerade lassen.

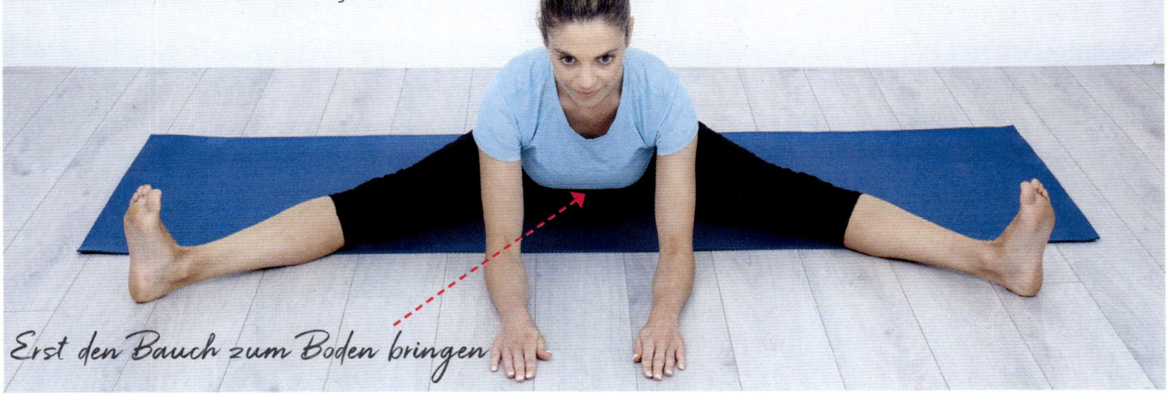
Erst den Bauch zum Boden bringen

3 GEÜBTE

1 Beginne wie zuvor.

2 Wenn der Bauch den Boden berührt, die Knie leicht beugen, die Arme unter den Oberschenkeln zur Seite strecken, den Oberkörper auf dem Boden ablegen und die Beine wieder strecken.

3 Einatmen und die Wirbelsäule langmachen. Ausatmen und zum Boden beugen, dabei die Wirbelsäule lang und gerade halten.

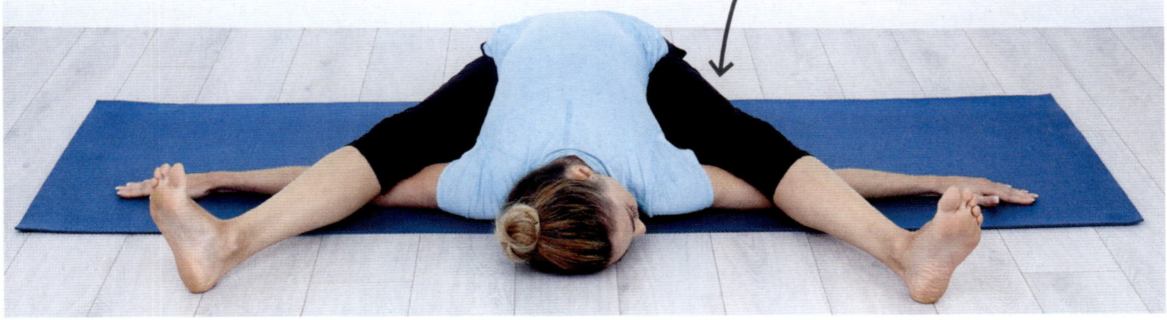
Wenn dein Bauch den Boden berührt, die Arme unter den Oberschenkeln durchstrecken und vorbeugen

NADELÖHR

Diese Haltung kräftigt Quadrizepse, Fußgelenke und Fußmuskulatur. Außerdem dehnt sie die Außenseite der Hüften und die Gesäßmuskeln und reduziert Schmerzen und Verspannung im unteren Rücken. Im Stehen strafft sie die Körpermitte und trainiert das Gleichgewicht und die Konzentration.

1 | **EINSTEIGER**

1. Lege dich auf den Rücken und ziehe deine Knie an die Brust heran.
2. Das linke Fußgelenk auf das rechte Knie legen.
3. Die Hände hinter dem rechten Oberschenkel verschränken und das Bein sanft näher an die Brust heranziehen, bis du die Dehnung sanft an der Außenseite der rechten Hüfte spürst.
4. Den Fuß anziehen, insbesondere den linken, um die Knie zu schützen.
5. Zur Vorbereitung einatmen. Ausatmen und die Knie zur Brust ziehen. Auf der anderen Seite wiederholen.

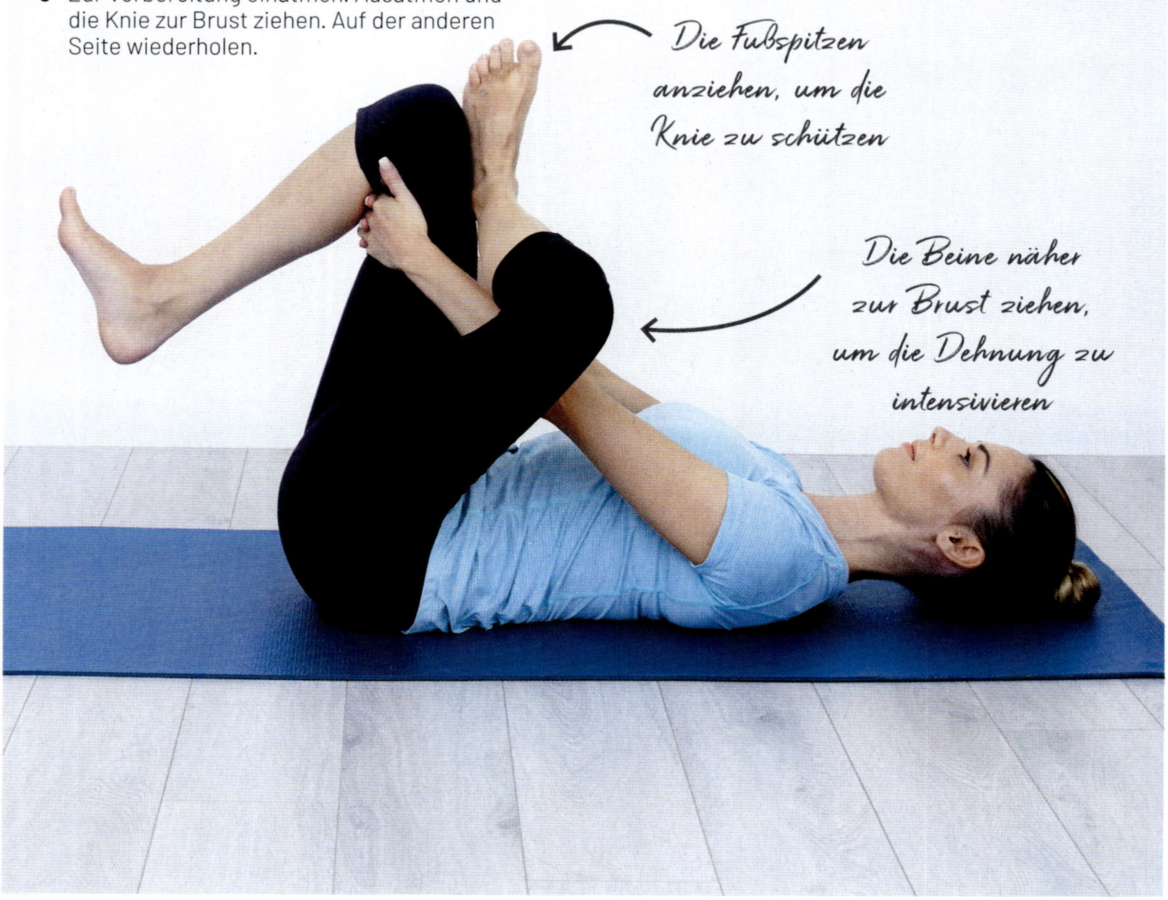
Die Fußspitzen anziehen, um die Knie zu schützen
Die Beine näher zur Brust ziehen, um die Dehnung zu intensivieren

2 FORTGESCHRITTENE

1 Ziehe in sitzender Haltung die Knie an die Brust heran. Die Füße stehen auf dem Boden.

2 Das linke Fußgelenk nahe am Knie quer über den rechten Oberschenkel legen.

3 Die Hände hinter den Hüften aufstellen, um den Oberkörper abzustützen.

4 Den rechten Fuß anziehen, um das Knie zu schützen.

5 Zur Vorbereitung einatmen. Ausatmen und die Beugung intensivieren, indem du die Brust dem Sprunggelenk noch mehr annäherst.

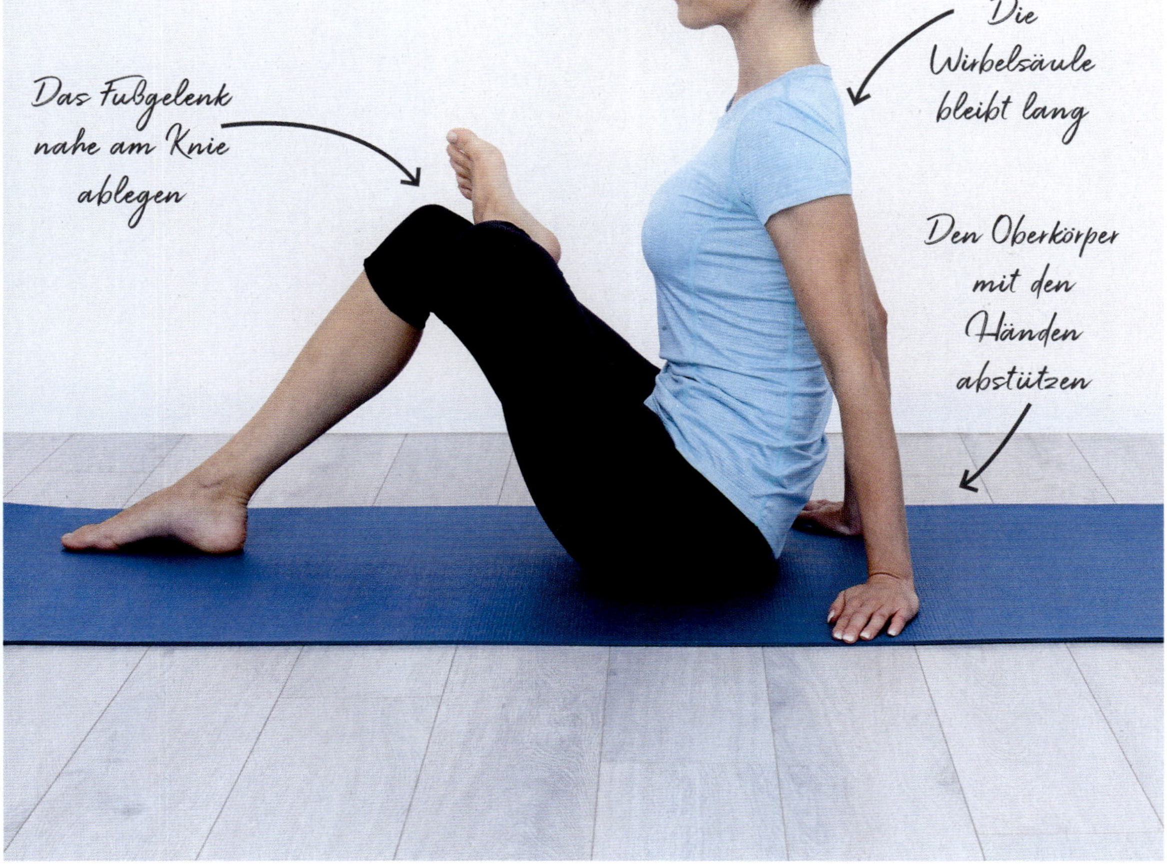
Das Fußgelenk nahe am Knie ablegen
Die Wirbelsäule bleibt lang
Den Oberkörper mit den Händen abstützen

3 GEÜBTE A

1 Gehe in den Stand und beuge die Knie leicht.

2 Nach einem kurzen Moment der Konzentration das Körpergewicht auf das rechte Bein verlagern und den linken Fuß heben.

3 Das linke Fußgelenk direkt über dem Knie auf den rechten Oberschenkel legen. Das rechte Knie gebeugt lassen.

4 Die Hände vor der Brust aufeinanderlegen.

5 Einatmen und die Wirbelsäule langmachen. Ausatmen, die Hüfte stärker senken und das obere Knie Richtung Boden öffnen. Auf der anderen Seite wiederholen.

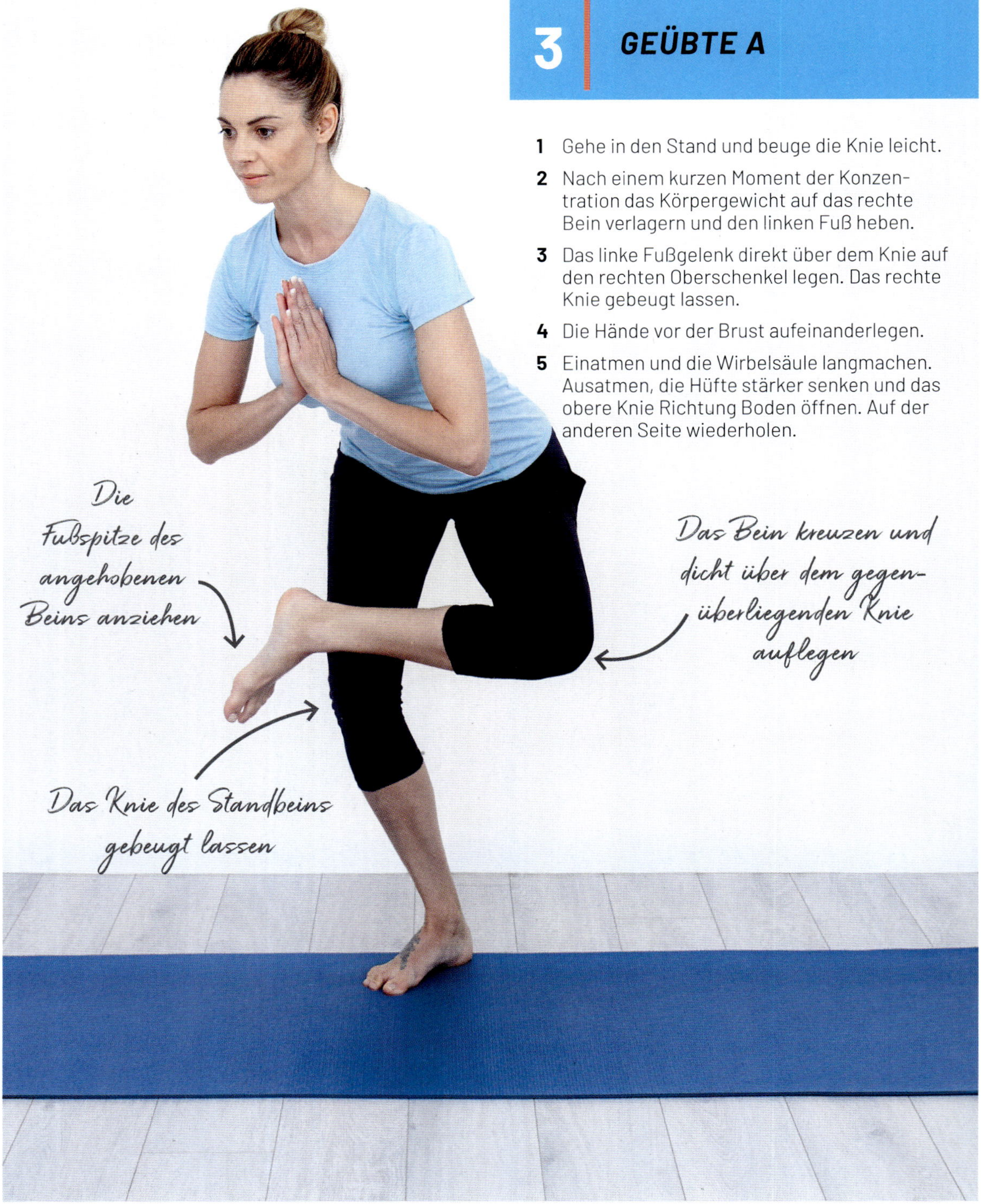
Die Fußspitze des angehobenen Beins anziehen
Das Bein kreuzen und dicht über dem gegenüberliegenden Knie auflegen
Das Knie des Standbeins gebeugt lassen

4 GEÜBTE B

1 Beginne wie zuvor.

2 Tiefer in die Haltung gehen und den Oberkörper nach vorn über den Oberschenkel beugen. Die Hände auf dem Boden absetzen.

3 Einatmen und die Wirbelsäule langmachen. Ausatmen und etwas tiefer beugen, die Brust näher an Fußgelenk und Schienbein heranbringen. Auf der anderen Seite wiederholen.

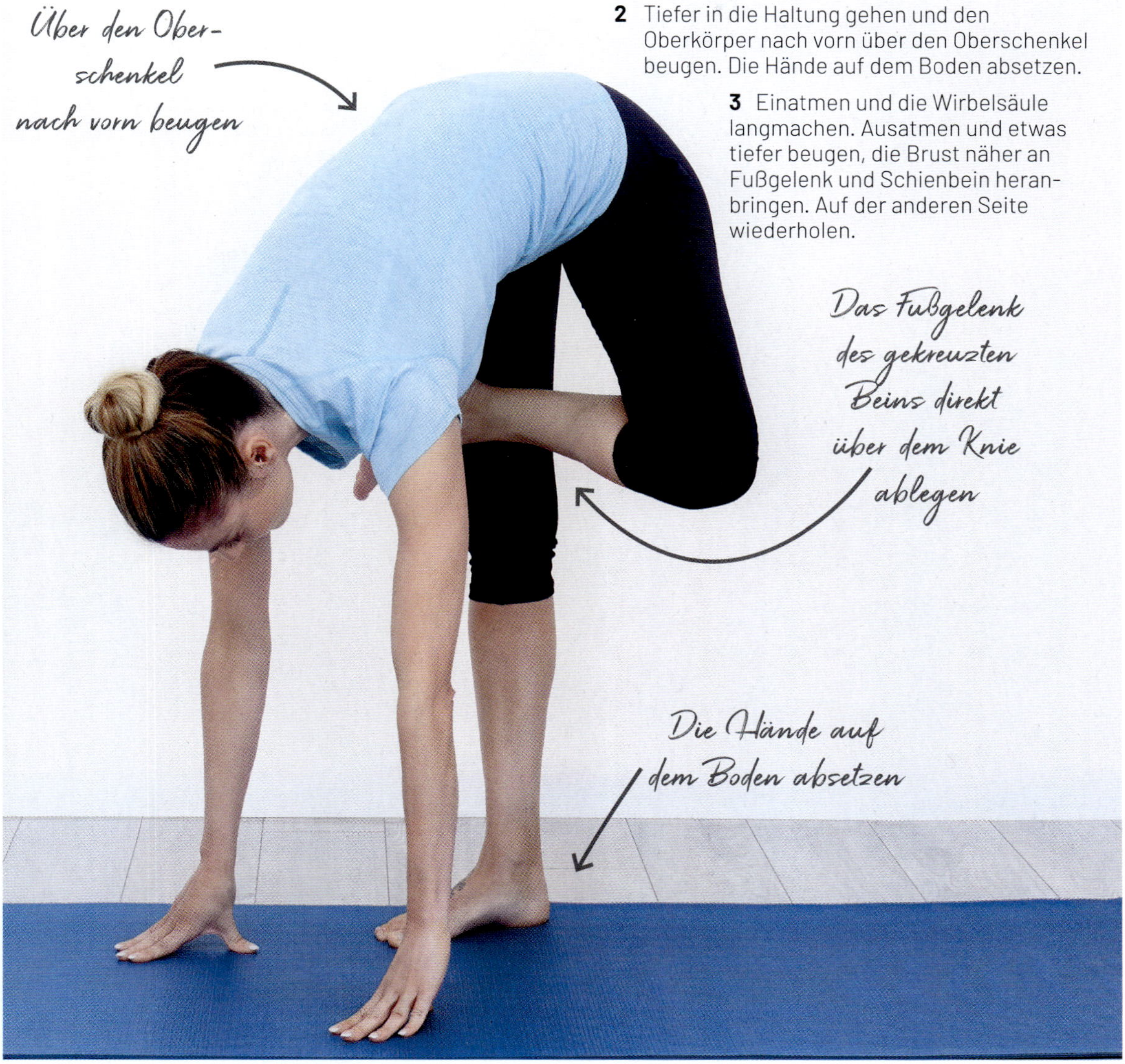
Über den Oberschenkel nach vorn beugen
Das Fußgelenk des gekreuzten Beins direkt über dem Knie ablegen
Die Hände auf dem Boden absetzen

NÄCHSTES LEVEL

Versuche, das untere Bein stärker zu beugen, um das obere Bein näher an die Brust zu bringen und die Dehnung zu intensivieren.

EIDECHSE

Dieser Ausfallschritt öffnet Hüften, Hüftbeuger, Quadrizepse und Oberschenkelrückseiten ausgezeichnet. Die Dehnung kann aktiv oder passiv erfolgen, je nach Bedarf. Sie kräftigt und strafft die Beine, lockert die Hüften und verbessert die Beweglichkeit der Bänder.

1 EINSTEIGER

1 Beginne im Vierfüßlerstand (*s. S. 27*), lege die Hände auf den längs oder hochkant aufgestellten Blöcken ab, je nachdem, was dir angenehmer ist. Die Schultern sind über den Handgelenken und die Hüften über den Knien.

2 Den rechten Fuß nach vorn setzen, außen neben deine rechte Hand.

3 Das linke Knie ein wenig nach hinten schieben und das Körpergewicht langsam nach unten in die Hüfte sinken lassen.

4 Einatmen und die Wirbelsäule langmachen. Ausatmen und tiefer in die Hüfte sinken, diese aber parallel halten.

5 Um die Haltung zu lösen, das Körpergewicht auf die Hände legen und das rechte Bein nach hinten neben das linke bringen. Auf der anderen Seite wiederholen.

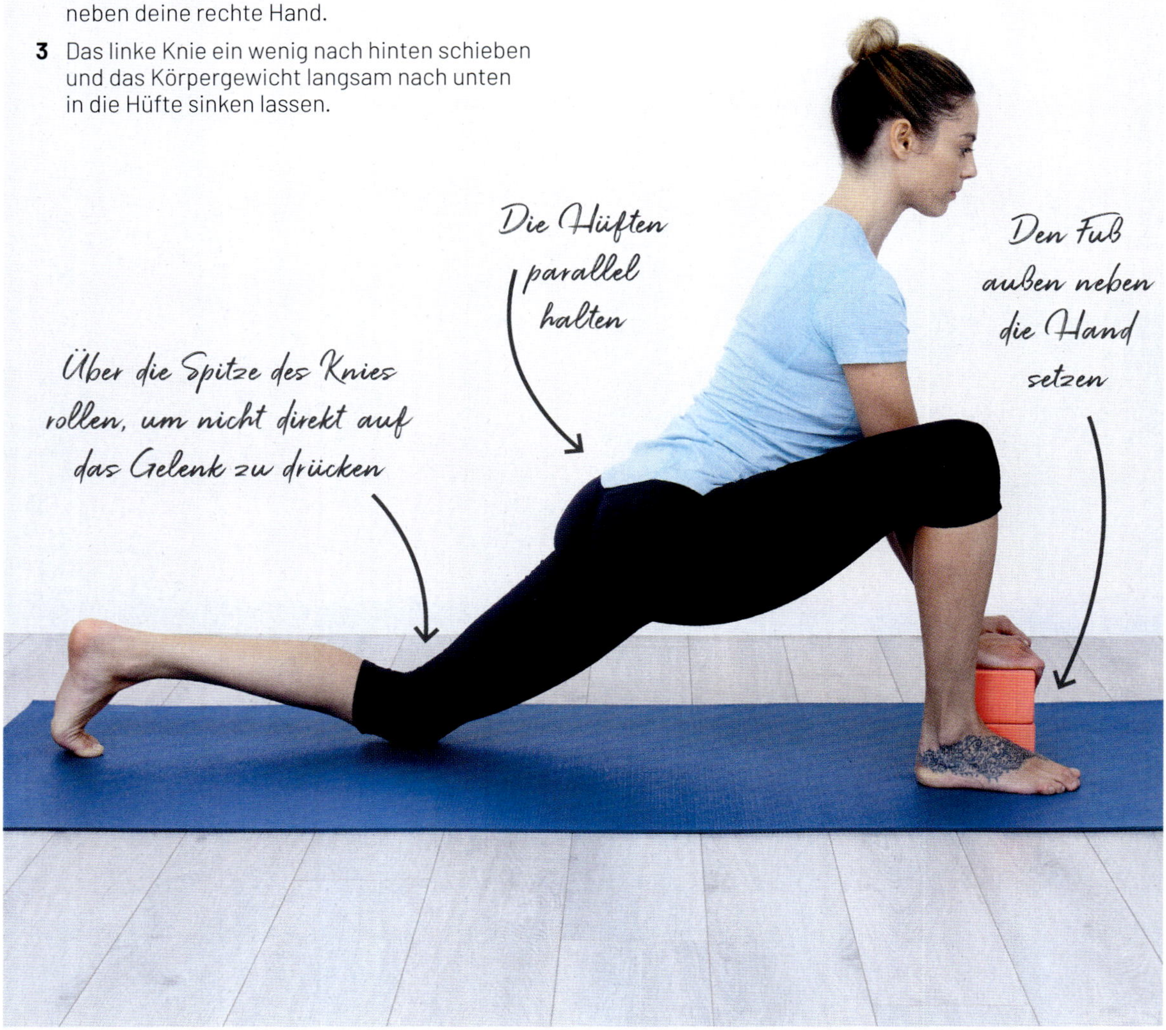
Die Hüften parallel halten
Den Fuß außen neben die Hand setzen
Über die Spitze des Knies rollen, um nicht direkt auf das Gelenk zu drücken

2 FORTGESCHRITTENE

1 Beginne wie zuvor.
2 Die Zehen aufstellen und das linke Knie heben, dabei das Bein strecken.
3 Einatmen und die Wirbelsäule langmachen. Ausatmen und tiefer in die Hüfte sinken. Auf der anderen Seite wiederholen.

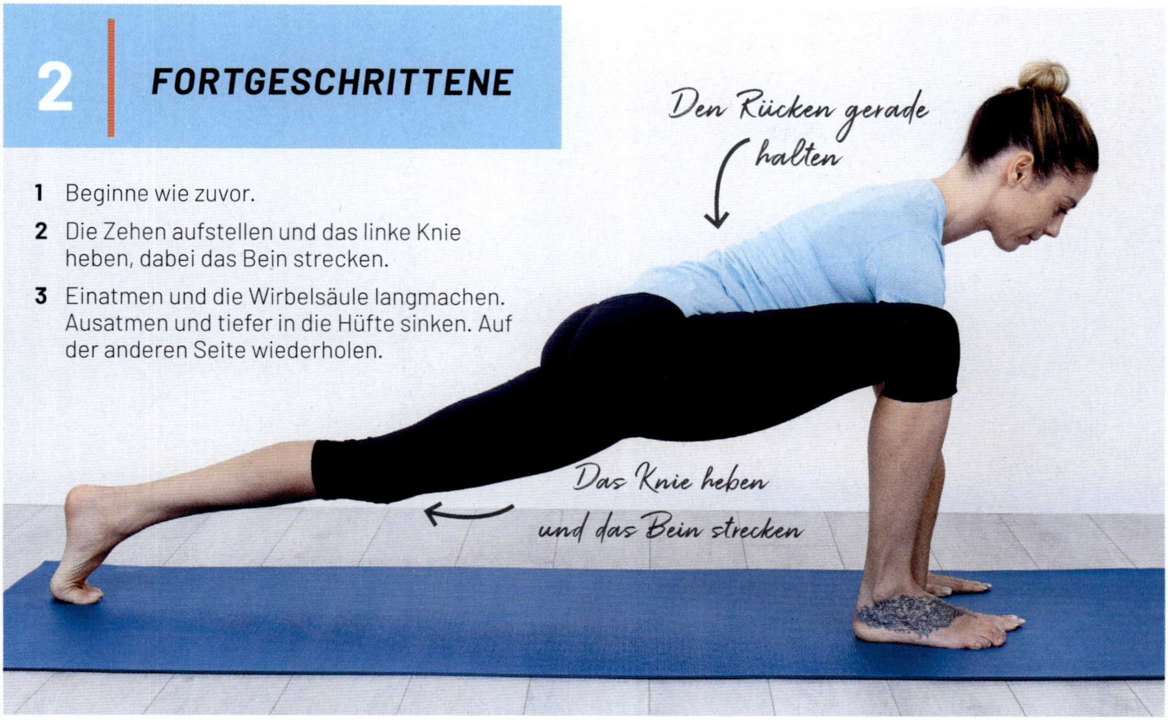

3 GEÜBTE

1 Beginne wie zuvor.
2 Um tiefer zu gehen, die Unterarme nacheinander auf dem Boden abstellen.
3 Einatmen und die Wirbelsäule langmachen. Ausatmen und tiefer in die Hüften sinken, diese parallel halten. Auf der anderen Seite wiederholen.

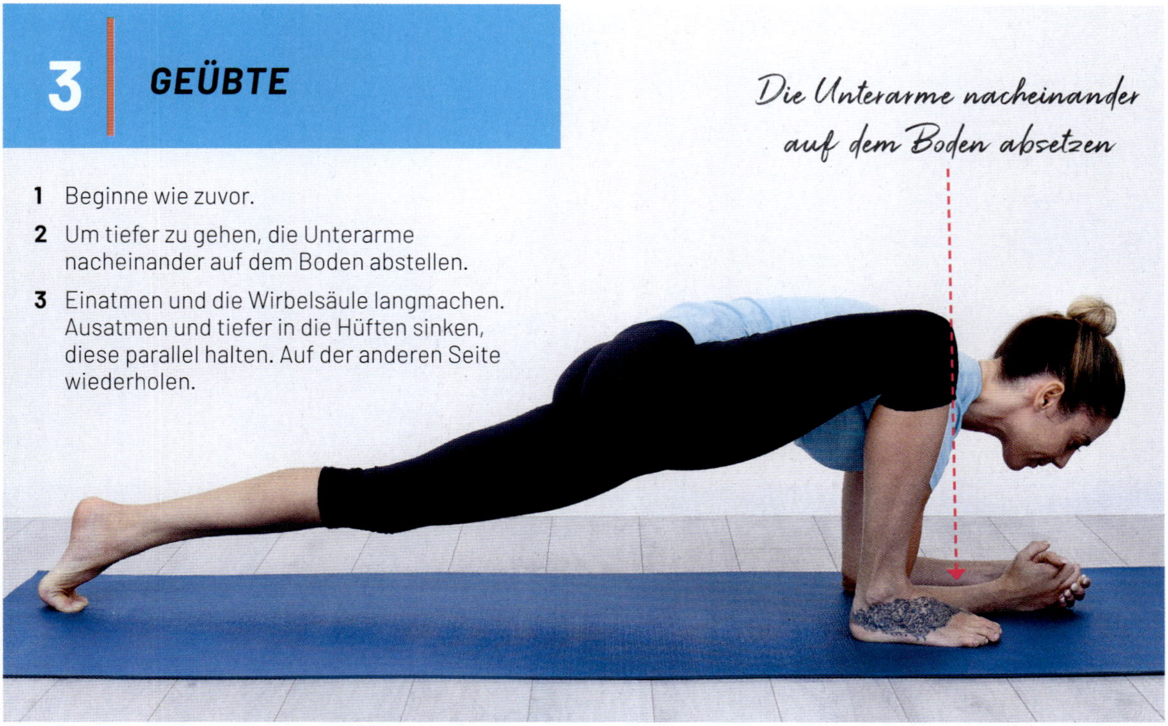

HALBE TAUBE

Die halbe Taube ist eine der abschließenden Haltungen einer Yoga-Praxis. Sie zielt darauf, Hüften, Hüftbeuger und Quadrizepse zu öffnen, und kann Ischias- und Rückenschmerzen lindern. Sie beruhigt den Geist und ermöglicht dir, deine Gedanken zur Reflexion nach innen zu wenden.

1 | EINSTEIGER

1. Beginne im herabschauenden Hund (*s. S. 126–127*). Bringe dann den rechten Fuß zur linken Hand und das rechte Knie zur rechten Hand.
2. Den rechten Fuß anziehen und darauf achten, dass das Schienbein parallel zum vorderen Mattenrand ist.
3. Mit der rechten Hüfte größtenteils auf einen Klotz setzen und die linke Hüfte gerade nach hinten strecken.
4. Dies sollte eine intensive Hüftdehnung sein. Die Beine nicht nach unten in die Haltung zwingen – langsam hineinkommen und dabei regelmäßig atmen.
5. Nach hinten schauen, um zu prüfen, ob das hintere Bein von deiner Mitte aus in einer geraden Linie liegt.
6. Einatmen und die Wirbelsäule langmachen. Ausatmen und tiefer in die Hüften sinken, diese dabei parallel halten.
7. Zum Lösen der Haltung die Hände neben dem Körper aufsetzen und in den herabschauenden Hund zurückkehren. Auf der anderen Seite wiederholen.

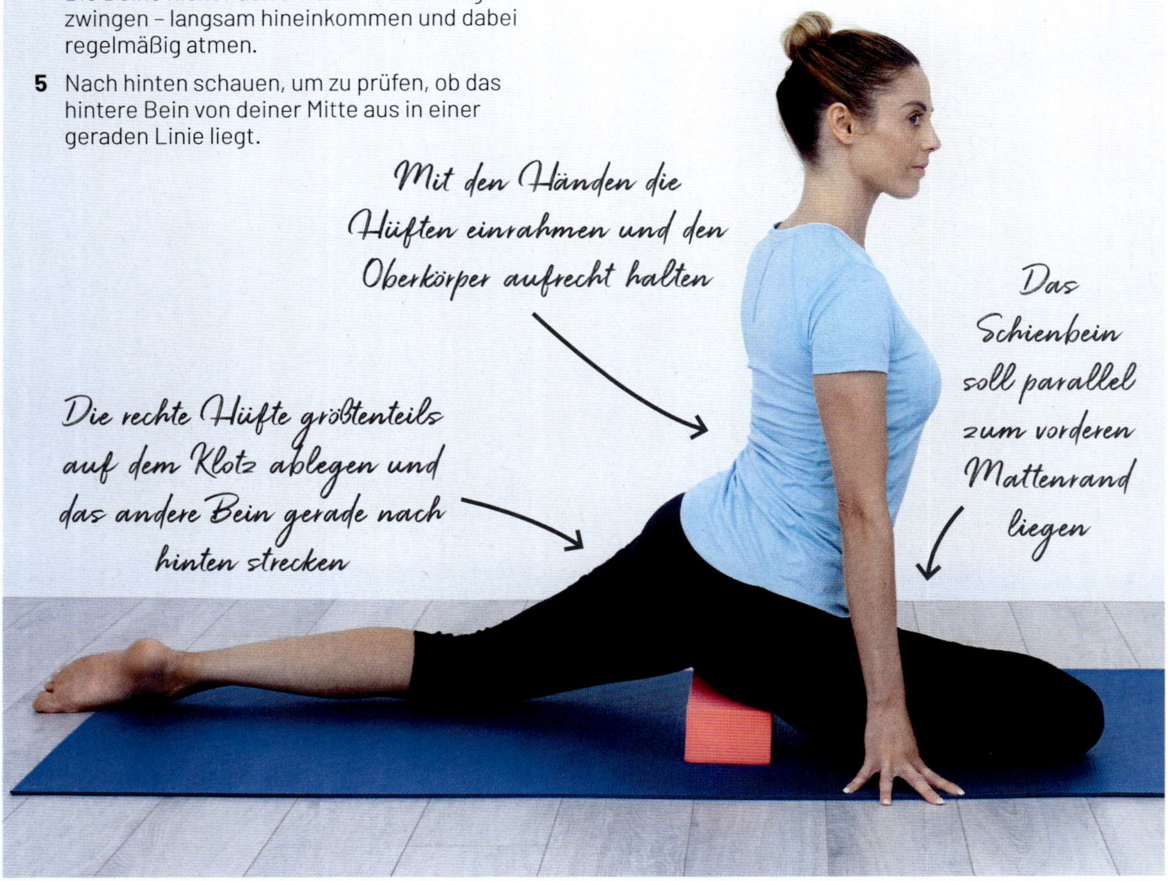
Mit den Händen die Hüften einrahmen und den Oberkörper aufrecht halten
Die rechte Hüfte größtenteils auf dem Klotz ablegen und das andere Bein gerade nach hinten strecken
Das Schienbein soll parallel zum vorderen Mattenrand liegen

2 FORTGESCHRITTENE

1. Beginne wie zuvor, aber diesmal ohne Klotz unter den Hüften.
2. Die Hüften parallel ausrichten, dann die linke Hüfte nach vorn und die rechte Hüfte nach hinten ziehen.
3. Einatmen und die Wirbelsäule langmachen. Ausatmen und tiefer in die Hüften sinken, diese aber weiterhin parallel nach vorn ausrichten. Auf der anderen Seite wiederholen.

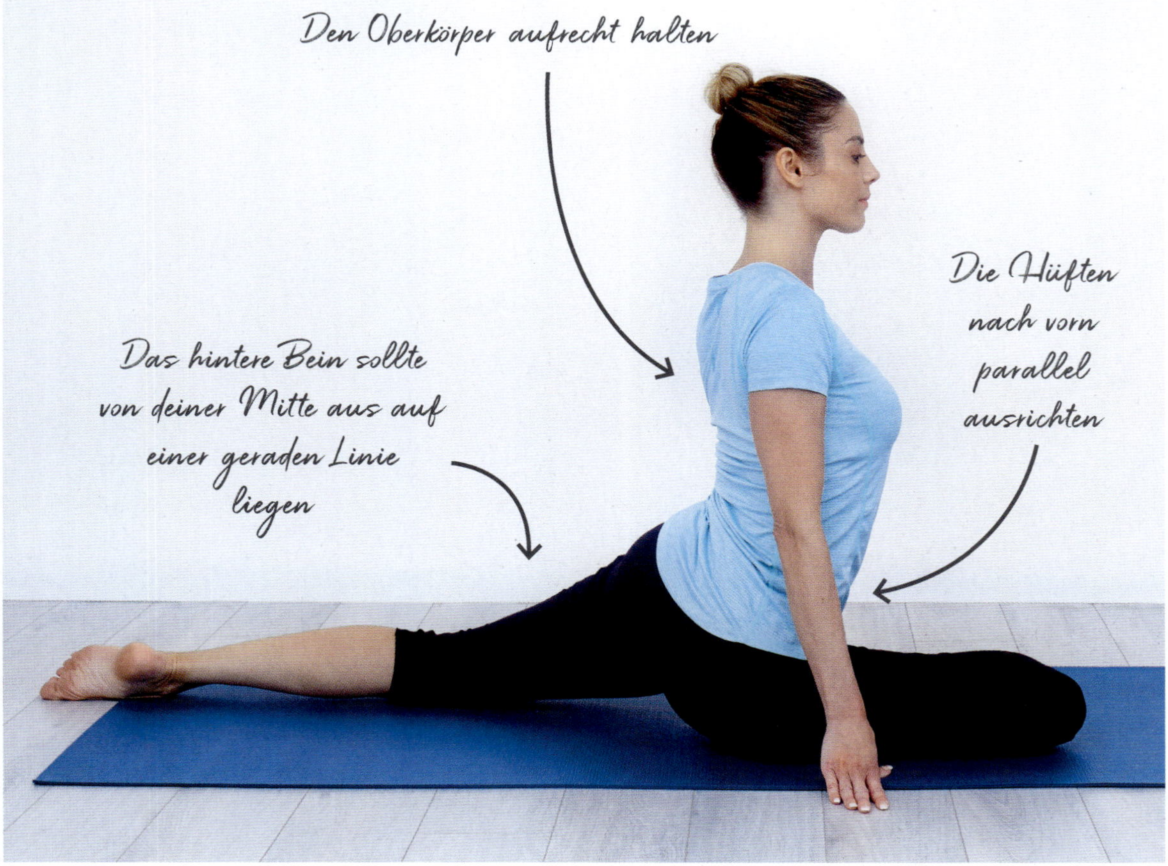

Den Oberkörper aufrecht halten
Die Hüften nach vorn parallel ausrichten
Das hintere Bein sollte von deiner Mitte aus auf einer geraden Linie liegen

3 GEÜBTE

1 Beginne wie zuvor.

2 Mit den Händen zum vorderen Mattenende gehen und den Oberkörper vorbeugen, bis er sich über dem rechten Bein befindet.

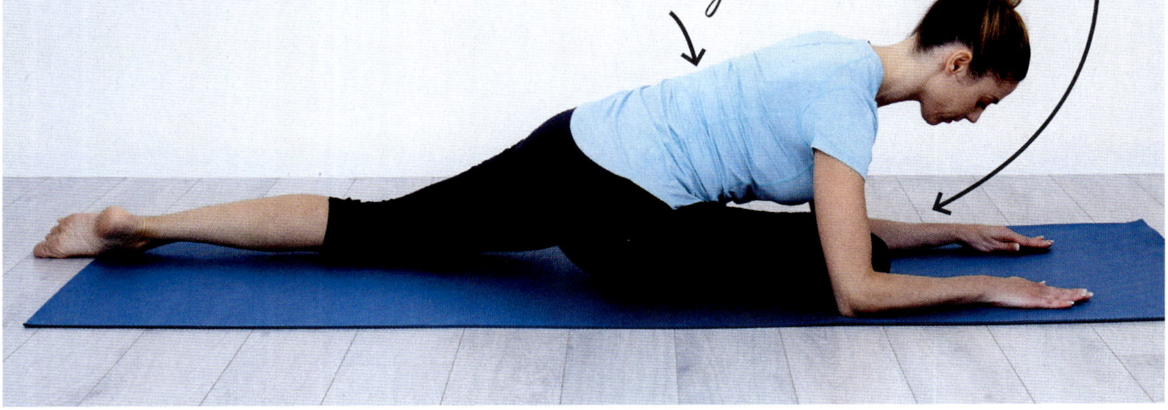

3 Den Oberkörper entspannen. Den Kopf auf den Unterarmen ablegen oder die Stirn auf dem Boden ruhen lassen und die Arme gerade nach vorn strecken.

4 Einatmen und die Wirbelsäule langmachen. Ausatmen und tiefer in die Hüften sinken, diese aber weiter parallel nach vorn ausrichten. Auf der anderen Seite wiederholen.

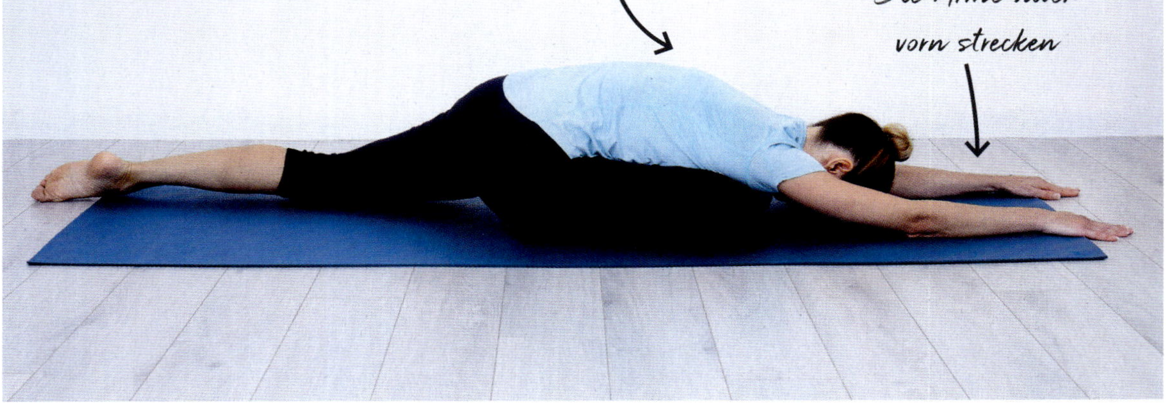

LOTUSSITZ

Traditionell wird der Lotussitz praktiziert, um den Geist zu beruhigen und auf die Meditation vorzubereiten. Er dehnt die Knie, Fußgelenke und Hüften und verbessert die Beweglichkeit. Außerdem verlängert er die Wirbelsäule und den oberen Rücken und fördert eine gute Haltung.

1 | EINSTEIGER

1. Setze dich auf den Boden und strecke deine Beine gerade nach vorn.
2. Das linke Knie beugen und die linke Ferse zum rechten Gesäßmuskel unter dem rechten Bein ziehen.
3. Das rechte Knie beugen und mit beiden Armen an die Brust ziehen.
4. Das rechte Fußgelenk so an die linke Leistenbeuge legen, dass die rechte Fußsohle nach oben zeigt.
5. Die Hände locker auf die Knie legen, mit den Handflächen nach unten (zur Introspektion/ Erdung) oder nach oben (zum Empfangen).
6. Die Schultern entspannen, die Schulterblätter an der Wirbelsäule nach unten ziehen und den Oberkörper aufrichten.
7. Die Haltung für die Zeit deiner Meditation oder Atemübungen beibehalten.
8. Zum Verlassen der Haltung den rechten Fuß lösen. Auf der anderen Seite wiederholen.

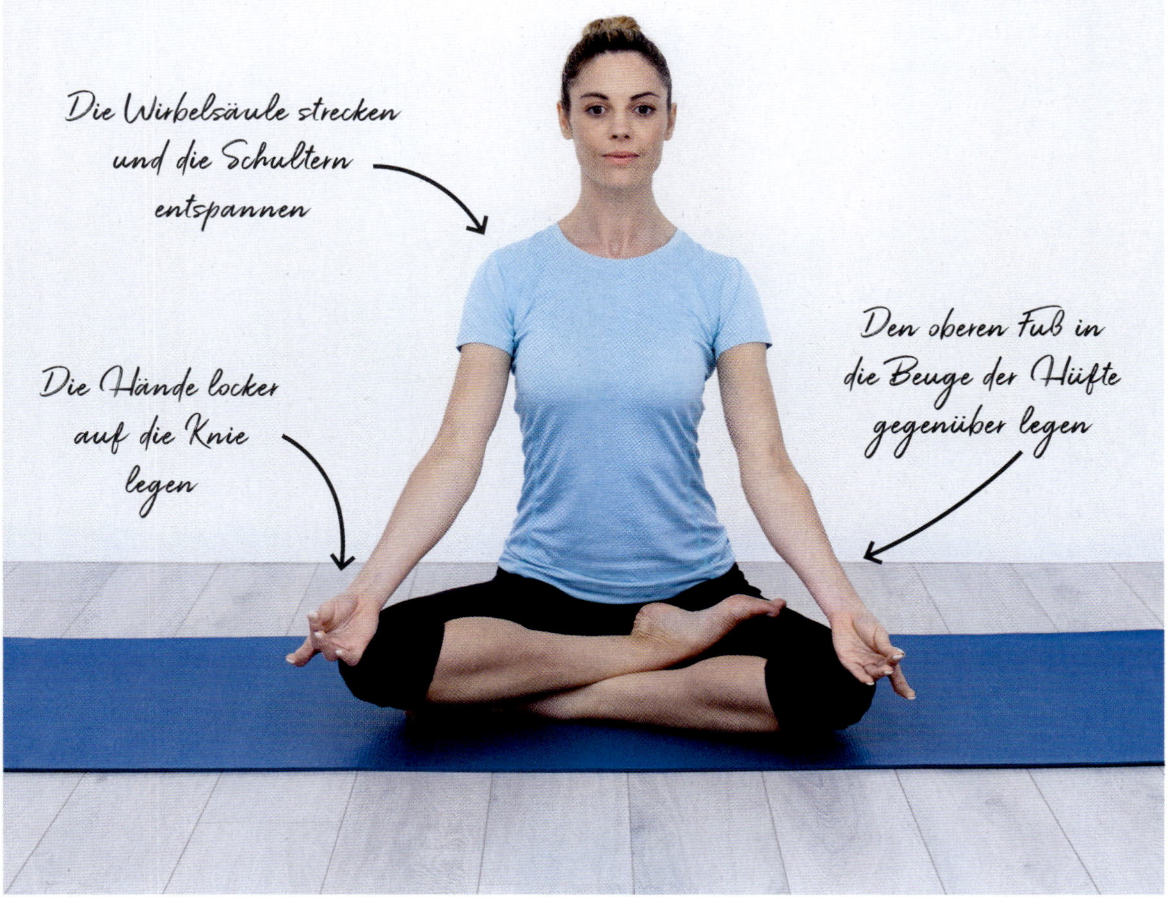
Die Wirbelsäule strecken und die Schultern entspannen
Die Hände locker auf die Knie legen
Den oberen Fuß in die Beuge der Hüfte gegenüber legen

2 FORTGESCHRITTENE

1 Beginne wie zuvor.
2 Das rechte Knie an die Brust ziehen, dann den rechten Fuß in die Beuge der linken Hüfte legen, sodass die Fußsohle nach oben zeigt.
3 Das linke Knie beugen und das linke Fußgelenk über das rechte Schienbein kreuzen, um in den vollständigen Lotussitz zu kommen. Die linke Fußsohle sollte nach oben zeigen, der Fußrücken und das Fußgelenk liegen in der Hüftbeuge.
4 Die Hände in der bevorzugten Haltung auf den Knien ablegen, die Schultern entspannen und die Schulterblätter an der Wirbelsäule nach unten ziehen. Den Oberkörper aufrichten.
5 Mit umgekehrt gekreuzten Beinen wiederholen.

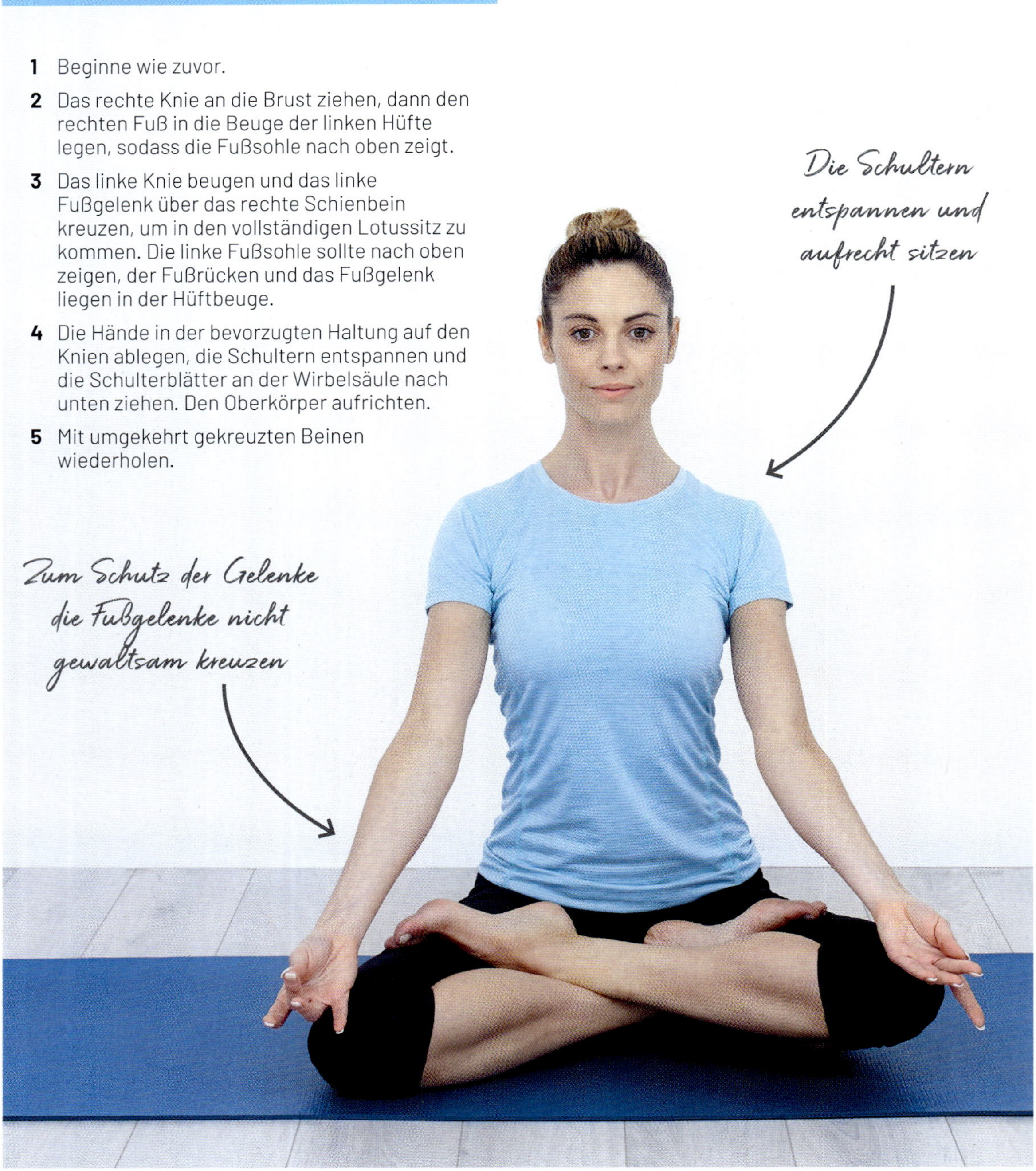
Die Schultern entspannen und aufrecht sitzen
Zum Schutz der Gelenke die Fußgelenke nicht gewaltsam kreuzen

3 GEÜBTE

1. Beginne wie zuvor.
2. Den vollständigen Lotussitz einnehmen, dann beide Arme hinter den Rücken legen. Wenn du möchtest, kannst du mit deinen Zeige- und Mittelfingern um deine Zehen fassen (mit den Fingern der rechten Hand um die Zehen des rechten Fußes und mit den Fingern der linken Hand um die Zehen des linken Fußes).
3. So lange in der Haltung bleiben, wie du es für deine Meditation oder deine Atemübungen möchtest.
4. Mit umgekehrt gekreuzten Beinen wiederholen.

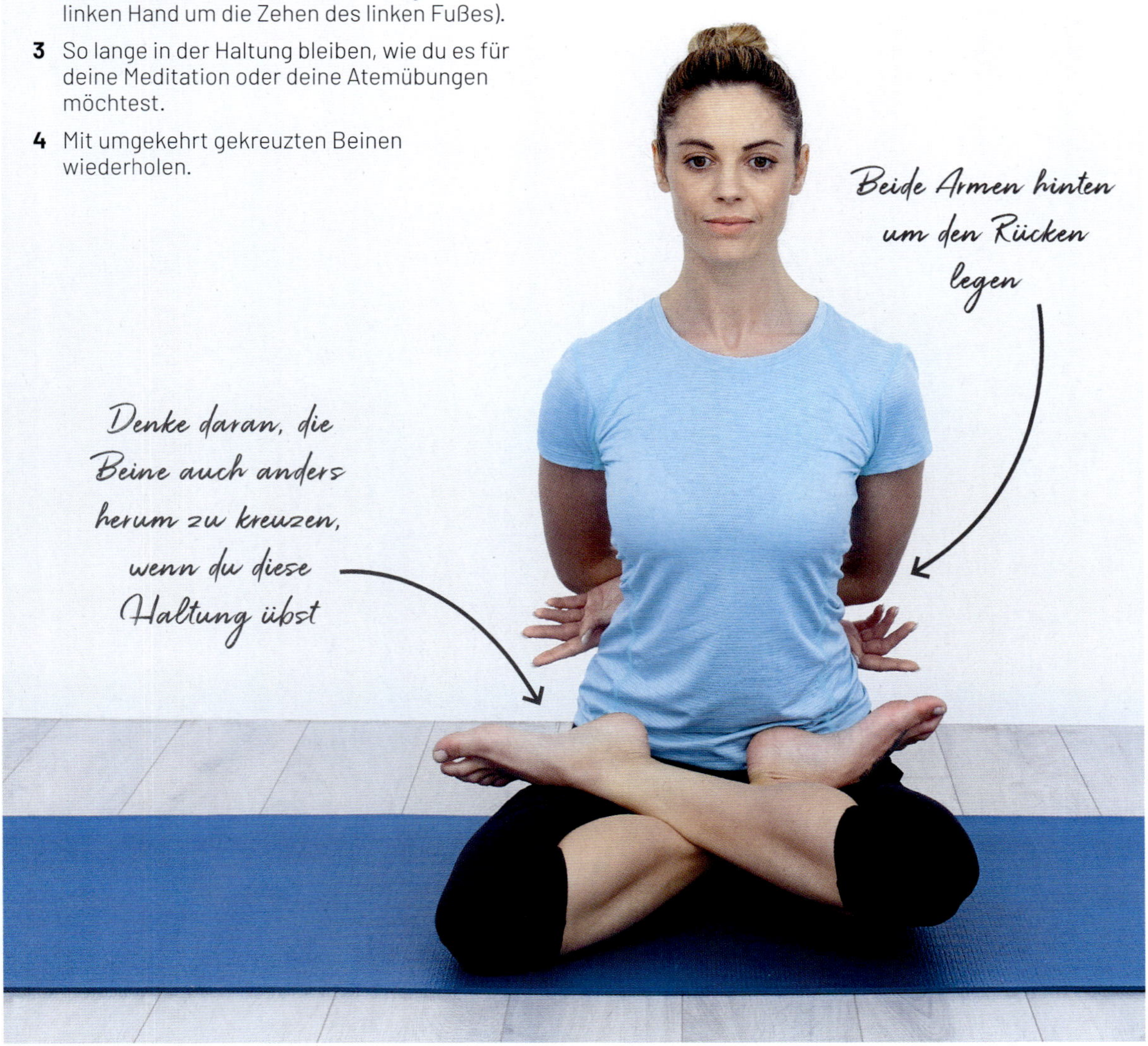
Beide Armen hinten um den Rücken legen
Denke daran, die Beine auch anders herum zu kreuzen, wenn du diese Haltung übst

SPAGAT

Der Spagat mit einem Bein nach vorn und dem anderen nach hinten symbolisiert die große Distanz, die der Gott Hanuman zurücklegte. In der hinduistischen Mythologie machte Hanuman einen riesigen Sprung von Südindien bis in den Himalaja, um den Bruder seines Königs zu retten – daher steht diese Haltung für Ergebenheit und Kraft. Sie fordert den ganzen Körper, und die drei Varianten – halber Spagat, ganzer Spagat mit Klötzen und ganzer Spagat/Spagat im Stehen – steigern die Schwierigkeit Schritt für Schritt.

1 | EINSTEIGER

1. Beginne im Vierfüßlerstand (*s. S. 27*).
2. Den rechten Fuß nach vorn zwischen die Hände setzen.
3. Das rechte Bein strecken und den Fuß anziehen. Die Quadrizepse aktivieren, um die Knie zu schützen.
4. Die Hüfte gerade nach vorn ausrichten und über dem hinteren Knie halten.
5. Einatmen und die Wirbelsäule lang-machen. Ausatmen und über den vorderen Oberschenkel beugen.
6. Zum Lösen der Haltung das rechte Bein nach hinten setzen und in den Vierfüßlerstand zurückkehren. Auf der anderen Seite wiederholen.

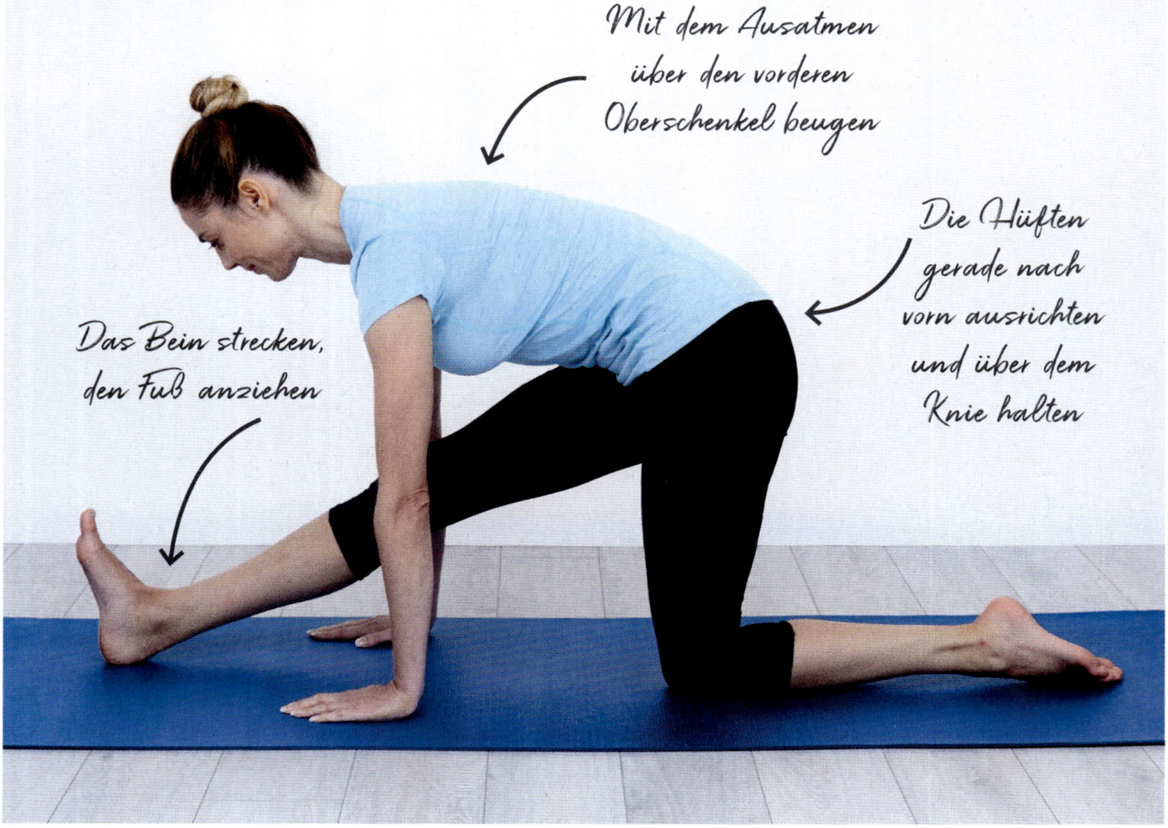
Mit dem Ausatmen über den vorderen Oberschenkel beugen
Die Hüften gerade nach vorn ausrichten und über dem Knie halten
Das Bein strecken, den Fuß anziehen

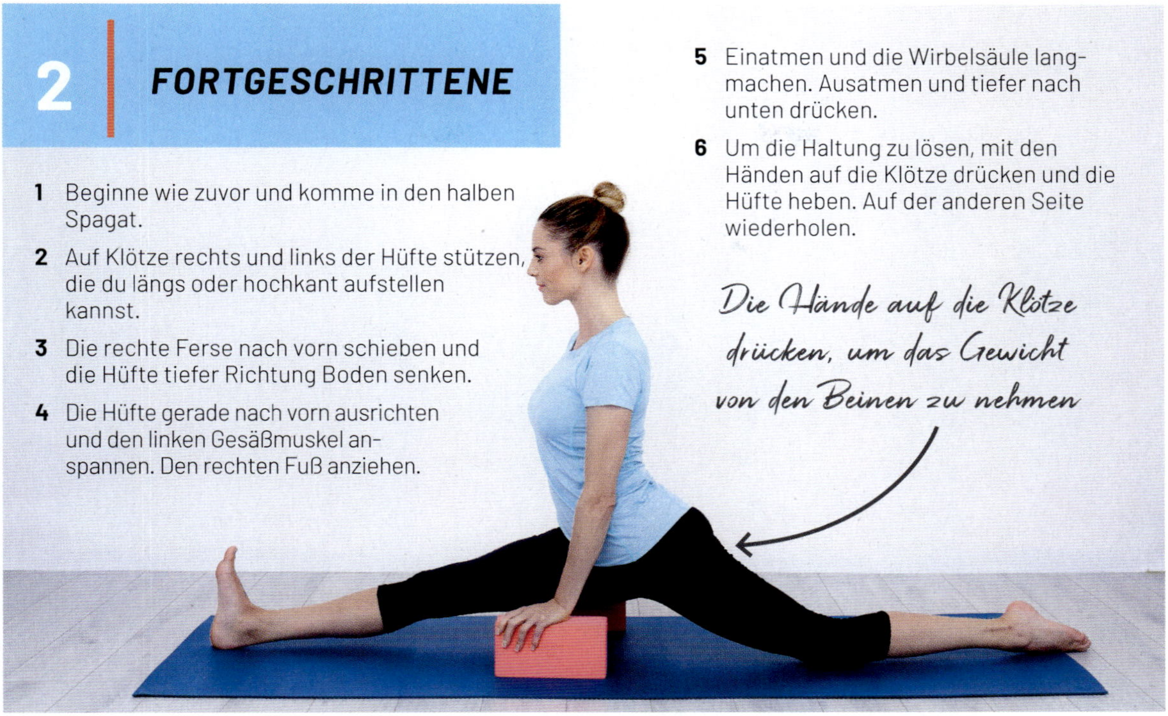
Die Hände auf die Klötze drücken, um das Gewicht von den Beinen zu nehmen

2 FORTGESCHRITTENE

1 Beginne wie zuvor und komme in den halben Spagat.
2 Auf Klötze rechts und links der Hüfte stützen, die du längs oder hochkant aufstellen kannst.
3 Die rechte Ferse nach vorn schieben und die Hüfte tiefer Richtung Boden senken.
4 Die Hüfte gerade nach vorn ausrichten und den linken Gesäßmuskel anspannen. Den rechten Fuß anziehen.
5 Einatmen und die Wirbelsäule langmachen. Ausatmen und tiefer nach unten drücken.
6 Um die Haltung zu lösen, mit den Händen auf die Klötze drücken und die Hüfte heben. Auf der anderen Seite wiederholen.

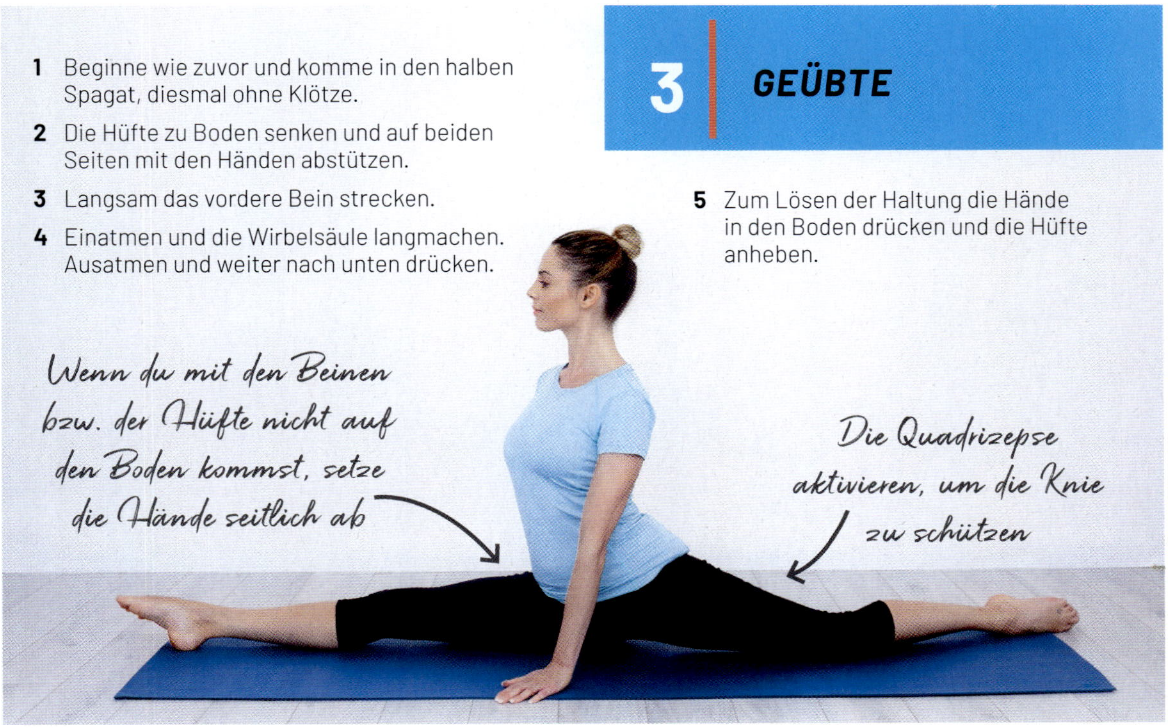
Wenn du mit den Beinen bzw. der Hüfte nicht auf den Boden kommst, setze die Hände seitlich ab
Die Quadrizepse aktivieren, um die Knie zu schützen

3 GEÜBTE

1 Beginne wie zuvor und komme in den halben Spagat, diesmal ohne Klötze.
2 Die Hüfte zu Boden senken und auf beiden Seiten mit den Händen abstützen.
3 Langsam das vordere Bein strecken.
4 Einatmen und die Wirbelsäule langmachen. Ausatmen und weiter nach unten drücken.
5 Zum Lösen der Haltung die Hände in den Boden drücken und die Hüfte anheben.

SEITSPAGAT

Der Seitspagat ist eine weitere Herausforderung. Du musst sehr viel üben, um die erforderliche Beweglichkeit zu erreichen. Die Oberschenkel werden intensiv gedehnt, die Hüftbeuger geöffnet und dein Durchhaltevermögen wird gestärkt, während du dir die drei Level erarbeitest.

1 | EINSTEIGER

1. Beginne im Vierfüßlerstand (*s. S. 27*) und gehe mit den Knien nach außen. Deine Fußspitzen sind angezogen, die Füße zeigen nach außen.
2. Auf die Unterarme stützen und die Beine voneinander weg nach außen gleiten lassen.
3. Einatmen und die Wirbelsäule langmachen. Ausatmen und die Knie weiter auseinanderschieben. Die Hüfte aktivieren.
4. Zum Lösen der Haltung die Unterarme nach vorn schieben, die Beine in Verlängerung des Körpers schließen und in die Kindhaltung kommen (*s. S. 54*).

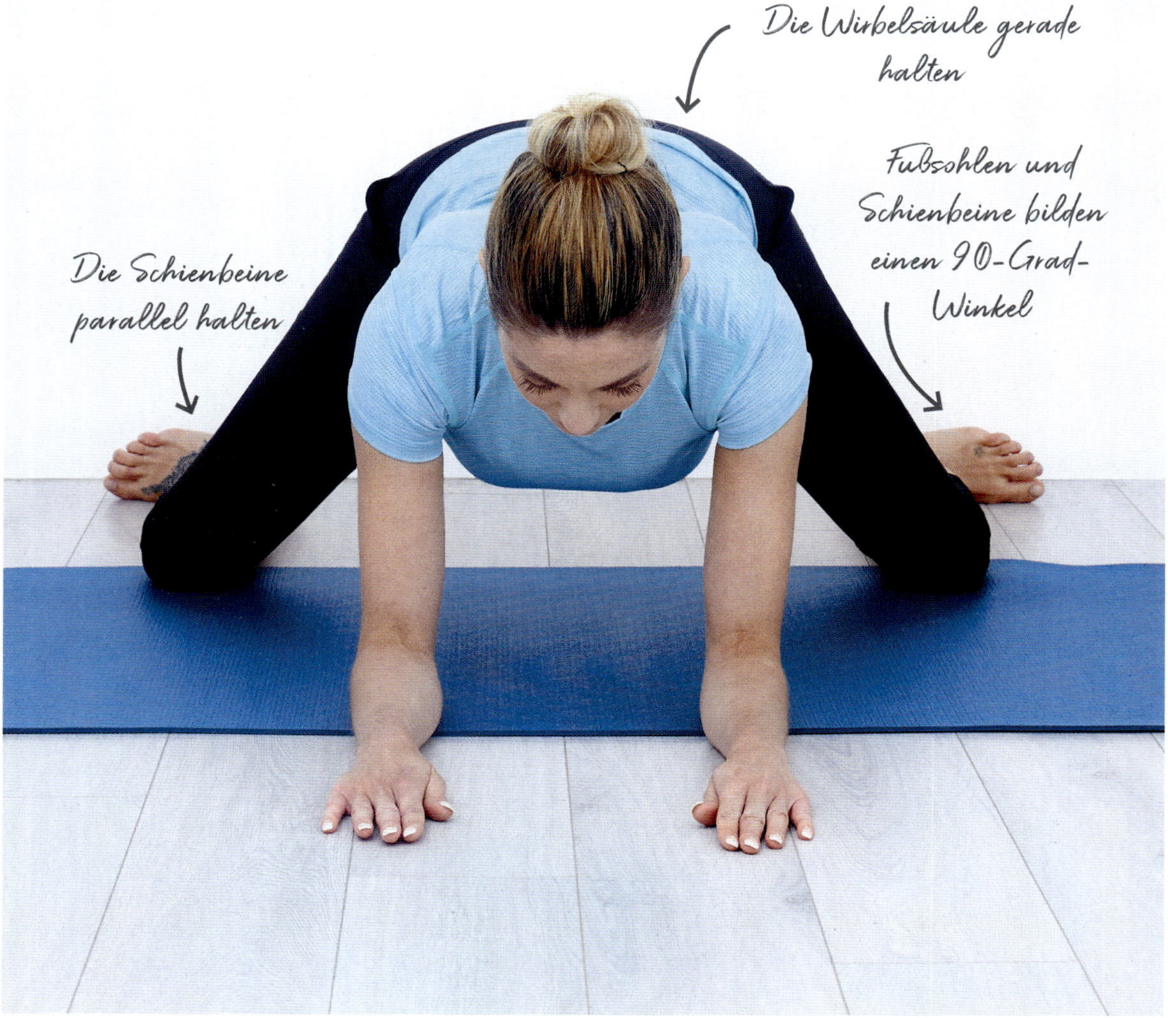
Die Wirbelsäule gerade halten
Die Schienbeine parallel halten
Fußsohlen und Schienbeine bilden einen 90-Grad-Winkel

2 FORTGESCHRITTENE

1. Beginne in einer weiten Grätsche im Sitzen (*s. S. 74–75*).
2. Das linke Knie beugen und die Ferse in die Leistenbeuge legen. Das rechte Bein gestreckt lassen und die Fußspitze anziehen, sodass die Zehen nach oben zeigen.
3. Das rechte Bein strecken, um die Dehnung des linken Hüftbeugers zu intensivieren.
4. Einatmen und die Wirbelsäule langmachen. Ausatmen und den Bauch Richtung Boden senken.
5. Zum Lösen der Haltung einatmen und die Wirbelsäule aufrichten. Das rechte Bein strecken und in die weite Grätsche zurückkehren. Auf der anderen Seite wiederholen.

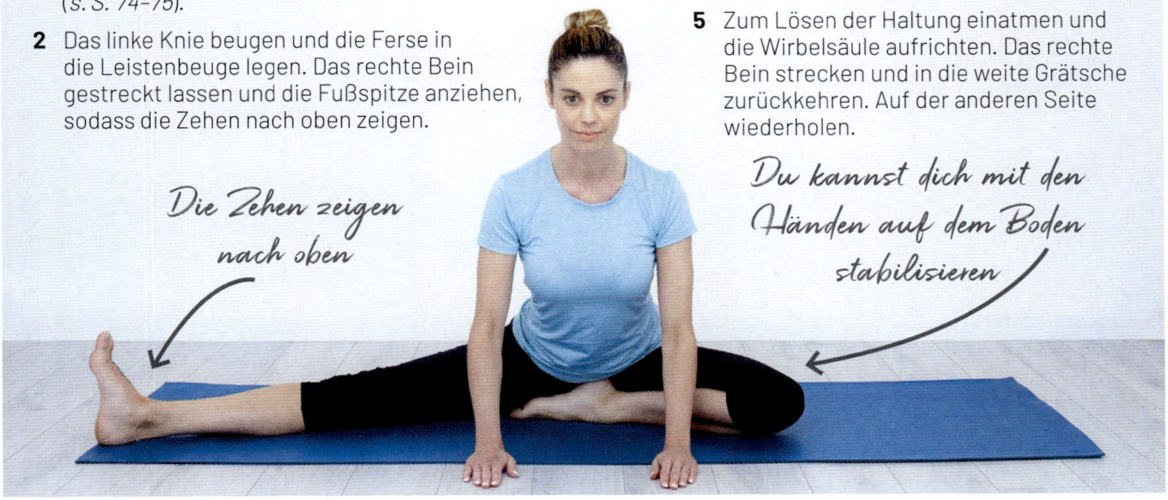
Die Zehen zeigen nach oben
Du kannst dich mit den Händen auf dem Boden stabilisieren

3 GEÜBTE

1. Beginne in der Vorwärtsbeuge in der Grätsche (*s. S. 44–45*).
2. Gewicht auf die Hände bringen, mit den Füßen zu den Seiten gleiten und die Oberschenkel langsam auf dem Boden ablegen.
3. Auf die Unterarme stützen.
4. Einatmen zur Vorbereitung. Ausatmen und die Hüfte näher Richtung Boden bringen.
5. Zum Lösen der Haltung den Oberkörper nach vorn verlagern und die Beine hinter dem Körper schließen, bis du auf dem Bauch liegst.

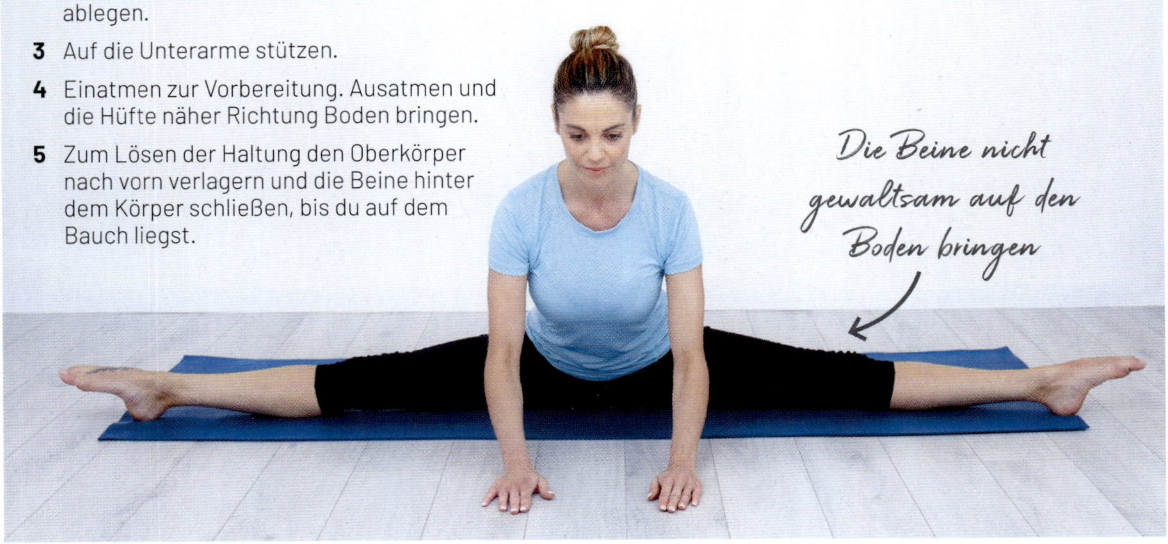
Die Beine nicht gewaltsam auf den Boden bringen

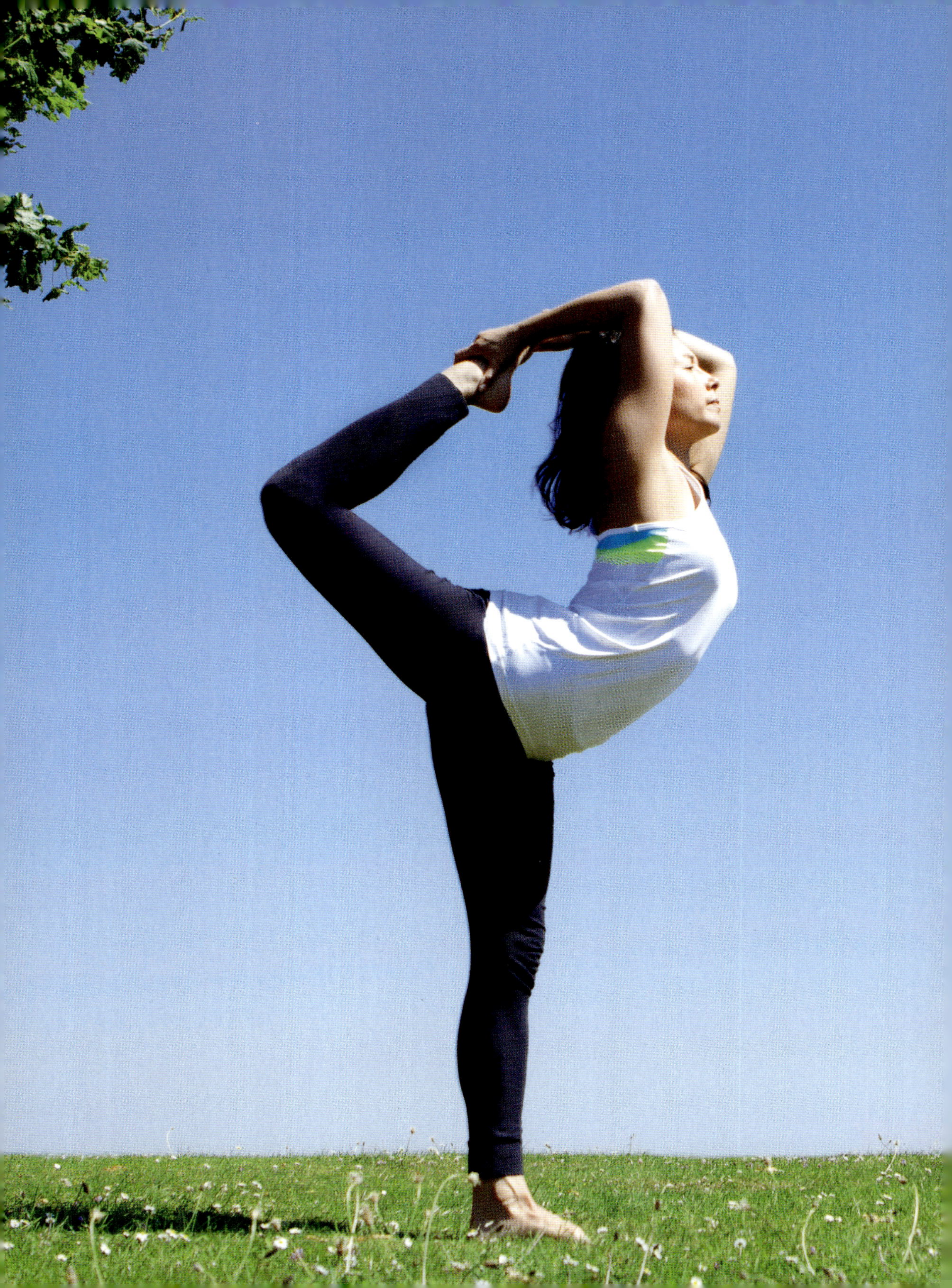

5

RÜCKWÄRTSBEUGEN

In unserem Alltag verbringen wir so viel Zeit sitzend und vornübergebeugt, dass unsere Wirbelsäule ihre natürliche Beweglichkeit verliert. Regelmäßig praktizierte Rückwärtsbeugen kehren diesen Prozess um. Im selben Zuge wird die gesamte Körperrückseite beweglicher, einschließlich der Beine, der Gesäßmuskeln und der Muskeln, die Rippen und Oberkörper umgeben. Rückwärtsbeugen komprimieren die Nieren. Wird der Druck wieder von ihnen genommen, spült der Zufluss frischen Bluts Giftstoffe aus dem Körper. Rückwärtsbeugen können Stress und Ängste lösen und die Körperhaltung verbessern. Durch Öffnen der Körperfront dehnen sich die Bauchmuskeln und öffnet sich die Lunge, was die Atmung verbessert und Müdigkeit vertreibt. Weiterhin lindern Rückwärtsbeugen Beschwerden in Rücken und Hals, verbessern den Schlaf und steigern das Selbstbewusstsein in dem Maße, in dem du dir die einzelnen Level der Haltungen erarbeitest.

KOBRA

Die Kobra öffnet Herz und Brust und kräftigt die Rückenmuskulatur. Sie bereitet deinen Körper auf tiefere Rückwärtsbeugen vor und kann die Auswirkungen stundenlangen gebeugten Arbeitens am Computer ausgleichen. Außerdem strafft sie die Gesäßmuskeln und kräftigt die Arme.

1 | **EINSTEIGER**

1 Gehe auf dem Boden in die Bauchlage.

2 Die Hände auf dem Boden neben dem Brustkorb flach aufsetzen. Fingerspitzen und Schulterkante liegen auf einer Linie.

3 Die Ellbogen an den Körper heranziehen.

4 Die Handflächen fest in den Boden pressen und die Brust langsam anheben.

5 Der Hals bleibt lang und neutral. Den Kopf nicht gewaltsam nach hinten ziehen.

6 Die Schultern weg von den Ohren halten.

7 Die Beine nach hinten strecken und aktiviert lassen.

8 Die Rückenmuskeln aktivieren, um die Brust anzuheben. Nur wenig Gewicht auf die Fingerspitzen verlagern.

9 Einatmen und die Wirbelsäule langmachen. Ausatmen und die Brust weiter anheben.

10 Zum Lösen der Haltung den Körper wieder senken, den Oberkörper aber lang lassen.

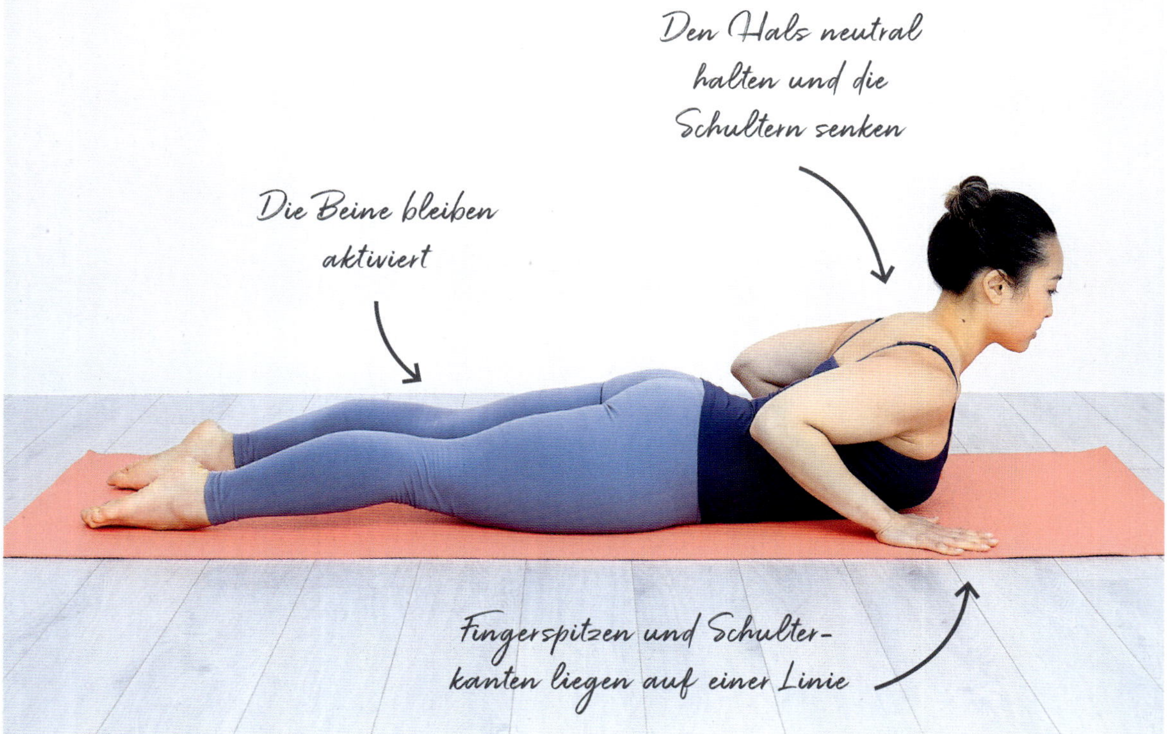
Den Hals neutral halten und die Schultern senken
Die Beine bleiben aktiviert
Fingerspitzen und Schulterkanten liegen auf einer Linie

2 FORTGESCHRITTENE

1 Beginne wie zuvor.
2 Die Handflächen in den Boden pressen und die Brust heben. Langsam die Arme strecken.
3 Die Beine bleiben aktiv und die Schultern gesenkt.
4 Einatmen und die Wirbelsäule langmachen. Ausatmen, die Hände in den Boden pressen und die Brust weiter öffnen.
5 Wie zuvor die Haltung lösen.

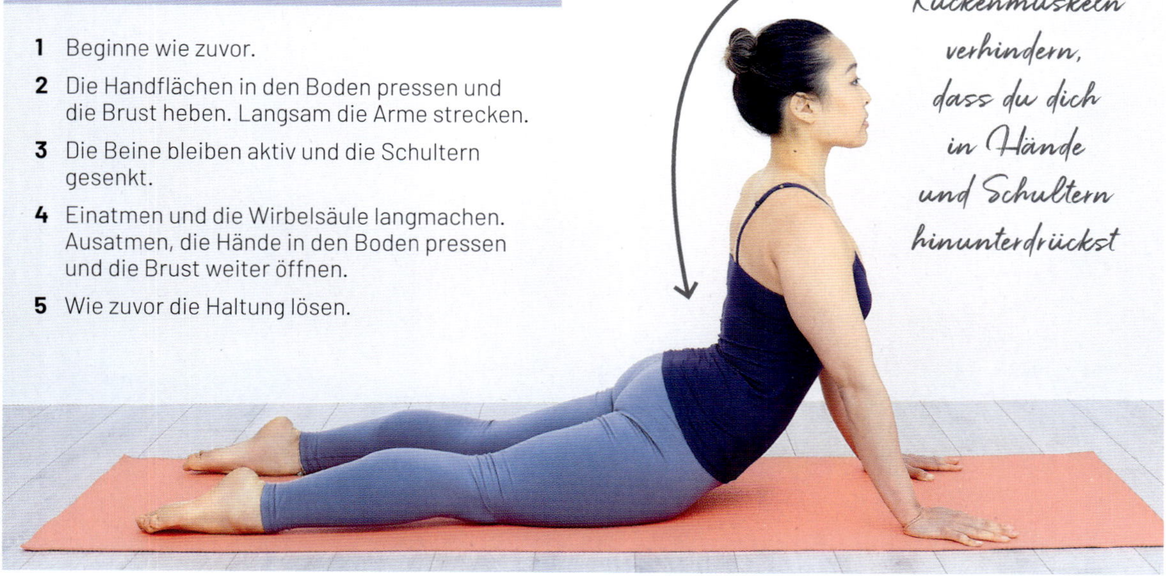
Mit den Rückenmuskeln verhindern, dass du dich in Hände und Schultern hinunterdrückst

3 GEÜBTE

1 Beginne wie zuvor und komme in die Kobra.
2 Die hüftbreit oder mehr geöffneten Knie nacheinander beugen und Richtung Kopf führen.
3 Beide Knie stärker beugen und zum Kopf bringen, die Hände in den Boden pressen.
4 Einatmen und die Wirbelsäule langmachen. Ausatmen und auf die Hände pressen.
5 Zum Lösen der Haltung die Beine strecken und den Körper langsam zum Boden absenken.

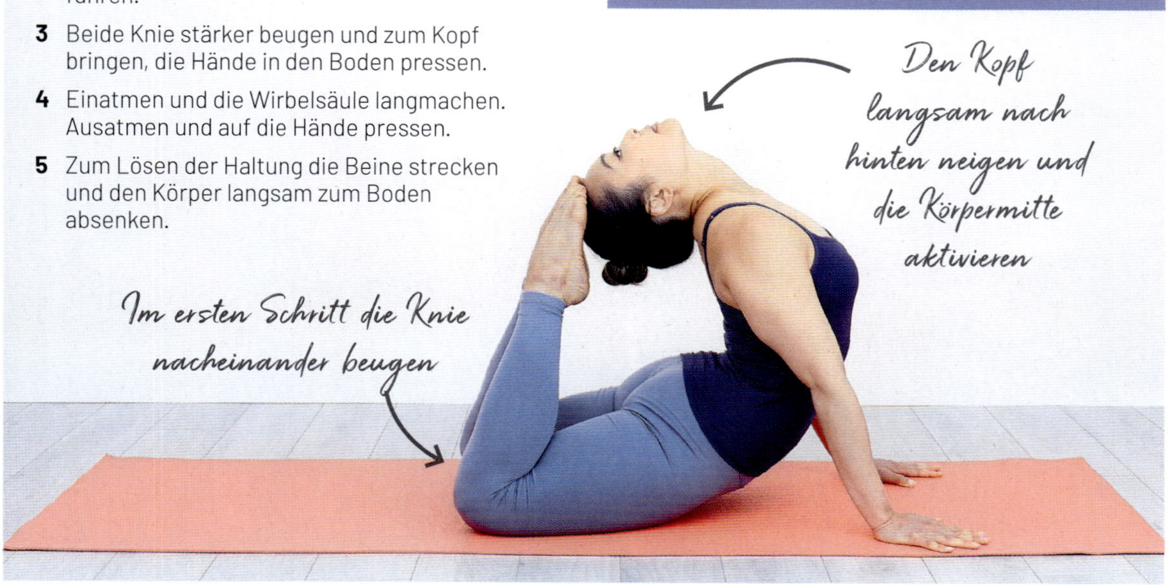
Den Kopf langsam nach hinten neigen und die Körpermitte aktivieren
Im ersten Schritt die Knie nacheinander beugen

HEUSCHRECKE

Die Heuschrecke macht die gesamte Körperrückseite beweglicher – Wirbelsäule, Beine, Gesäßmuskeln und die Muskeln, die Rippen und Rumpf umgeben. Sie fördert die Vitalisierung des Rückenmarks, öffnet die Lunge, verbessert die Atmung und baut Stress und Müdigkeit, die durch eine krumme Haltung bedingt sind, ab.

1 EINSTEIGER

1. Beginne in der Bauchlage. Wenn du möchtest, kannst du dir ein Handtuch unter dein Gesicht und/oder dein Becken legen.
2. Die Arme liegen seitlich, die Handflächen liegen neben den Hüften auf dem Boden. Atme mehrmals ein und aus.
3. Wenn du bereit bist, atme aus, drücke deine Hände nach unten und hebe Kopf und Oberkörper an. Die Rückenmuskeln aktivieren.
4. Die Muskeln in Gesäß und Beinen aktivieren, damit sie mit dem Boden in Kontakt bleiben.
5. Die Schultern weg von den Ohren und die Schulterblätter an der Wirbelsäule nach unten ziehen.
6. Mehrere Atemzüge lang halten. Mit dem letzten Ausatmen die Brust langsam zu Boden senken.

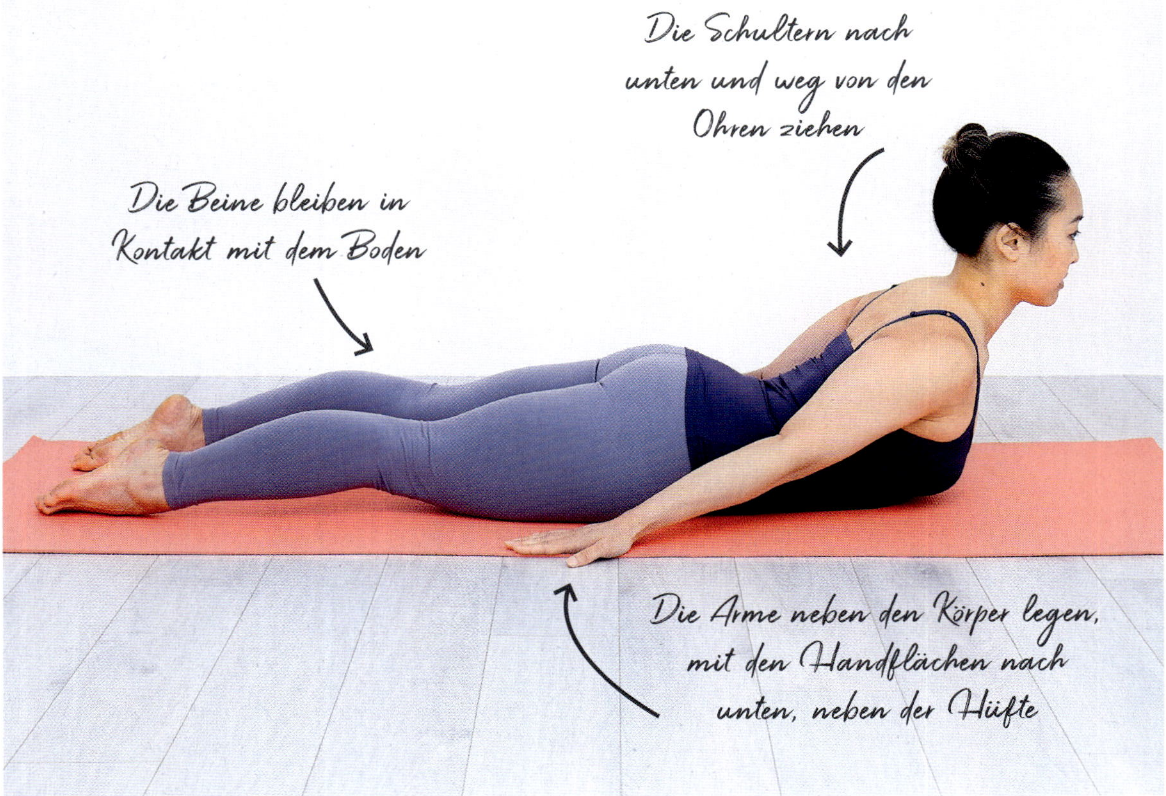
Die Schultern nach unten und weg von den Ohren ziehen
Die Beine bleiben in Kontakt mit dem Boden
Die Arme neben den Körper legen, mit den Handflächen nach unten, neben der Hüfte

2 FORTGESCHRITTENE

1 Beginne wie zuvor.
2 Diesmal die Arme seitlich anheben und gleichzeitig die Beine heben.
3 Mehrere Atemzüge lang halten. Mit dem letzten Ausatmen die Brust und die Beine langsam zu Boden senken.

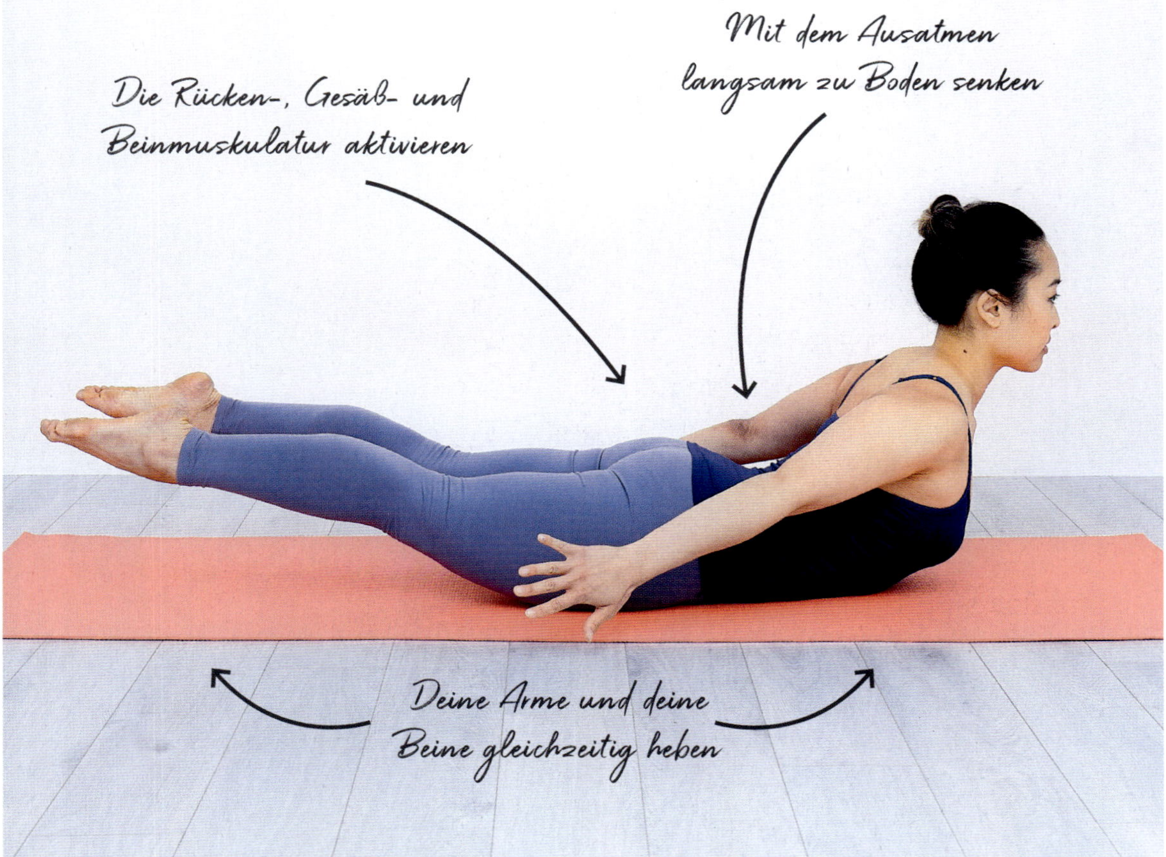
Die Rücken-, Gesäß- und Beinmuskulatur aktivieren
Mit dem Ausatmen langsam zu Boden senken
Deine Arme und deine Beine gleichzeitig heben

3 GEÜBTE

1. Beginne wie zuvor.
2. Arme und Ellbogen unter den Oberkörper legen. Die Handflächen liegen auf dem Boden. Eventuell musst du dafür ein wenig deine Wirbelsäule runden. Atme mehrmals durch die Nase ein und aus.
3. Einatmen, um die Wirbelsäule lang zu machen und dich vorzubereiten. Ausatmen, auf deine Hände drücken und deine Beine so weit wie möglich heben, indem du deine Rückenmuskeln aktivierst.
4. Die Beine mehrere Atemzüge lang oben halten. Mit dem nächsten Ausatmen die Beine langsam zu Boden senken.

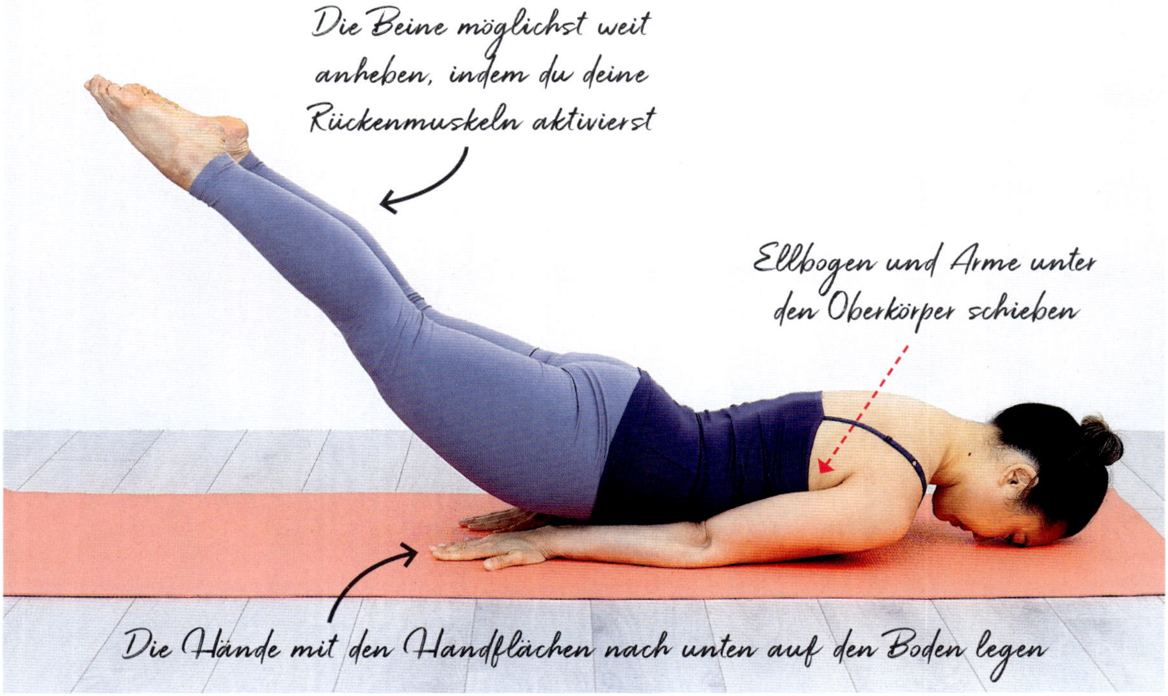
Die Beine möglichst weit anheben, indem du deine Rückenmuskeln aktivierst
Ellbogen und Arme unter den Oberkörper schieben
Die Hände mit den Handflächen nach unten auf den Boden legen

NÄCHSTES LEVEL

Drücke deine Hände fest in den Boden und hebe deine Beine an, bis sie senkrecht zum Boden stehen.

BOGEN

Der Bogen dehnt die gesamte Körperfront, von den Fußgelenken über Oberschenkel, Hüfte, Hüftbeuger und Körpermitte bis zu Brust und Hals. Gleichzeitig kräftigt er den Rücken, öffnet die Schultern, verbessert die Haltung, stimuliert die Bauchorgane und stärkt den Nacken.

1 EINSTEIGER

1. Beginne für den halben Bogen in der Bauchlage. Wenn du möchtest, kannst du dir das Becken mit einem Handtuch abpolstern.
2. Auf die Unterarme stützen, um die Brust anzuheben.
3. Das linke Bein beugen und die rechte Hand nach hinten strecken, um von innen um das linke Fußgelenk zu fassen.
4. In den linken Unterarm drücken, um die Brust zu heben.
5. Den linken Fuß gegen die Hand nach hinten drücken, um die Brust noch höher zu heben.
6. Einatmen und die Wirbelsäule langmachen. Ausatmen und den Fuß gegen die Hand drücken, um die Schultern weiter zu öffnen und die Brust höher zu heben.
7. Zum Lösen der Haltung das linke Bein entspannen und das linke Fußgelenk loslassen.
8. Auf der anderen Seite wiederholen.

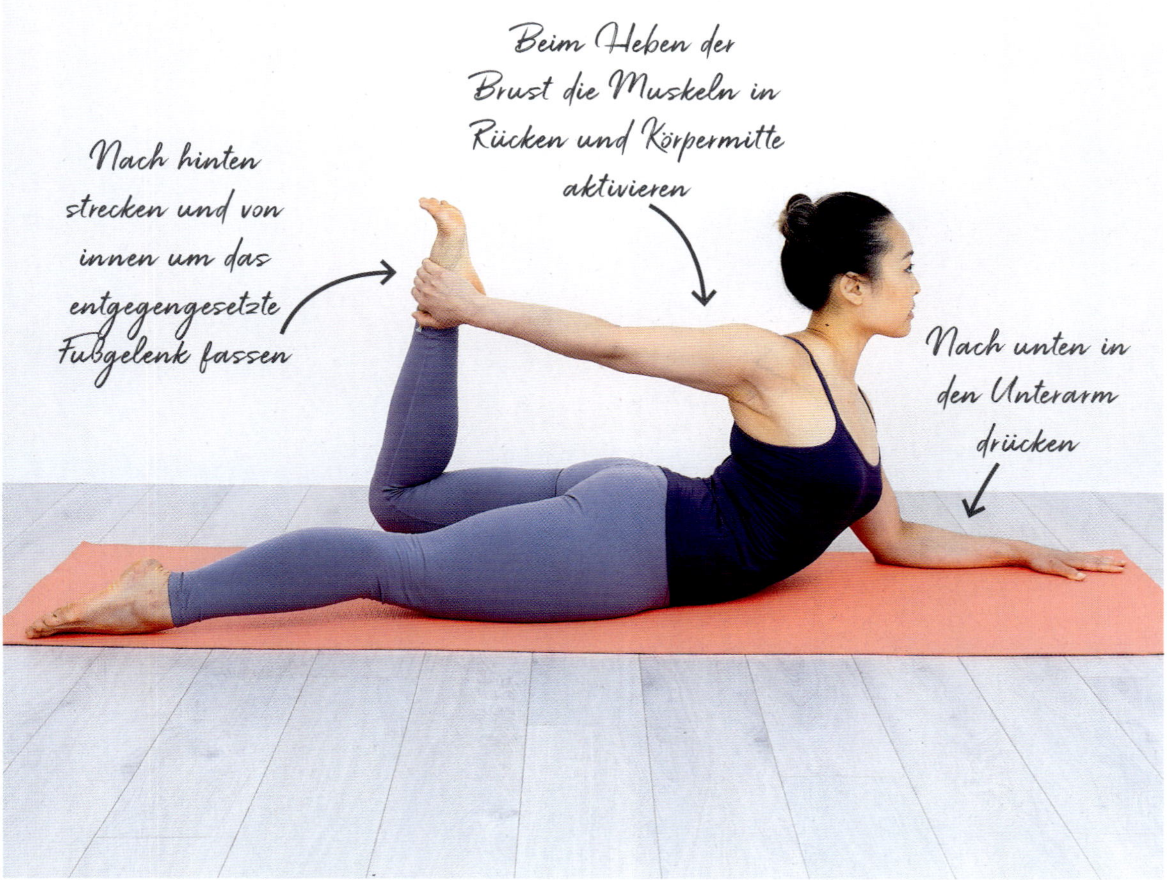
Beim Heben der Brust die Muskeln in Rücken und Körpermitte aktivieren
Nach hinten strecken und von innen um das entgegengesetzte Fußgelenk fassen
Nach unten in den Unterarm drücken

2 FORTGESCHRITTENE

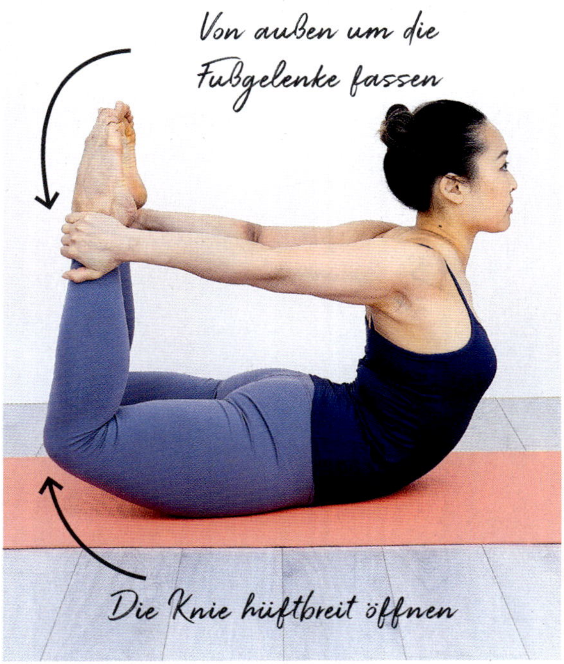
Von außen um die Fußgelenke fassen
Die Knie hüftbreit öffnen

1. Beginne in Bauchlage, mit den Händen neben der Hüfte, die Handflächen zeigen nach oben.
2. Ausatmen, die Knie beugen und die Fersen möglichst nah ans Gesäß bringen.
3. Die Hände nach hinten strecken und die Füße umfassen.
4. Die Fersen vom Gesäß und die Oberschenkel vom Boden weg heben, um Kopf und Brust anzuheben.
5. Die Muskeln in Körpermitte und Rücken aktivieren, die Schultern nach unten ziehen.
6. Einatmen und die Wirbelsäule langmachen. Ausatmen und die Füße nach hinten drücken, um die Schultern weiter zu öffnen und die Brust stärker anzuheben.
7. Zum Lösen der Haltung die Beine entspannen, die Füße/Fußgelenke loslassen und die Brust zu Boden senken.

3 GEÜBTE

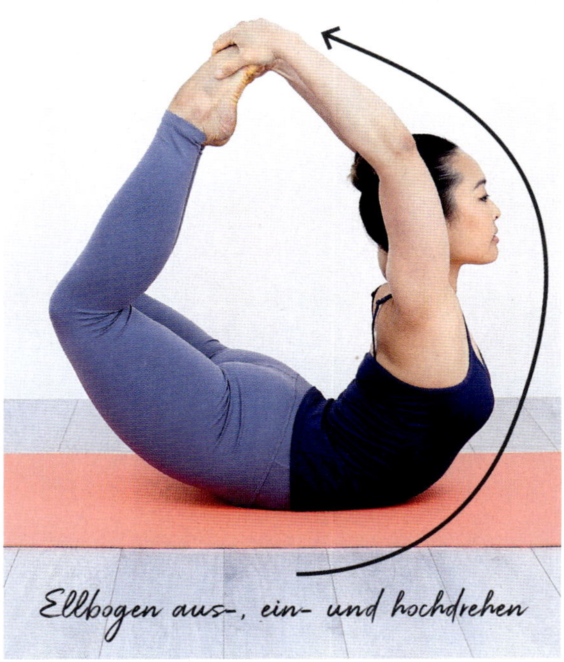
Ellbogen aus-, ein- und hochdrehen

1. Beginne wie zuvor.
2. Die Knie beugen und die Fersen zum Gesäß bringen.
3. Die Fußspitzen anziehen, zur Seite drehen und mit den Händen fassen.
4. Die Fußspitzen festhalten, bis sich die Arme oben und über dem Kopf befinden.
5. Die Füße in die Hände pressen, um die Brust anzuheben.
6. Einatmen und die Wirbelsäule langmachen. Ausatmen und die Füße nach hinten gegen die Hände drücken, um die Schultern noch weiter zu öffnen und die Brust stärker anzuheben.
7. Zum Lösen der Haltung die Beine entspannen, die Füße/Fußgelenke loslassen und die Brust langsam zu Boden senken.

KAMEL

Das Kamel verbessert die Beweglichkeit der Wirbelsäule, stimuliert das Nervensystem, stärkt den Kreislauf und regt die Schilddrüse an. Die Haltung kann den Blutdruck senken und Stress und Ängste abbauen, indem sie Verspannungen in Hals, Rücken und Schultern löst.

1 | **EINSTEIGER**

1. Komme mit hüftbreit geöffneten Beinen in den Kniestand, die Oberschenkel stehen senkrecht.
2. Die Oberschenkel nach innen drehen, die Schienbeine in den Boden pressen, dann die Zehen aufstellen, um die Fußgelenke anzuheben.
3. Zwei Klötze entweder hochkant oder längs außen neben die Füße stellen, auf eine Höhe mit den Fußgelenken.
4. Die Brust heben, den Körper leicht zurücklehnen und die Hände einzeln auf den Klötzen absetzen. Die Finger zeigen nach vorn.
5. Die Schultern weg von den Ohren ziehen. Auf die Klötze drücken, um die Brust zu heben. Die Position 5–10 Atemzüge lang halten.
6. Zum Lösen der Haltung die Hände auf den unteren Rücken legen, die Körpermitte aktivieren und Kopf und Rumpf in die neutrale Position aufrichten.
7. In der Kindhaltung ausruhen (*s. S. 54*).

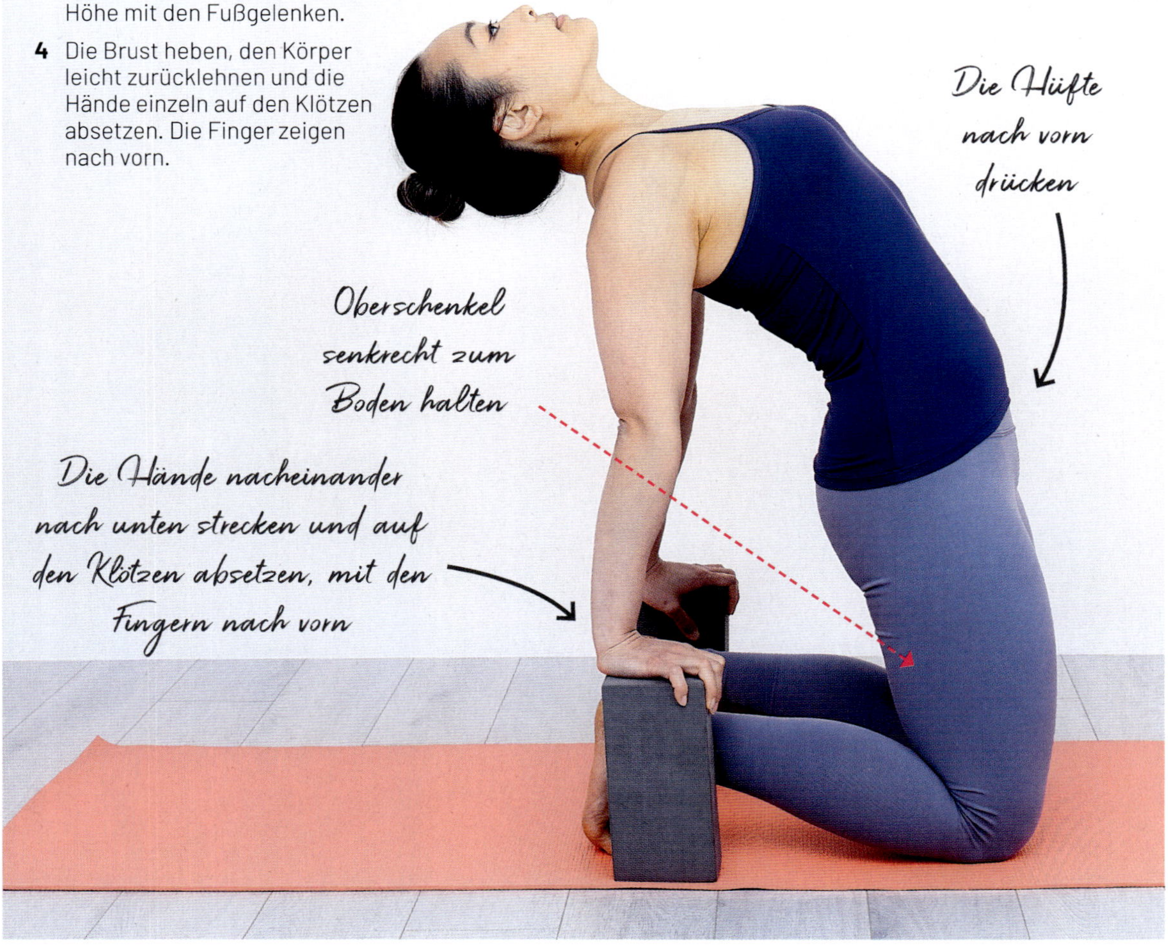
Die Hüfte nach vorn drücken
Oberschenkel senkrecht zum Boden halten
Die Hände nacheinander nach unten strecken und auf den Klötzen absetzen, mit den Fingern nach vorn

2 FORTGESCHRITTENE

1 Beginne wie zuvor, aber diesmal ohne Klötze.
2 Die Hände unten auf die Hüften legen, die Finger zeigen nach unten.
3 Die Schultern nach unten ziehen, von den Ohren weg.
4 Die Brust heben, den Körper leicht zurücklehnen und die Hände einzeln auf den Fersen absetzen.
5 Die Hüfte nach vorn drücken und die Brust heben. Die Position 5–10 Atemzüge lang halten.
6 Zum Lösen der Haltung die Hände auf den unteren Rücken legen, die Körpermitte aktivieren und Kopf und Rumpf aufrichten.
7 Ruhe dich in der Kindhaltung (*s. S. 54*) mehrere Atemzüge lang aus, um dich zu zentrieren.

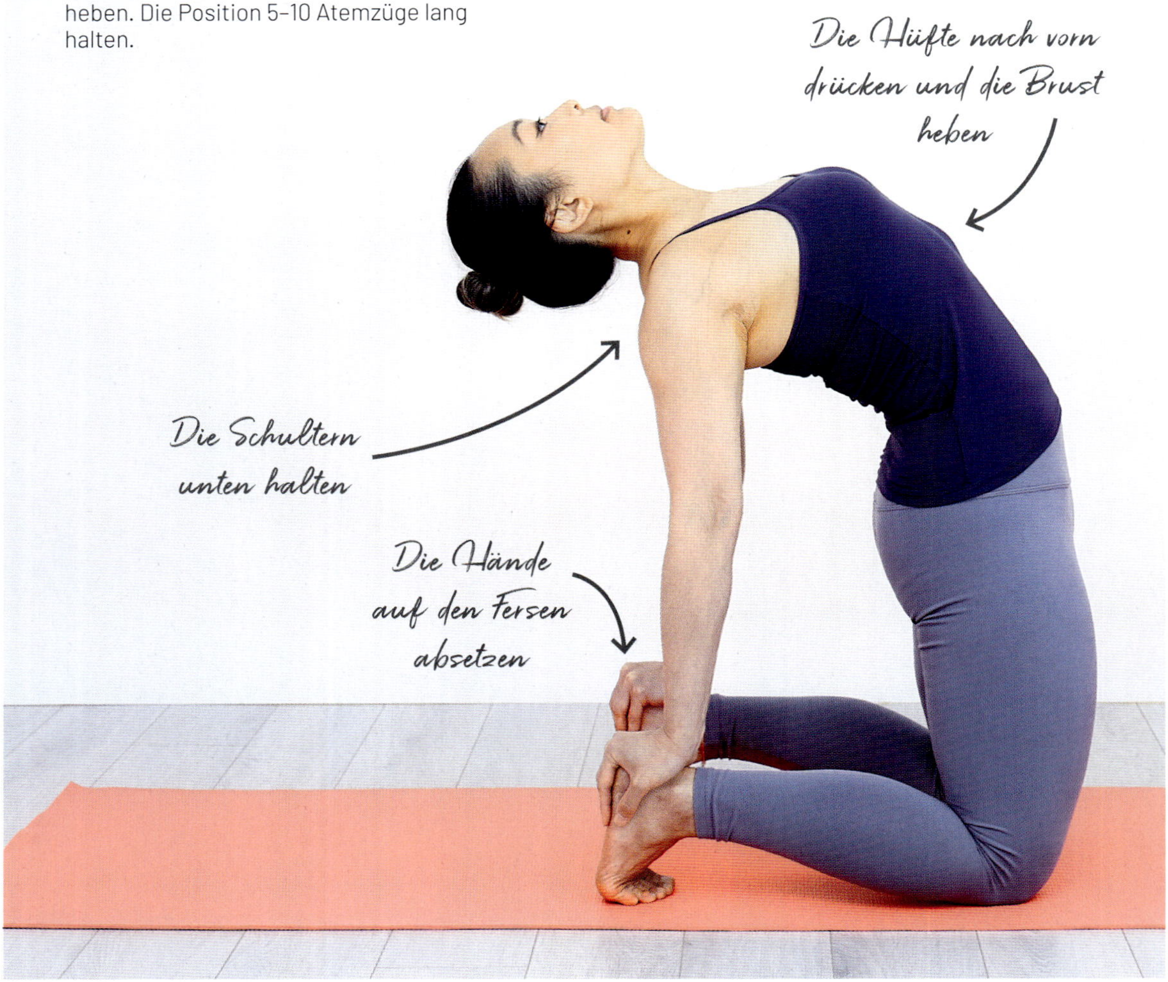

3 GEÜBTE A

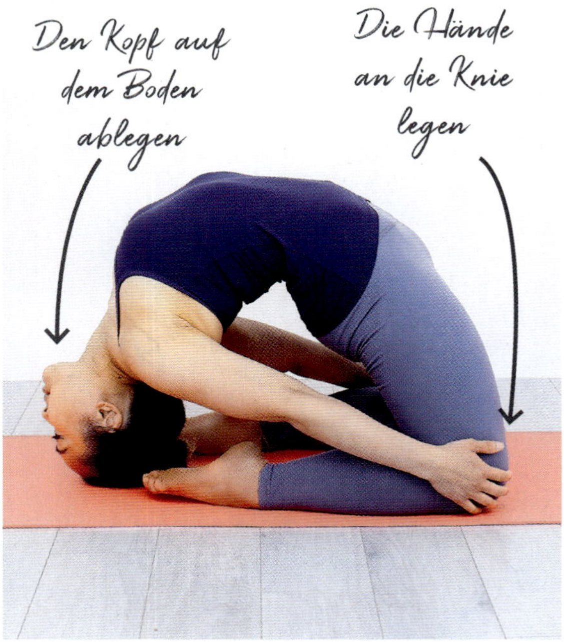
Den Kopf auf dem Boden ablegen
Die Hände an die Knie legen

1. Beginne wie zuvor.
2. Zehen und Fußrücken auf dem Boden ablegen. Zu Anfang die Hände auf den unteren Rücken legen. Einatmen und die Wirbelsäule langmachen, ausatmen und die Wirbelsäule nach hinten wölben. Dabei die Hüfte nach vorn drücken und mit den Händen die Oberschenkel hinuntergehen, während du die Wirbelsäule nach unten streckst, bis dein Kopf den Boden berührt.
3. Die Hände zu den Knien strecken, die Position halten und dabei mehrmals durch die Nase ein- und ausatmen.
4. Zum Lösen der Haltung die Rücken- und Gesäßmuskeln aktivieren. Mit dem Ausatmen langsam den Kopf anheben und mit den Händen hinauf zum unteren Rücken wandern.
5. Auf die Fersen setzen, die Hände auf den Oberschenkeln ablegen und zentrieren.

4 GEÜBTE B

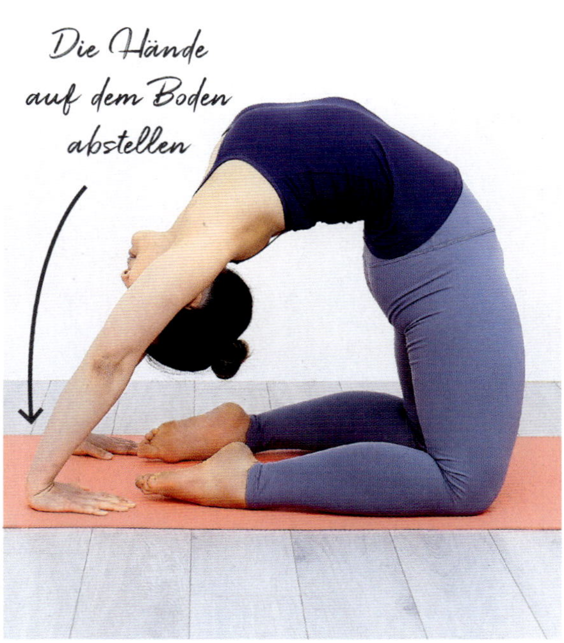
Die Hände auf dem Boden abstellen

1. Beginne wie zuvor.
2. Zehen und Fußrücken auf dem Boden ablegen. Einatmen, die Arme über den Kopf heben und mit dem Ausatmen nach hinten führen. Die Wirbelsäule aus den Schultern und dem oberen Rücken wölben. Die Hüfte nach vorn drücken und den Oberkörper zurückbeugen, bis die Hände den Boden berühren.
3. Einatmen und die Wirbelsäule langmachen. Ausatmen, um noch tiefer in die Rückwärtsbeuge zu gehen.
4. Zum Lösen der Haltung die Rücken- und Gesäßmuskeln aktivieren. Mit dem Ausatmen die Hände nacheinander vom Boden lösen und als Stütze auf den unteren Rücken legen.
5. Auf die Fersen setzen, die Hände auf den Oberschenkeln ablegen und zentrieren.

BRÜCKE

Die Brücke, auch Rad genannt, dehnt die ganze Vorderseite deines Körpers und kräftigt dich vom Rücken abwärts. Sie wirkt beruhigend auf das Gehirn und kann Stress und eine leichte Depression lindern. Gleichzeitig regt sie den Energiefluss stark an, stimuliert Schilddrüse, Hirnanhangdrüse und Bauchorgane und verbessert die Verdauung.

1 | EINSTEIGER

1. Lege dich auf den Rücken, beuge die Knie und stelle die Füße flach auf. Die Füße sind nah an den Sitzbeinhöckern.
2. Die Füße hüftbreit halten, sodass die Außenkanten parallel zu den Mattenkanten sind. Die Handflächen hinter den Fersen auf den Boden legen.
3. Die Innenseiten der Oberschenkel zusammenpressen.
4. Füße und Hände in den Boden pressen und die Hüfte hochdrücken, von der Matte weg.
5. Die ganze Fußsohle gleichmäßig belasten.
6. Einatmen und die Wirbelsäule langmachen. Ausatmen und die Hüfte höherschieben.
7. Zum Lösen der Haltung die Arme und Beine beugen und den Rücken Wirbel für Wirbel auf dem Boden ablegen.

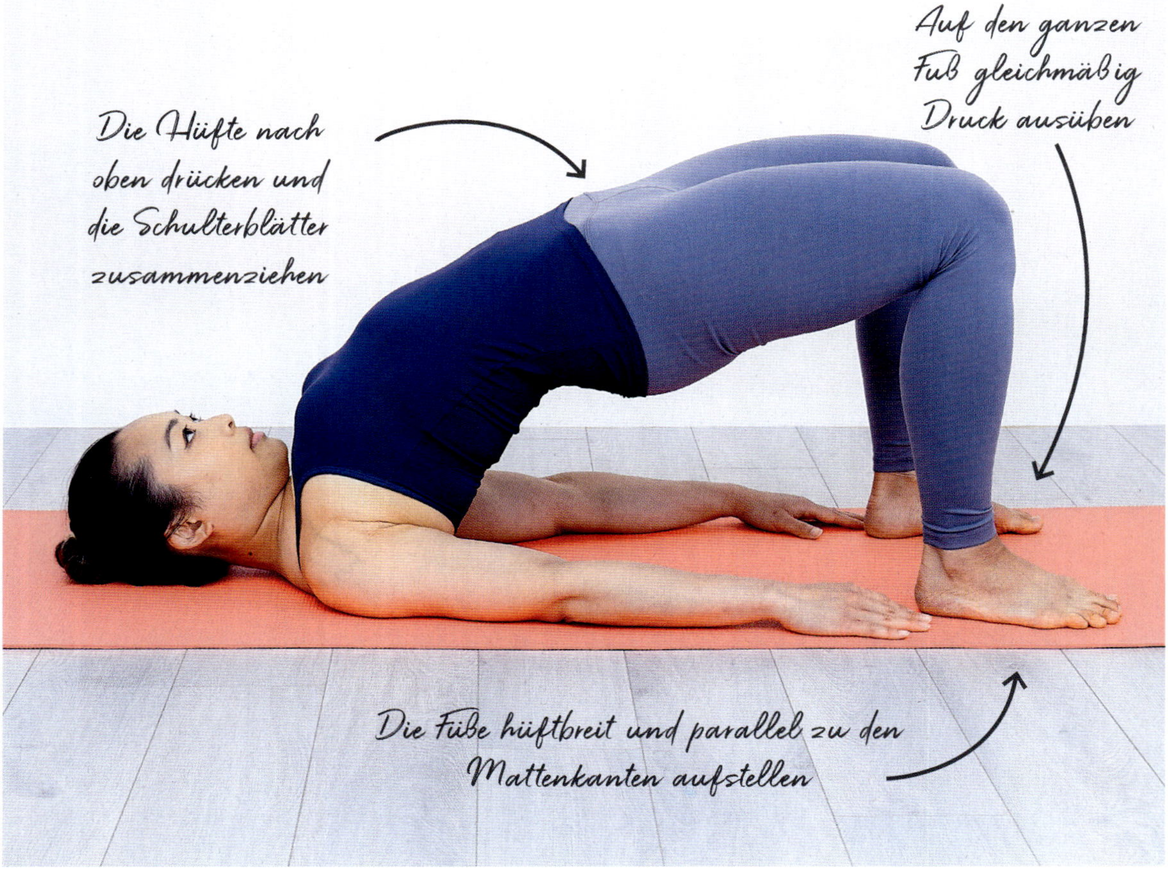
Auf den ganzen Fuß gleichmäßig Druck ausüben
Die Hüfte nach oben drücken und die Schulterblätter zusammenziehen
Die Füße hüftbreit und parallel zu den Mattenkanten aufstellen

2 FORTGESCHRITTENE

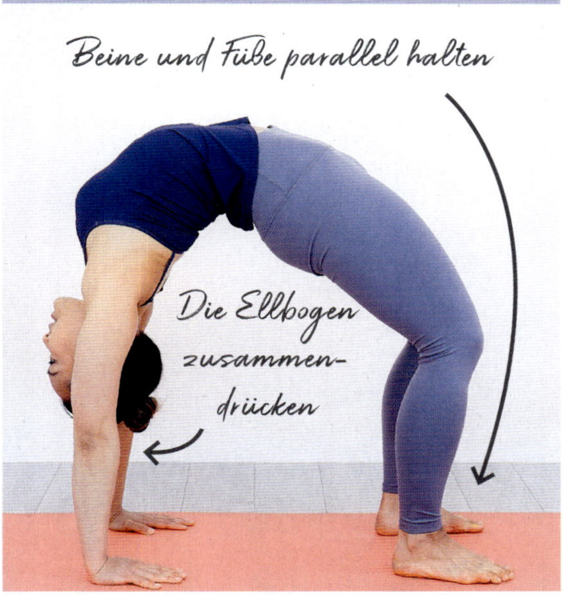
Beine und Füße parallel halten
Die Ellbogen zusammen-drücken

1 Beginne wie zuvor.
2 Die Arme nach oben und über den Kopf führen und über den Schultern auf dem Boden absetzen.
3 Die Hände in den Boden drücken, um die Schultern zu heben. Mit dem Scheitel auf dem Boden pausieren.
4 Die Füße in den Boden pressen, um die Hüfte weit anzuheben. Gleichzeitig in die Handflächen drücken, um den Kopf anzuheben.
5 Erst die Arme, dann die Beine strecken.
6 Zum Lösen der Haltung die Ellbogen beugen und den Scheitel auf dem Boden absetzen, gefolgt vom Rest des Körpers.
7 In der Rückenlage mit gebeugten Knien ausruhen. Die Knie sanft von einer Seite zur anderen bewegen, um die Wirbelsäule und den unteren Rücken zu lockern.

3 GEÜBTE

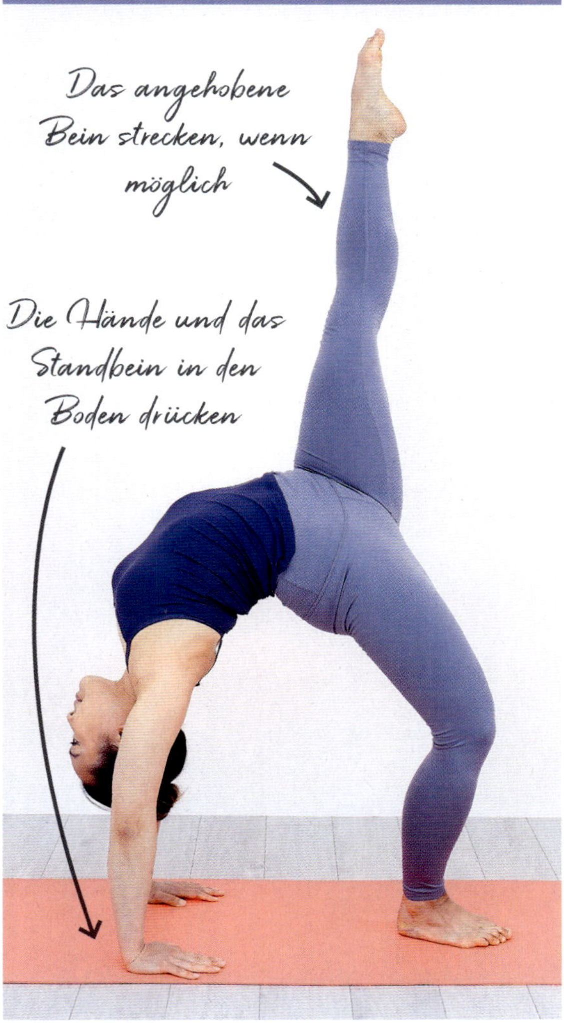
Das angehobene Bein strecken, wenn möglich
Die Hände und das Standbein in den Boden drücken

1 Beginne wie zuvor. Die Hände und das rechte Bein in den Boden drücken, das linke Bein nach oben strecken.
2 Einatmen zur Vorbereitung. Ausatmen und die Schultern öffnen. Mit dem anderen Bein wiederholen.
3 Die Haltung wie zuvor lösen.

TÄNZER

Der Tänzer kombiniert Kraft, Beweglichkeit, Gleichgewicht und Meditation. Er kräftigt die Beine und die Körpermitte, dehnt und öffnet die Schultern und die Brust und verbessert das Gleichgewicht. Darüber hinaus hilft er dir, dich besser zu konzentrieren und zu fokussieren.

1 | EINSTEIGER

1. Beginne in der Berghaltung (*s. S. 26*).
2. Das Gewicht auf dein linkes Bein verlagern.
3. Das rechte Knie beugen und den Fuß zum rechten Gesäßmuskel bringen.
4. Das Fußgewölbe des rechten Fußes mit der rechten Hand so umfassen, dass der Daumen nach oben zeigt.
5. Den linken Arm nach oben strecken.
6. Das rechte Bein weiter anheben und gleichzeitig den Rumpf als Gegengewicht nach vorn bringen.
7. Den rechten Fuß gegen die rechte Hand drücken, um das Bein weiter zu heben und die Rückbeuge zu intensivieren.
8. Die Hüfte gerade ausrichten, die rechte Hüfte nach vorn und die linke nach hinten ziehen.
9. Ein statisches Objekt fokussieren, um das Gleichgewicht zu halten.
10. Zum Lösen der Haltung das rechte Bein neben das linke stellen, sodass beide Knie parallel sind. Auf der anderen Seite wiederholen.

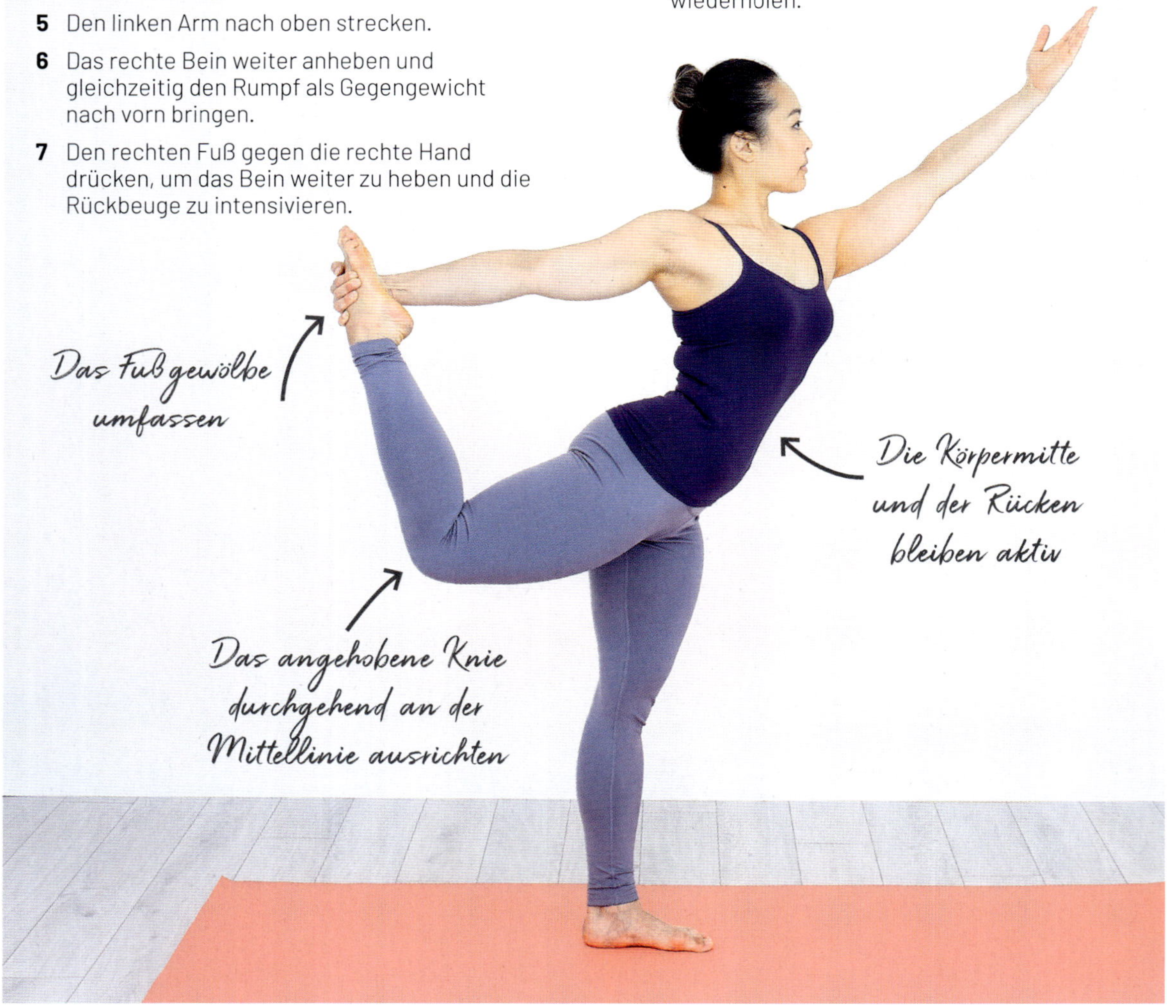
Das Fußgewölbe umfassen
Die Körpermitte und der Rücken bleiben aktiv
Das angehobene Knie durchgehend an der Mittellinie ausrichten

2 FORTGESCHRITTENE

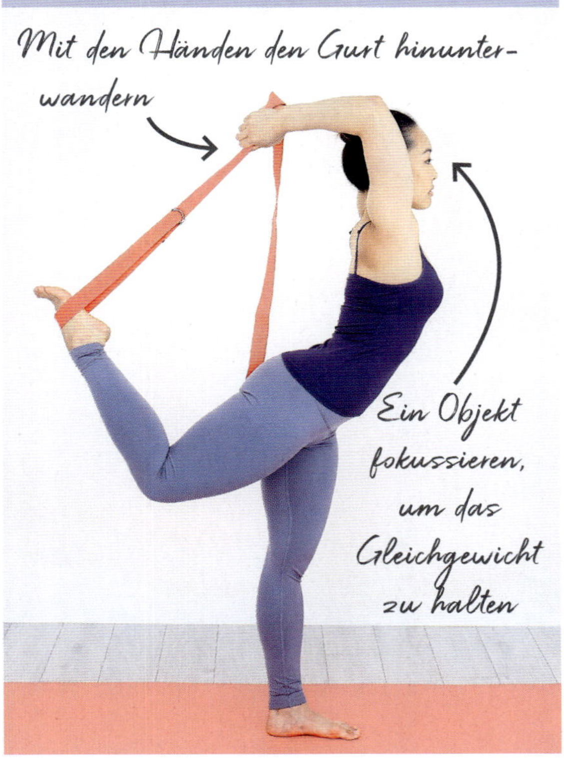

1 Beginne wie zuvor. Halte in der rechten Hand einen Gurt und verlagere dein Gewicht auf das linke Bein.
2 Das rechte Bein und den rechten Fuß hinter dem Körper heben und den Gurt um die Fußspitze legen. Die Gurtenden über die Schultern ziehen und die Ellbogen nach oben strecken, sodass die Bizepse neben den Ohren sind.
3 Die Hüfte gerade ausrichten: Die rechte Hüfte nach vorn, die linke Hüfte nach hinten ziehen.
4 Den rechten Fuß in den Gurt drücken, vorbeugen, die Körpermitte und den Rücken aktivieren und den rechten Fuß höher heben.
5 Langsam loslassen und auf der anderen Seite wiederholen.

3 GEÜBTE

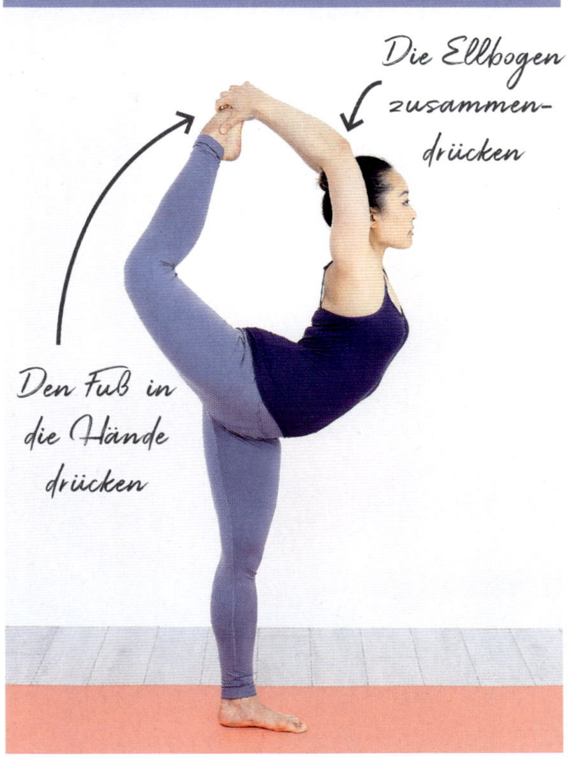

1 Beginne wie zuvor, mit dem rechten Fuß im Gurt.
2 Den Fuß in den Gurt drücken und mit den Händen den Gurt hinunter bis zum Fuß gehen. Den Gurt loslassen, sobald du den Fuß erreichst.
3 Einatmen und die Wirbelsäule langmachen. Ausatmen und den rechten Fuß in die Hände drücken, um die Brust weiter anzuheben und die Schultern stärker zu öffnen.
4 Die Hüften gerade ausrichten: Die rechte Hüfte nach vorn und die linke nach hinten ziehen.
5 Langsam lösen und auf der anderen Seite wiederholen.

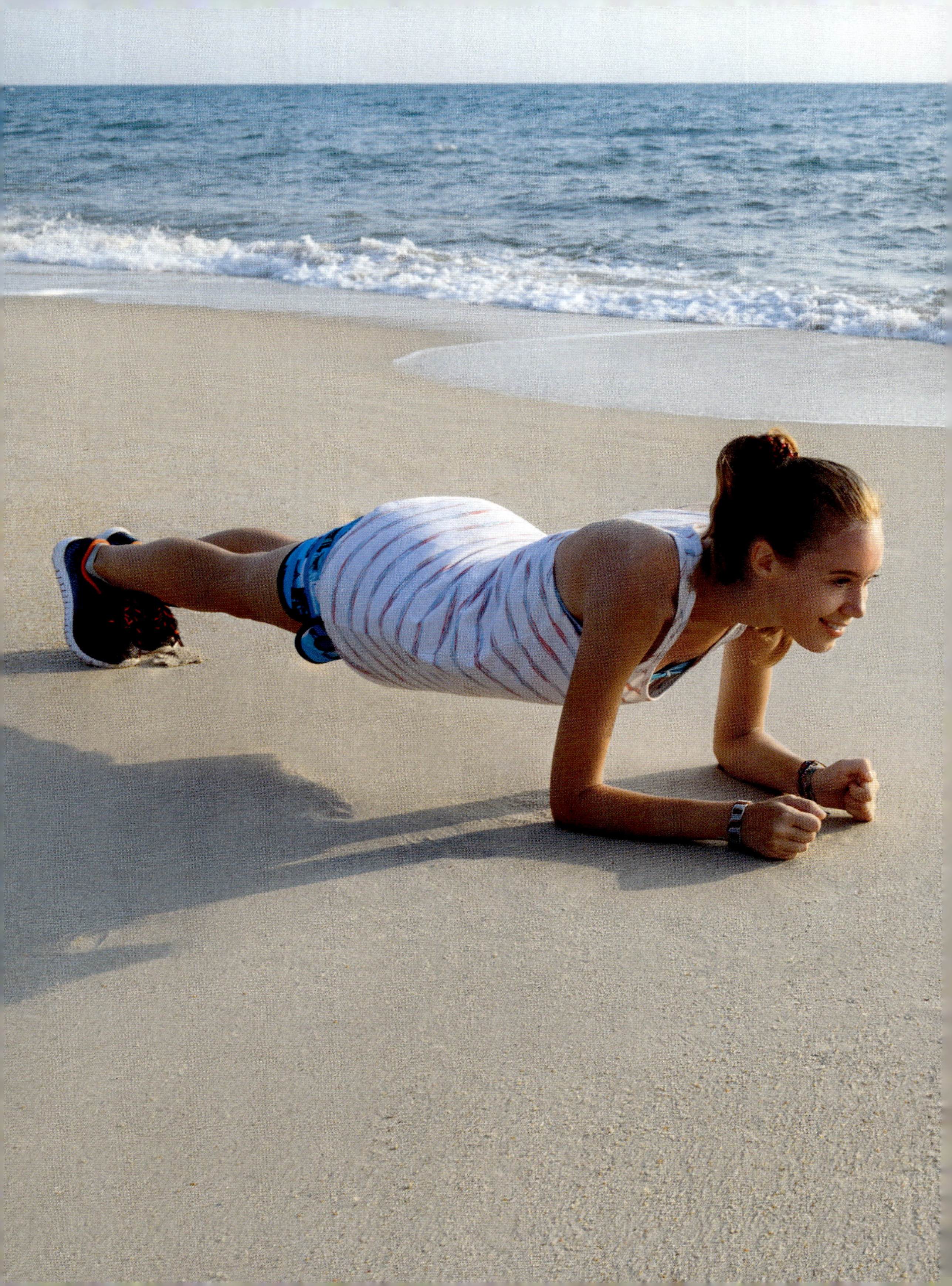

6

KRÄFTIGUNG DER KÖRPERMITTE

Die Körpermitte stabilisiert den ganzen Körper. Sind ihre Muskeln aktiviert, ist der Rücken geschützt. Das ist sehr wichtig, um lange Zeit fit zu bleiben. Die hier gezeigten Haltungen trainieren das Solarplexus-Chakra, das Kraftzentrum des Körpers. Sie kräftigen die Bauchmuskeln und bauen überschüssige Pfunde um die Taille ab, steigern die Durchblutung der inneren Organe, verbessern die Konzentration und das Gleichgewicht und verschaffen bei Rückenproblemen Erleichterung, indem sie die Wirbelsäule strecken und die Körperhaltung verbessern.

BRETTHALTUNG

Die Bretthaltung ist die Grundlage der Armbalancen und Umkehrhaltungen. Wärme immer erst Handgelenke und Schultern auf, bevor du diese Haltung übst. Arbeite dich durch die drei Level bis zum einbeinigen Brett, das die Körpermitte kräftigt, indem du ein Bein anhebst.

1 | EINSTEIGER

1. Beginne im Vierfüßlerstand (*s. S. 27*). Bringe die Schultern direkt über die Handgelenke und die Hüfte über die Knie.
2. Mit den Knien nach hinten gehen, bis der Rücken gerade ist und die Hüfte mit Schultern und Knien eine Diagonale bildet.
3. Die Knie zusammenpressen.
4. Die Schulterblätter voneinander wegziehen.
5. Die Schultern stets über den Handgelenken halten.
6. Den Bauchnabel nach innen und oben ziehen, um die Körpermitte zu aktivieren.
7. Zum Lösen der Haltung nach hinten in den Fersensitz und dann in die Kindhaltung kommen (*s. S. 54*).

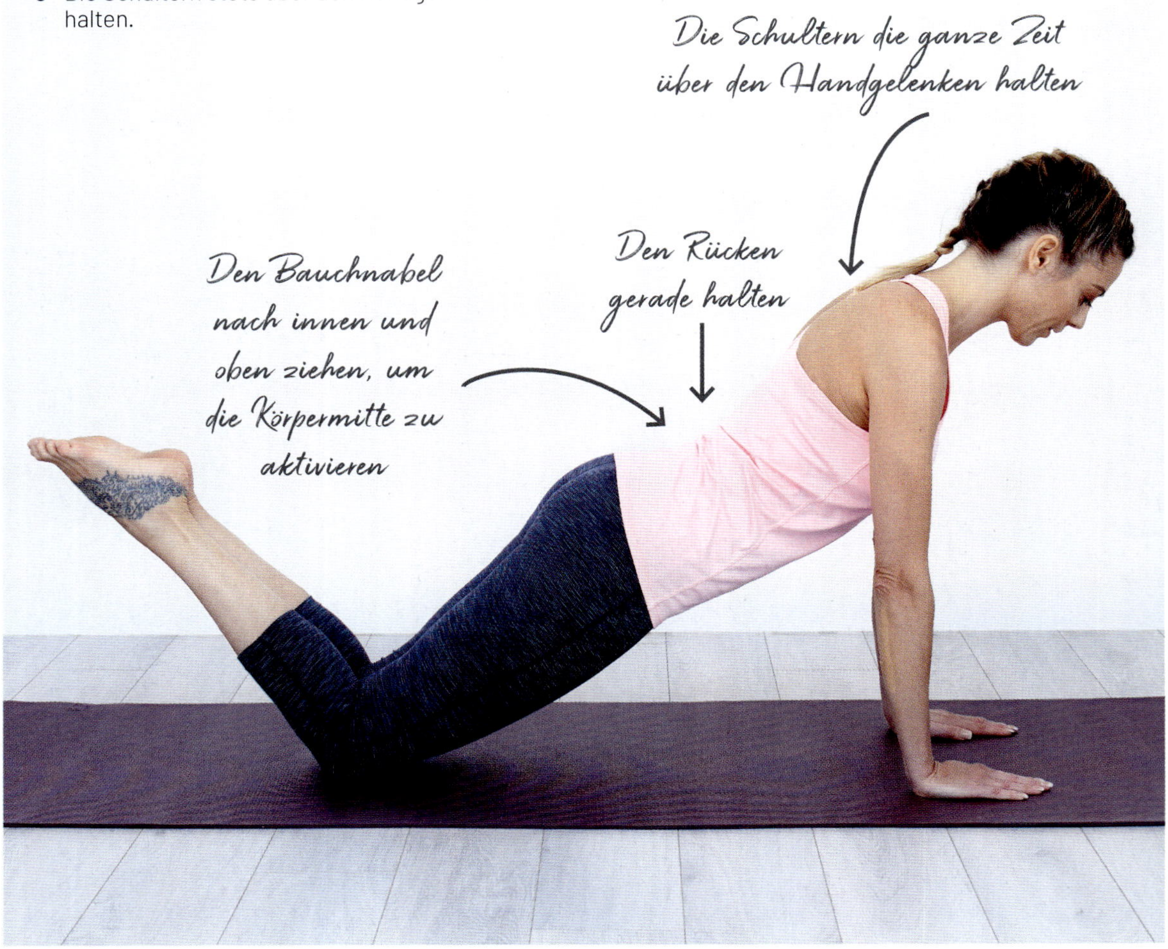

2 FORTGESCHRITTENE

1 Beginne im herabschauenden Hund (*s. S. 126–127*) und spreize die Finger weit.
2 Einatmen und den Körper nach vorn schieben, bis die Schultern über den Handgelenken sind.
3 Die Hüfte senken, bis sie mit Schultern und Knien eine Diagonale bildet.
4 Die Schulterblätter voneinander wegziehen.
5 Die Schultern nach außen drehen, sodass die Armknochen nach vorn zeigen.
6 Über den Scheitel und die Fersen langmachen.
7 Mit einer Ausatmung in den herabschauenden Hund zurückkehren.

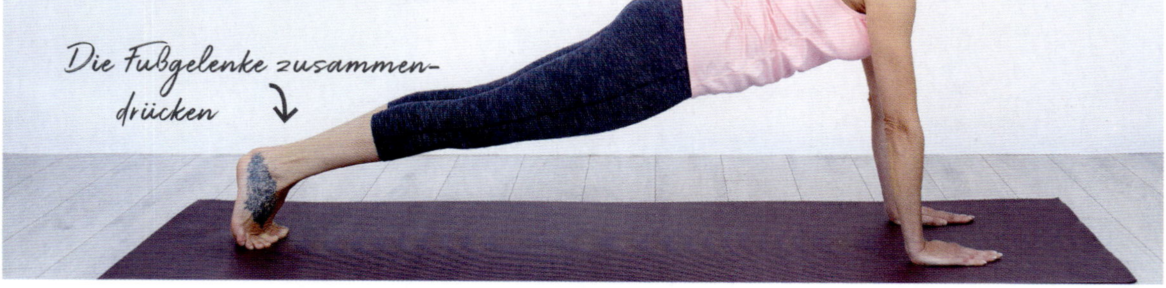

3 GEÜBTE

1 Komme in die fortgeschrittene Bretthaltung oben.
2 Die Mittellinie aktivieren, das Gewicht auf den linken Fuß verlagern und das rechte Bein heben. Die rechte Fußspitze nach hinten strecken. Alles andere bleibt wie oben.
3 Das rechte Bein senken und in die Bretthaltung zurückkehren. Auf der anderen Seite wiederholen.

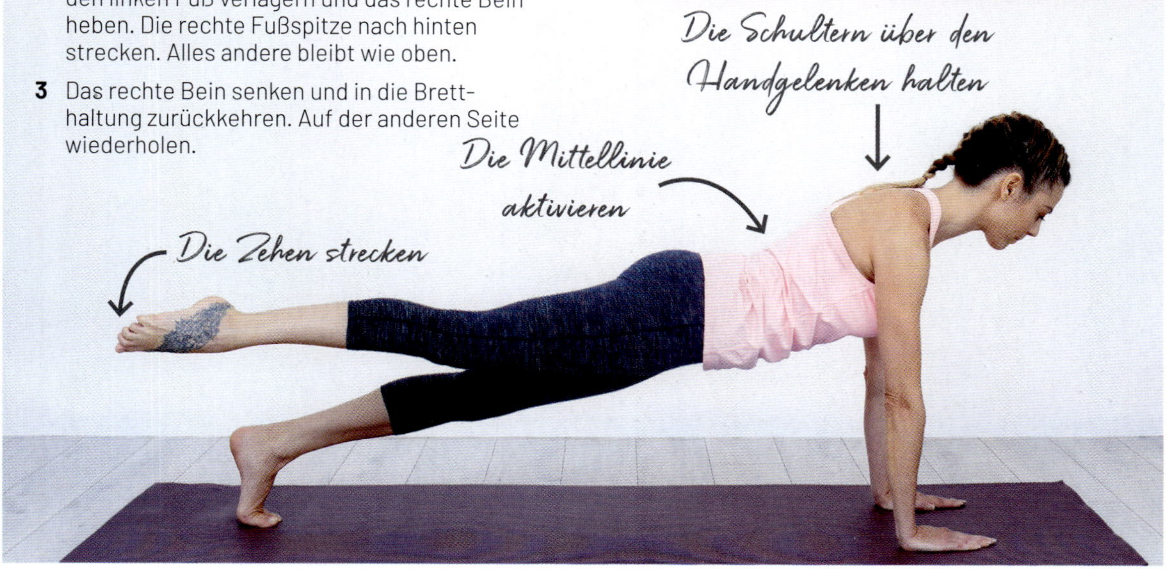

UNTERARMSTÜTZ

Der Unterarmstütz kräftigt den ganzen Körper – Schultern, Beine und Körpermitte. Indem er die Fußgewölbe, Waden, Oberschenkelrückseiten und Schultern streckt, bereitet er dich hervorragend auf die Armbalancen und Umkehrhaltungen vor.

1 | EINSTEIGER

1. Beginne im Vierfüßlerstand (*s. S. 27*) und setze deine Unterarme unter den Schultern auf dem Boden ab.
2. Die Unterarme können parallel stehen. Wenn deine Schultern sehr verspannt sind, kannst deine Hände verschränken, sodass die Unterarme ein Dreieck bilden.
3. Die Schultern über die Ellbogen bringen und die Zehen aufstellen.
4. Mit den Füßen schrittweise nach hinten gehen, bis die Beine gerade sind und der Körper parallel zum Boden ist.
5. Die Fersen nach hinten und gleichzeitig den Scheitel nach vorn ziehen.
6. Die Kniescheiben hochziehen, um die Quadrizepse zu aktivieren.
7. Das Steißbein nach unten und den Bauchnabel nach innen ziehen, um die Körpermitte zu aktivieren.
8. Die Haltung langsam so lösen, wie du in sie hineingegangen bist.

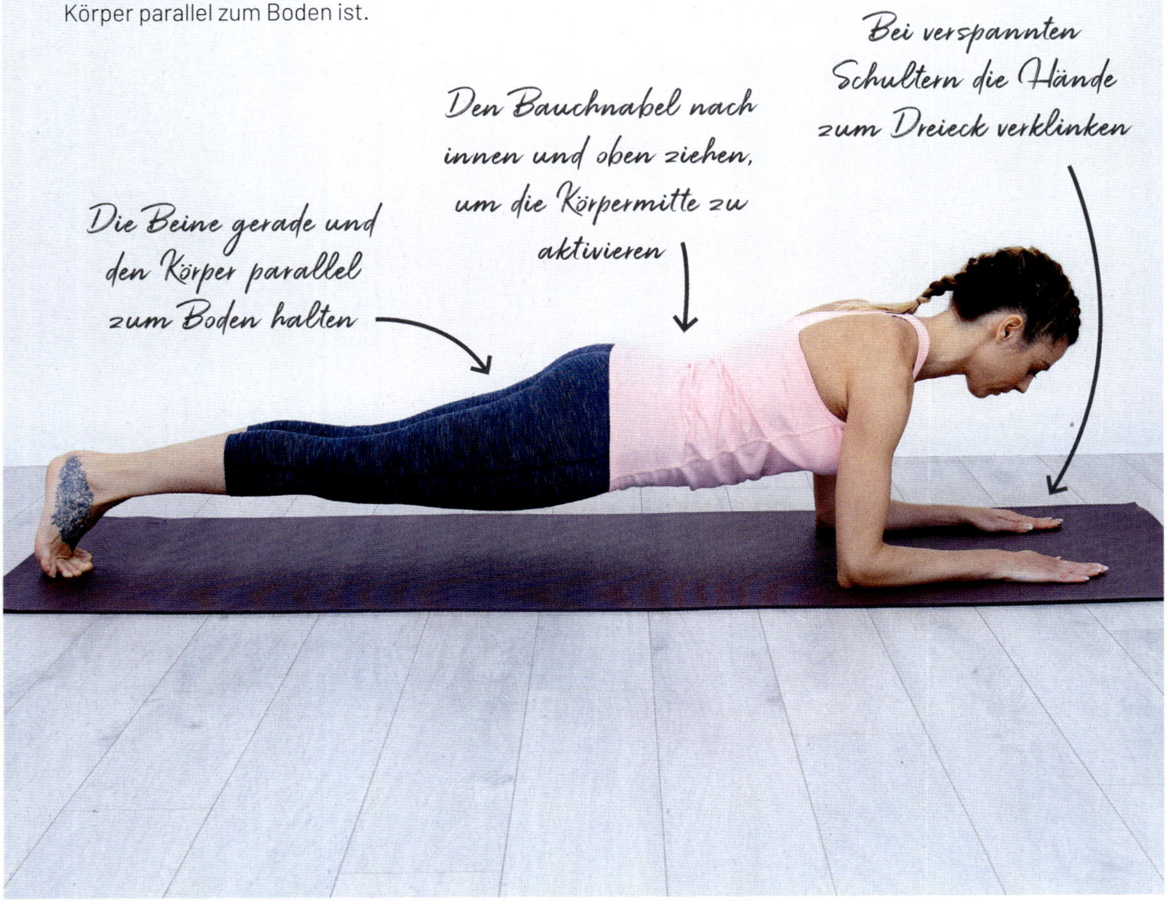
Bei verspannten Schultern die Hände zum Dreieck verklinken
Den Bauchnabel nach innen und oben ziehen, um die Körpermitte zu aktivieren
Die Beine gerade und den Körper parallel zum Boden halten

2 FORTGESCHRITTENE

1 Beginne wie zuvor und komme in den Unterarmstütz.

2 Die Körpermitte aktivieren, das Gewicht auf den linken Fuß verlagern und das rechte Bein anheben. Die rechte Fußspitze nach hinten strecken.

3 Das rechte Bein absetzen und in den Unterarmstütz zurückkehren. Auf der anderen Seite wiederholen.

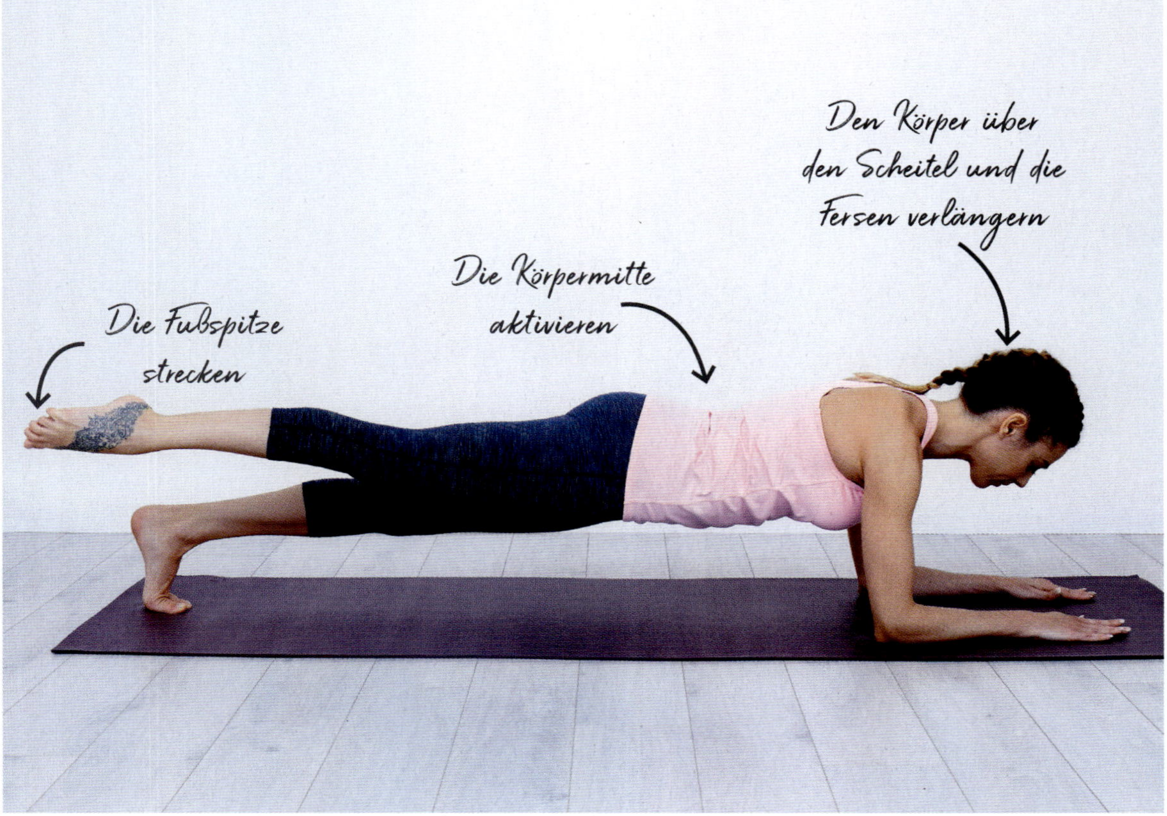
Den Körper über den Scheitel und die Fersen verlängern
Die Körpermitte aktivieren
Die Fußspitze strecken

NÄCHSTES LEVEL

Bist du in dieser Haltung stabil, bewegst du deine Hüfte von einer Seite zur anderen, um den unteren Rücken zu strecken.

BOOT

Das Boot, bei dem du die Form eines Schiffs mit Segeln einnimmst, kräftigt die Körpermitte und trainiert die tiefen Hüftbeuger. Es hilft bei Rückenproblemen, indem es die Wirbelsäule streckt und die Körperhaltung korrigiert, und verbessert Konzentration und Gleichgewicht.

1 EINSTEIGER

1. Beginne in einer Sitzhaltung, beuge die Knie und stelle die Füße flach auf.
2. Die Wirbelsäule langmachen.
3. Die Fersen anheben und Fußgelenke und Knie zusammenpressen.
4. Den Oberkörper leicht nach hinten neigen, die Wirbelsäule aber lang und gestreckt lassen.
5. Mit den Händen unter die Knie fassen, die Schultern nach hinten rollen und die Schulterblätter an der Wirbelsäule nach unten ziehen.
6. Auf den Sitzbeinknochen ausbalancieren.
7. Langsam lösen und in die Ausgangshaltung zurückkehren.

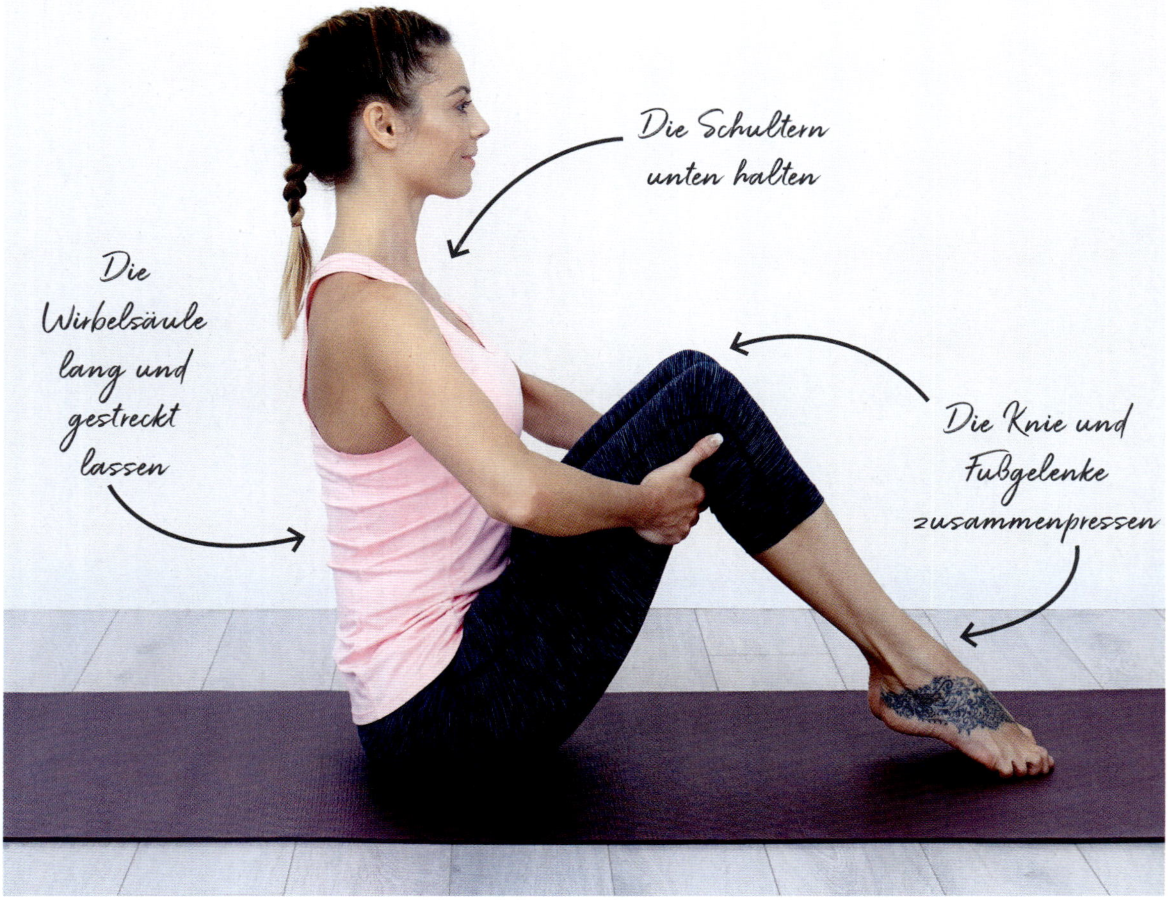
Die Schultern unten halten
Die Wirbelsäule lang und gestreckt lassen
Die Knie und Fußgelenke zusammenpressen

2 FORTGESCHRITTENE

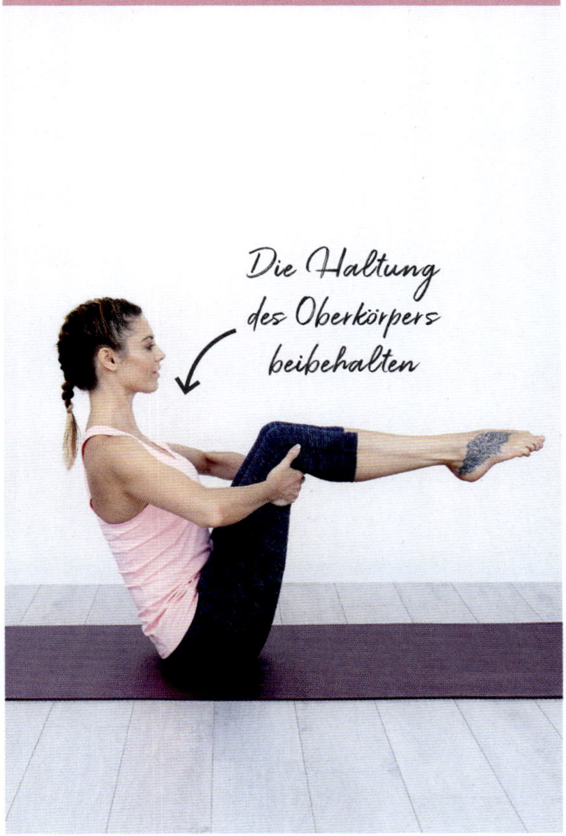

1 Beginne wie zuvor.
2 Mit den Händen unter die Knie fassen und die Knie langsam beugen, bis die Schienbeine parallel zum Boden sind. Die Haltung des Oberkörpers unbedingt beibehalten.
3 Die Schultern nach hinten rollen und an der Wirbelsäule nach unten ziehen.
4 Auf den Sitzbeinknochen ausbalancieren.
5 Langsam lösen und in die Ausgangsposition zurückkehren.

3 GEÜBTE

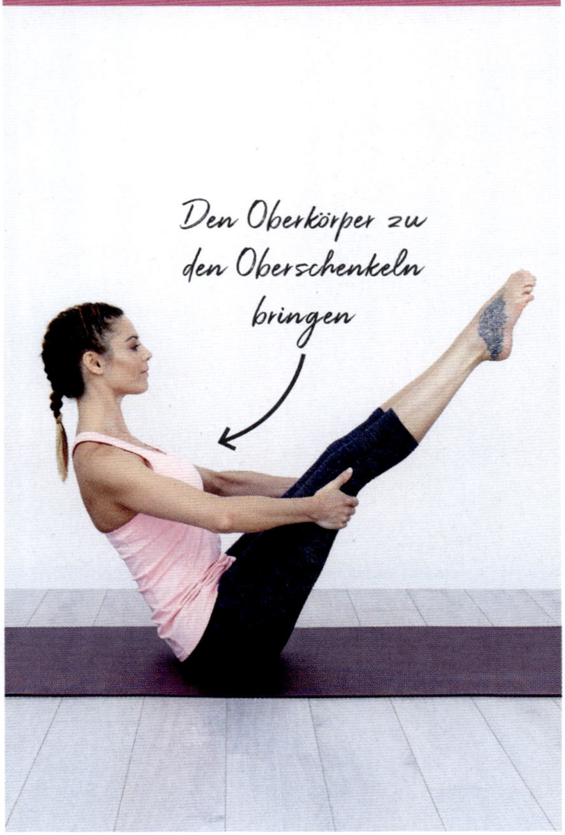

1 Beginne wie zuvor.
2 Mit den Händen unter die Knie fassen, dann die Knie an die Brust ziehen. Den Oberkörper möglichst nah an die Oberschenkel bringen und die Beine langsam strecken.
3 Die Schultern nach hinten rollen und an der Wirbelsäule nach unten ziehen.
4 Auf den Sitzbeinknochen ausbalancieren.
5 Langsam lösen und in die Ausgangsposition zurückkehren.

STUHL

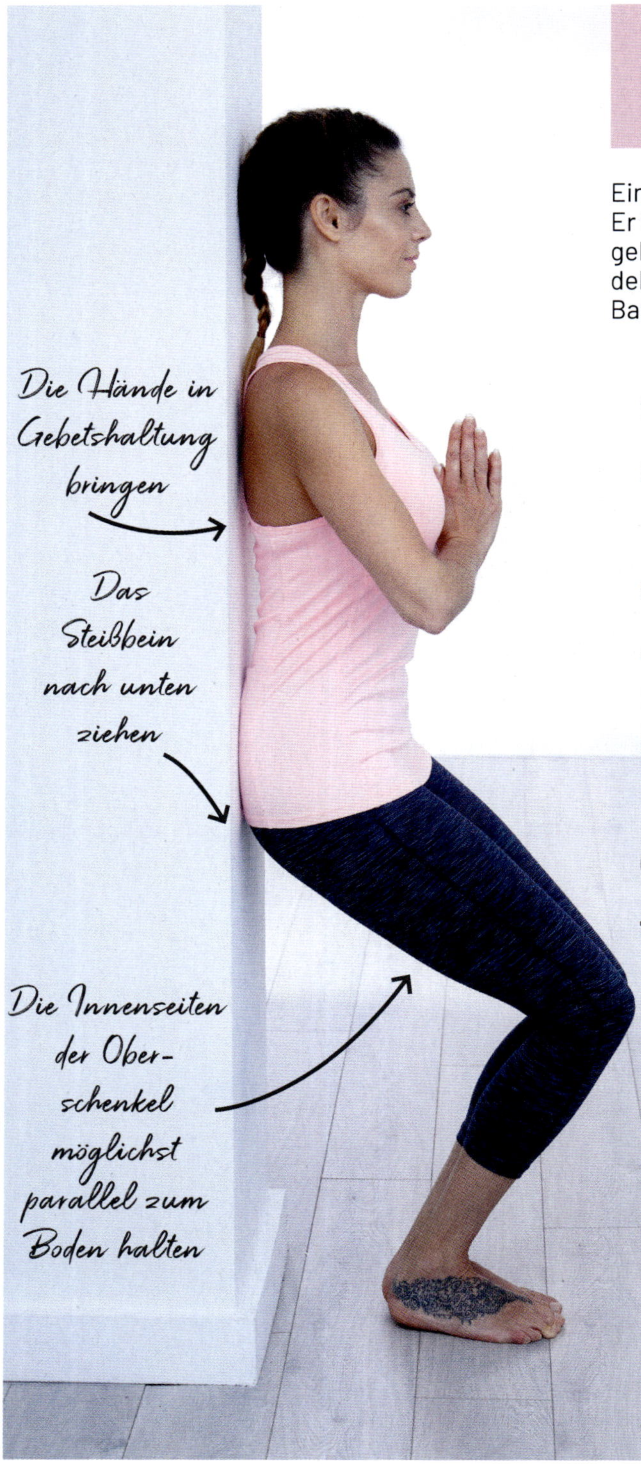

Die Hände in Gebetshaltung bringen
Das Steißbein nach unten ziehen
Die Innenseiten der Oberschenkel möglichst parallel zum Boden halten

1 | *EINSTEIGER*

Eine weitere kräftigende Haltung ist der Stuhl. Er trainiert Beine, Körpermitte, Arme, Fußgelenke, Oberschenkel, Waden und Wirbelsäule, dehnt Schultern und Brust und stimuliert die Bauchorgane, das Zwerchfell und das Herz.

1. Stelle dich mit etwas Abstand vor einer Wand auf.
2. Positioniere dich so, dass die Wand dein Steißbein stützt, wenn du die Stuhlhaltung einnimmst, indem du die Knie beugst und die Hüfte senkst.
3. Die Knie möglichst stark beugen, bis deine Oberschenkel fast parallel zum Boden sind.
4. Während das Steißbein an der Wand anliegt, den Oberkörper leicht nach vorn über die Oberschenkel beugen.
5. Die Hände vor dem Herz in Gebetshaltung bringen. Alternativ die Arme über den Kopf strecken, sodass sich die Bizepse neben den Ohren befinden.
6. Einatmen und die Wirbelsäule langmachen. Ausatmen und etwas tiefer sinken.
7. Zum Lösen der Haltung die Beine strecken und in die Berghaltung kommen (*s. S. 26*).

2 FORTGESCHRITTENE

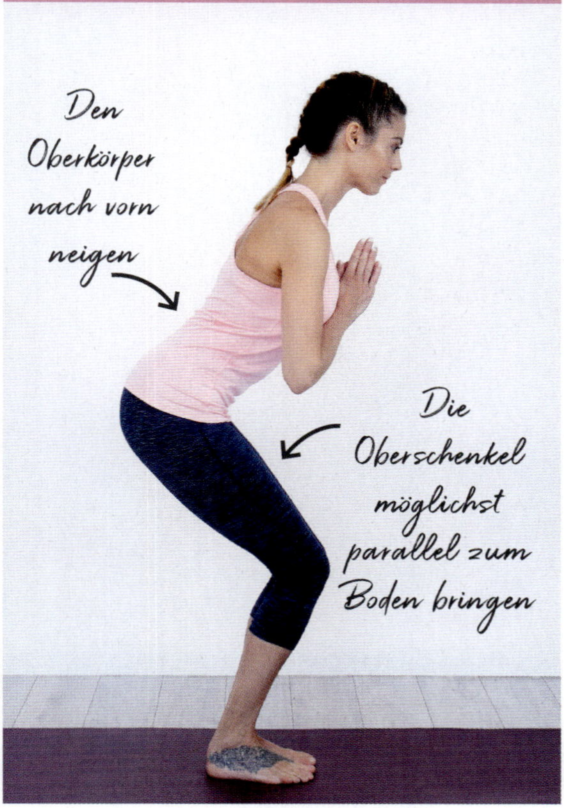

1. Stehe aufrecht in der Berghaltung.
2. Die Knie beugen und den Oberkörper leicht nach vorn über die Oberschenkel beugen.
3. Die Knie sollten sich über den Fußgelenken befinden und die Zehen sollten für dich sichtbar sein.
4. Das Steißbein nach unten ziehen.
5. Die Hände vor dem Herzen in Gebetshaltung bringen.
6. Einatmen und die Wirbelsäule langmachen. Ausatmen und etwas tiefer sinken.
7. Wie zuvor aus der Haltung lösen.

3 GEÜBTE

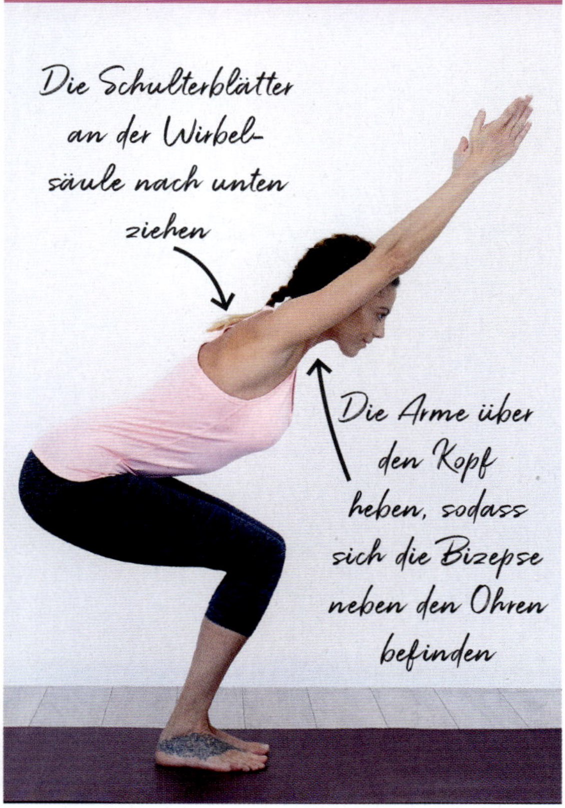

1. Beginne wie zuvor.
2. Die Arme über den Kopf heben, sodass sich die Bizepse neben deinen Ohren befinden und die Handkanten zueinander gedreht sind.
3. Die Schulterblätter an der Wirbelsäule nach unten ziehen.
4. Einatmen und die Wirbelsäule langmachen. Ausatmen und etwas tiefer sinken.
5. Wie zuvor aus der Haltung lösen.

ADLER

Der Adler kräftigt und dehnt die Fußgelenke, Waden, Oberschenkel, Hüften, Schultern und den oberen Rücken. Er löst verspannte Schulterblätter, lockert die Handgelenke, verbessert die Konzentration und das Gleichgewicht und ist gut, um die Gelenke zu schmieren.

1 | EINSTEIGER

1. Stehe aufrecht in der Berghaltung (*s. S. 26*).
2. Die Knie leicht beugen, das Gewicht auf den linken Fuß verlagern und den rechten Fuß heben.
3. Auf dem linken Fuß ausbalancieren und den rechten Oberschenkel über den linken kreuzen.
4. Etwas tiefer in das linke Bein sinken.
5. Die Unterarme vor dem Gesicht zusammenpressen.
6. Zum Lösen der Haltung das rechte Bein in die Berghaltung zurückbringen. Auf der anderen Seite wiederholen.

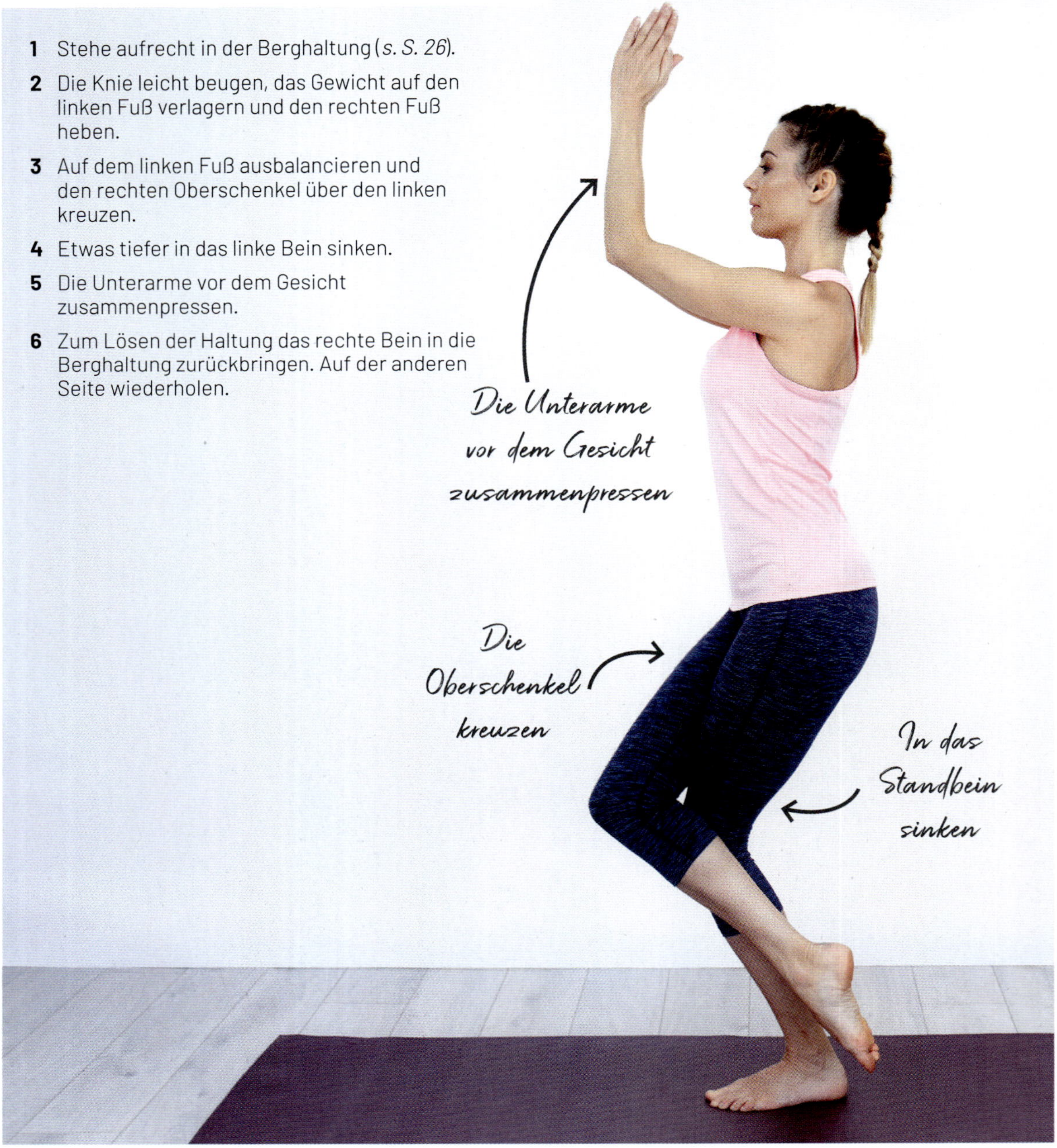

2 FORTGESCHRITTENE

1 Beginne wie zuvor.
2 Die rechten Zehen Richtung Boden strecken und die rechte Fußspitze hinten um die untere linke Wade herumführen und einhaken (doppelte Umschlingung).
3 Ist dir die doppelte Umschlingung nicht möglich, stütze dich mit den Zehen zum Stabilisieren auf dem Boden ab.
4 Die Arme nach vorn strecken, parallel zum Boden, und die Schulterblätter am Rücken weit auseinanderziehen.
5 Den linken Arm vor dem Oberkörper über den rechten kreuzen, die Ellbogen beugen, die Unterarme parallel zum Boden heben, sodass die Handrücken einander zugewandt sind.
6 Die linke Hand nach links und die rechte nach rechts drücken, sodass die Handflächen nun zueinander zeigen.
7 Die Handflächen so stark zusammendrücken, wie du kannst, die Ellbogen heben und die Finger nach oben strecken.
8 Arme und Beine lösen, um die Adlerhaltung zu lösen und in die Berghaltung zu kommen. Auf der anderen Seite wiederholen.

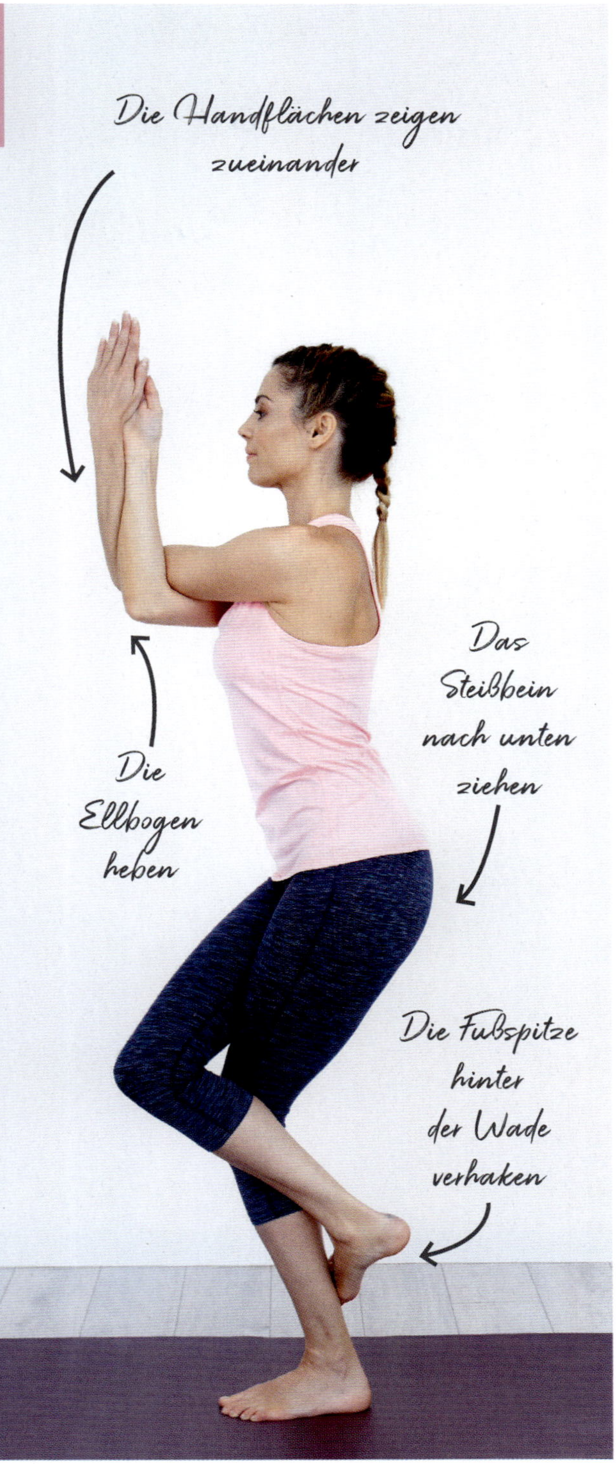
Die Handflächen zeigen zueinander
Die Ellbogen heben
Das Steißbein nach unten ziehen
Die Fußspitze hinter der Wade verhaken

3 GEÜBTE

1 Beginne wie zuvor.
2 In die Adlerhaltung kommen, sodass die Unterarme parallel zum Boden sind und die Handflächen zueinander zeigen.
3 Um die Haltung zu intensivieren, in der Hüfte langsam beugen und den Oberkörper Richtung Oberschenkel senken.
4 In den Stand zurückkommen, Beine und Arme lösen, um aus der Adlerhaltung und in die Berghaltung zu kommen. Auf der anderen Seite wiederholen.

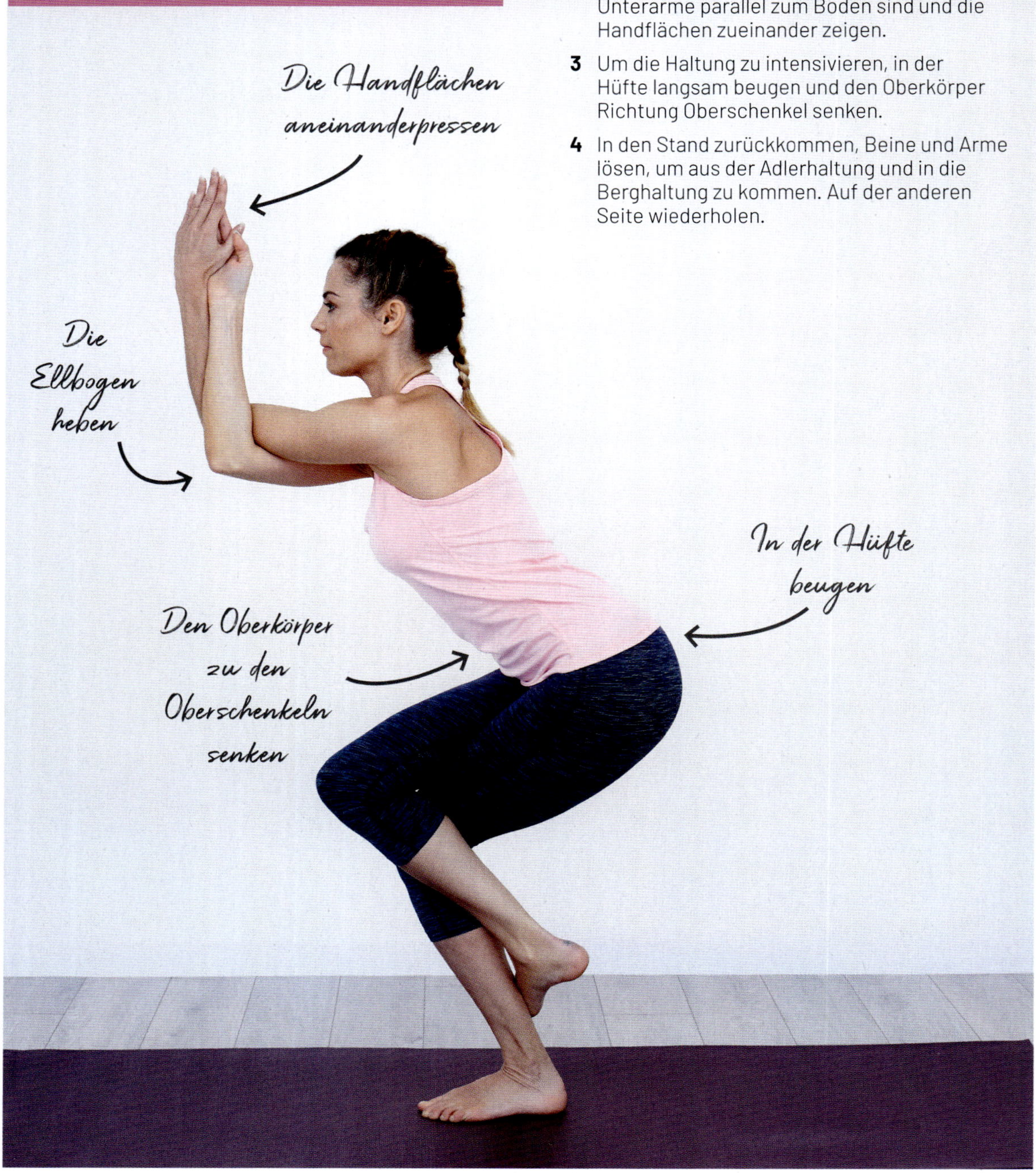
Die Handflächen aneinanderpressen
Die Ellbogen heben
In der Hüfte beugen
Den Oberkörper zu den Oberschenkeln senken

KRIEGER 3

Diese Haltung trainiert das Gleichgewicht und die Kraft. Sie fordert die Körpermitte und den ganzen Körper, kräftigt Fußgelenke und Beine, strafft die Bauchmuskeln und dehnt Brust, Schultern und Oberschenkelrückseiten. Darüber hinaus verbessert sie die Koordination.

1 EINSTEIGER

1 Stelle dir zwei Klötze bereit, längs oder hochkant, je nachdem, was dir angenehmer ist.
2 Das Gewicht auf das rechte Bein verlagern und das linke Bein gerade nach hinten strecken.
3 Die linke Fußspitze anziehen und den Fuß aktivieren. Die Fußspitze zeigt nach unten.
4 Die Hüfte gerade und parallel ausrichten.
5 Die rechte Kniescheibe Richtung Hüfte ziehen, um den Quadrizeps zu aktivieren und das Knie zu schützen.
6 Den Oberkörper senken, bis er parallel zum Boden ist, und die Hände auf den Klötzen absetzen.
7 Über den Scheitel nach vorn und über den linken Fuß nach hinten strecken.
8 Zum Lösen der Haltung den linken Fuß wieder neben den rechten stellen und den Oberkörper aufrichten. Auf der anderen Seite wiederholen.

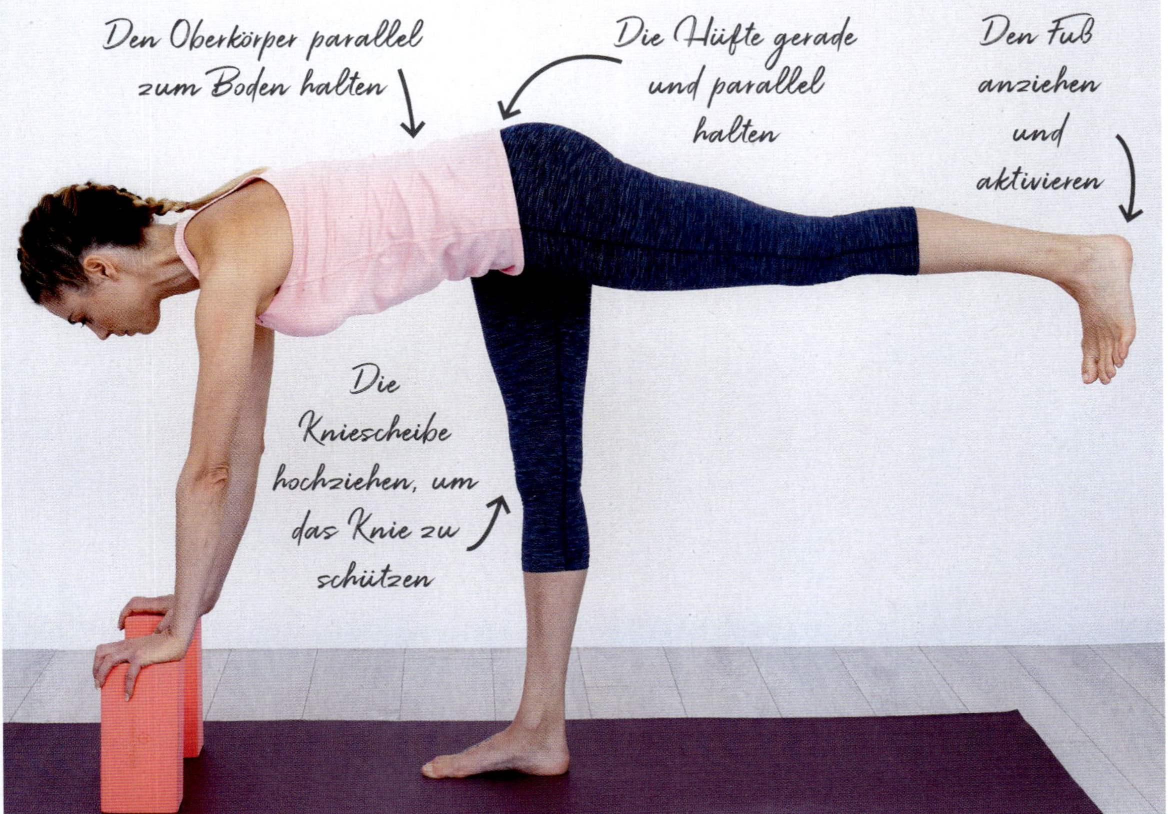
Den Oberkörper parallel zum Boden halten
Die Hüfte gerade und parallel halten
Den Fuß anziehen und aktivieren
Die Kniescheibe hochziehen, um das Knie zu schützen

2 FORTGESCHRITTENE

1 Beginne wie zuvor, aber diesmal ohne Klötze.
2 Den Oberkörper senken und parallel zum Boden halten. Die Hände vor dem Herzzentrum in Gebetshaltung falten.
3 Über den Scheitel nach vorn und über den linken Fuß nach hinten strecken.
4 5–10 Atemzüge lang halten.
5 Zum Lösen der Haltung den linken Fuß wieder neben den rechten stellen und den Oberkörper aufrichten.
6 Auf der anderen Seite wiederholen.

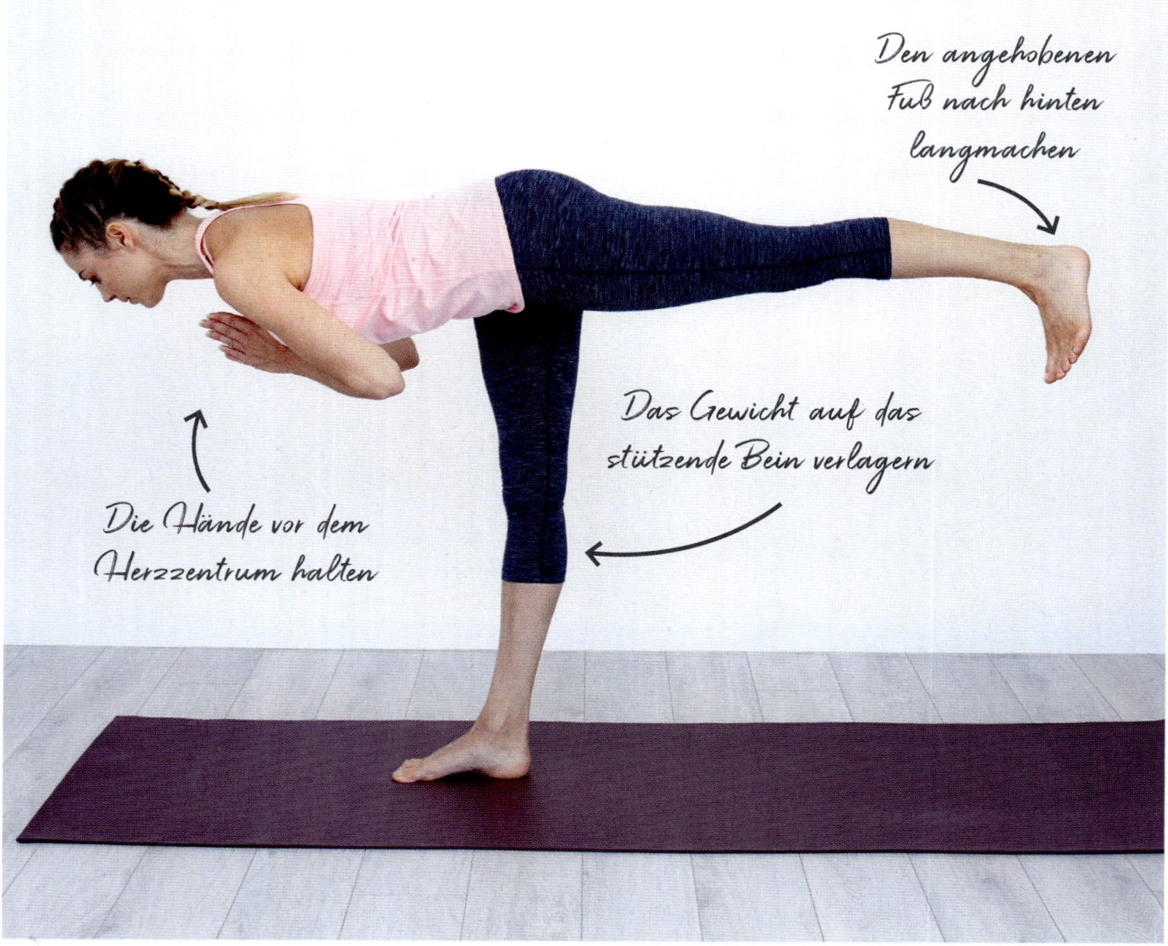
Den angehobenen Fuß nach hinten langmachen
Das Gewicht auf das stützende Bein verlagern
Die Hände vor dem Herzzentrum halten

3 GEÜBTE

1 Beginne wie zuvor.
2 Die Arme gerade nach vorn über den Kopf strecken.
3 Über den Scheitel nach vorn und über den linken Fuß nach hinten strecken.
4 5–10 Atemzüge lang halten.
5 Zum Lösen der Haltung den linken Fuß wieder neben den rechten stellen und den Oberkörper aufrichten.
6 Auf der anderen Seite wiederholen.

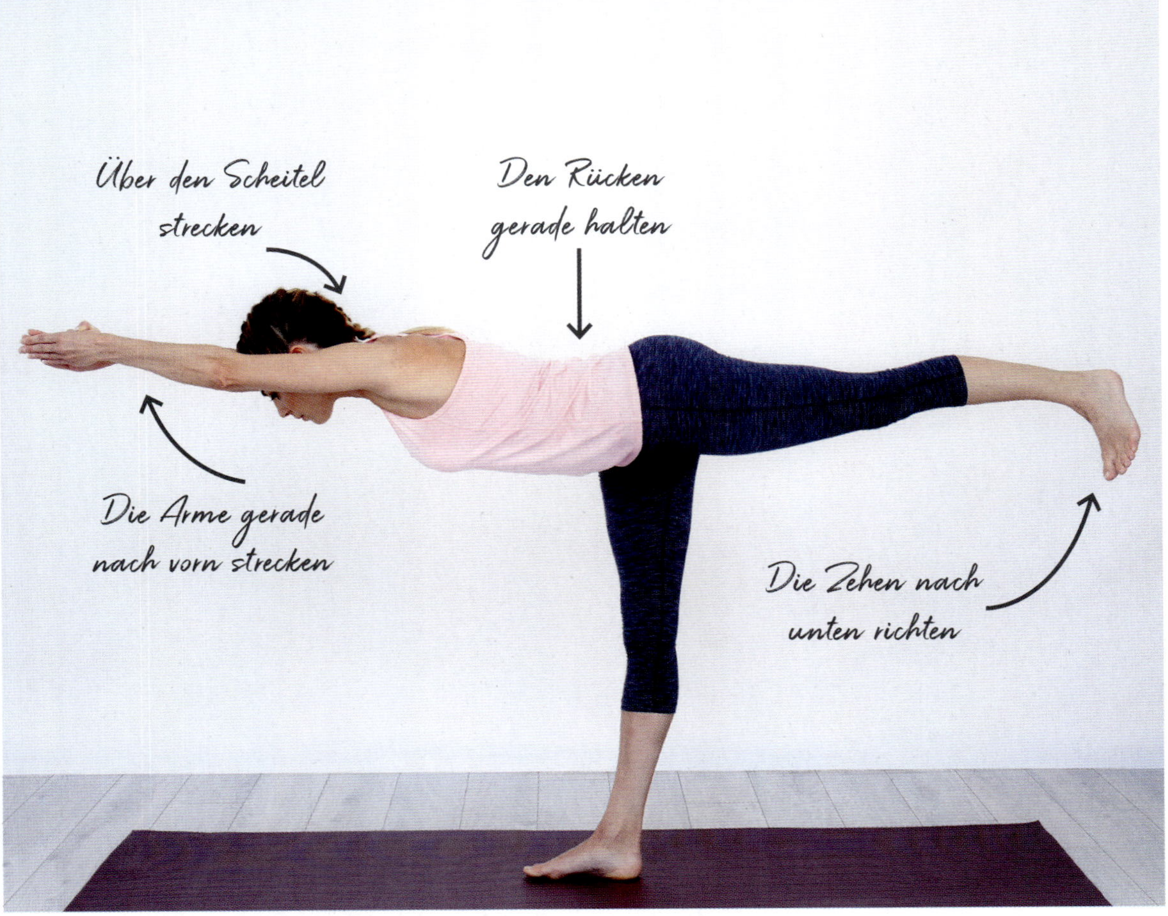
Über den Scheitel strecken
Den Rücken gerade halten
Die Arme gerade nach vorn strecken
Die Zehen nach unten richten

NÄCHSTES LEVEL

Verschränke deine Finger, um die Dehnung zu intensivieren.

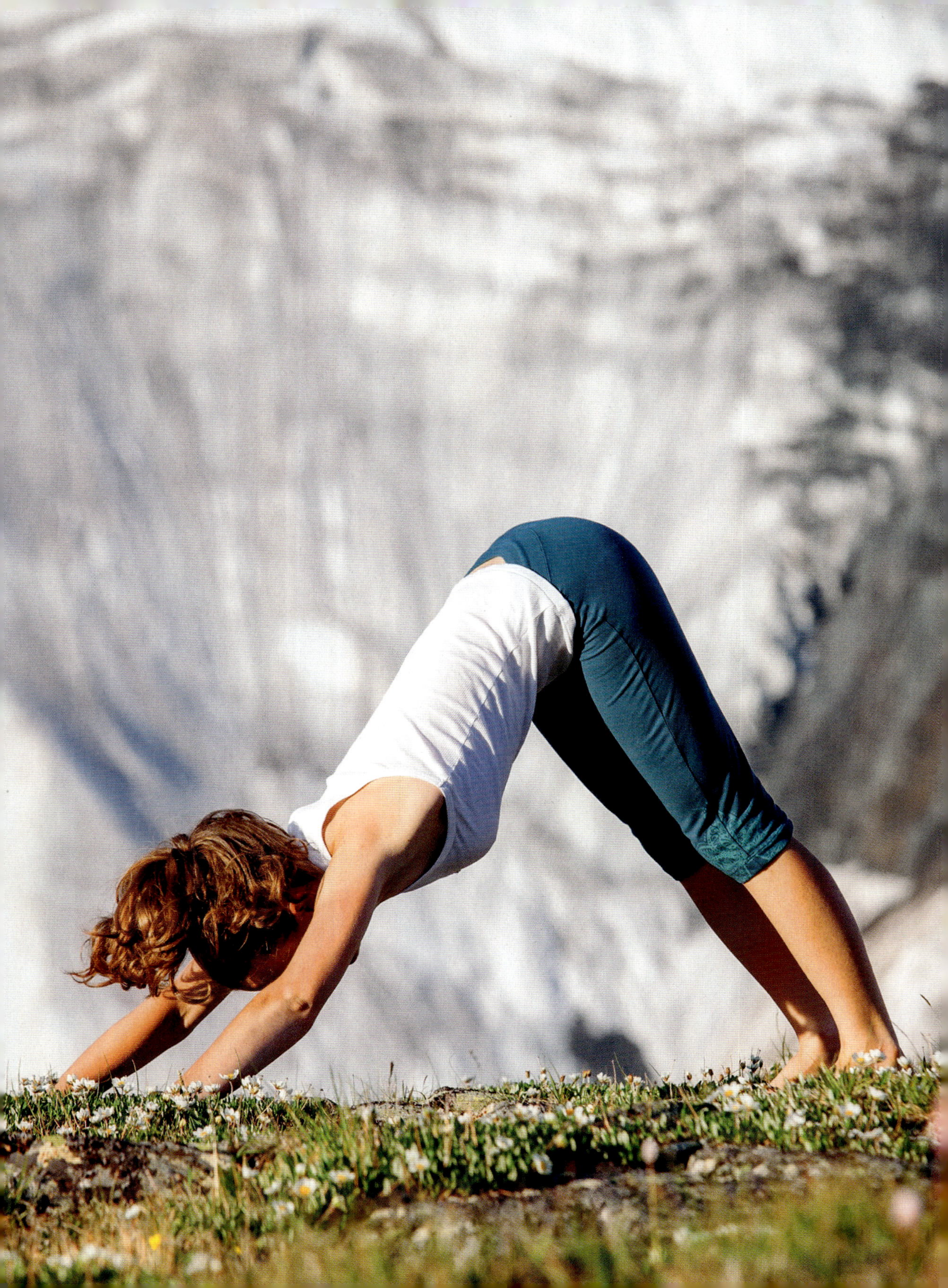

7

ARMBALANCEN UND UMKEHRHALTUNGEN

Armbalancen und Umkehrhaltungen regen die Blutzufuhr zum Gehirn an und wirken beruhigend, wodurch sie Stress und Ängste verringern. Diese Haltungen können deine Perspektive verändern, sowohl buchstäblich als auch metaphorisch. Der Fokus und die Konzentration, die sie erfordern, ermöglichen uns, unseren inneren Dialog wahrzunehmen. Während du dir diese Haltungen erarbeitest, baust du Kraft auf und stärkst dein Gleichgewicht und dein Selbstbewusstsein, bis du deine Angst loslassen kannst. Visualisiere dich in der Haltung, und dein Körper wird folgen! Beim Einüben dieser Haltungen ist es wichtig, dass du deine Körpermitte und die Schultern aktivierst und deine Handgelenke und Fingerspitzen kräftigst und aktivierst, denn sie werden dein gesamtes Körpergewicht stützen.

HERABSCHAUENDER HUND

Bei dieser Umkehrhaltung, die an ein umgekehrtes „V" erinnert, befindet sich der Kopf unterhalb der Hüfte. Die Haltung beruhigt den Geist, reduziert Stress und verbessert die Verdauung. Sie schenkt dem Körper Energie, dehnt Schultern, Oberschenkelrückseiten, Waden, Fußgewölbe und Hände und kräftigt Arme und Beine.

1 | ***EINSTEIGER***

1. Beginne im Vierfüßlerstand (*s. S. 27*) mit schulterbreit geöffneten Armen.
2. Die Zehen aufstellen und die Hüfte weit nach oben schieben. Gleichzeitig die Schultern öffnen.
3. Die Schultern nach unten und hinten ziehen und die Arme nach außen drehen, während die Ellbogen gerade bleiben. Die Arme nach unten in die ersten beiden Fingerglieder drücken, um die Handgelenke zu schützen.
4. Die Knie gebeugt lassen, die Außenkanten der Füße parallel zueinander halten.
5. Einatmen und die Wirbelsäule langmachen. Ausatmen und nach unten in die Fersen und die Hände drücken.
6. Zum Lösen der Haltung die Knie wieder auf dem Boden absetzen und in den Vierfüßlerstand zurückkehren.

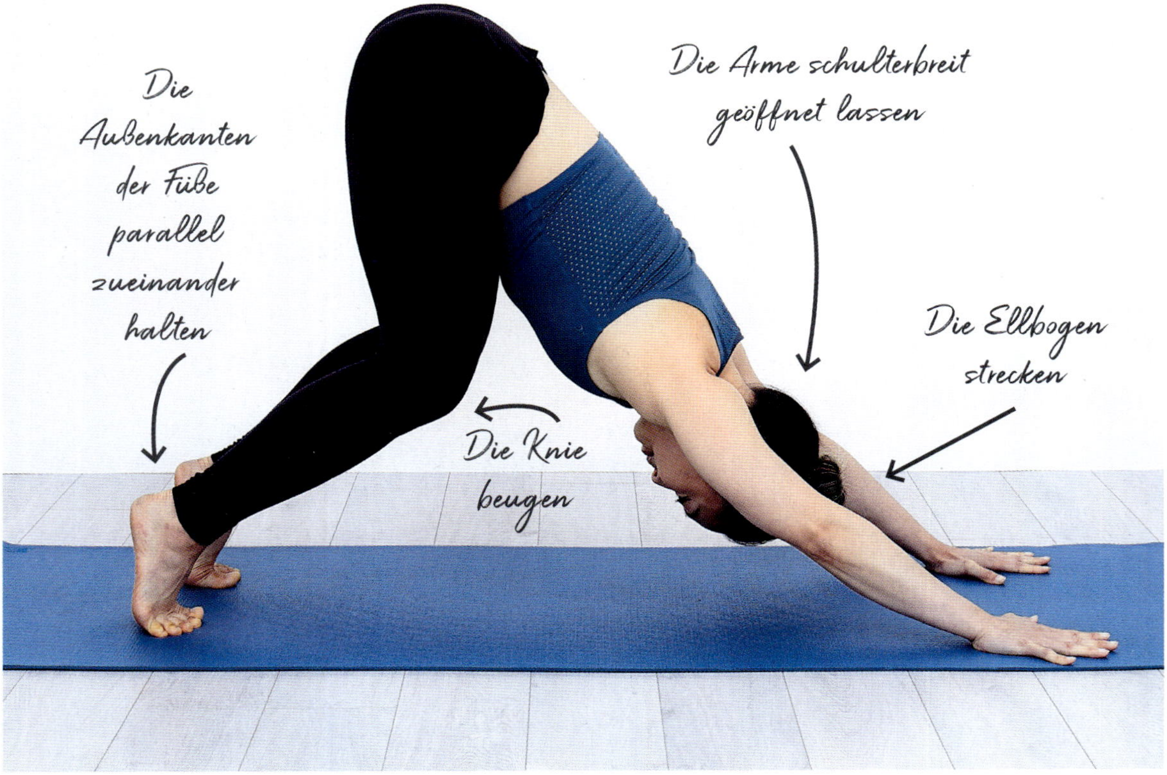
Die Außenkanten der Füße parallel zueinander halten
Die Knie beugen
Die Arme schulterbreit geöffnet lassen
Die Ellbogen strecken

2 FORTGESCHRITTENE

1 Beginne wie zuvor und setze deine Hände auf den flach positionierten Klötzen ab.
2 Die Zehen aufstellen und die Hüfte weit hochschieben. Gleichzeitig die Schultern wie zuvor öffnen und drehen, aber diesmal die Knie strecken, wenn möglich.
3 Einatmen und die Wirbelsäule langmachen. Ausatmen und in die Fersen und die Hände drücken.
4 Die Haltung wie zuvor lösen.

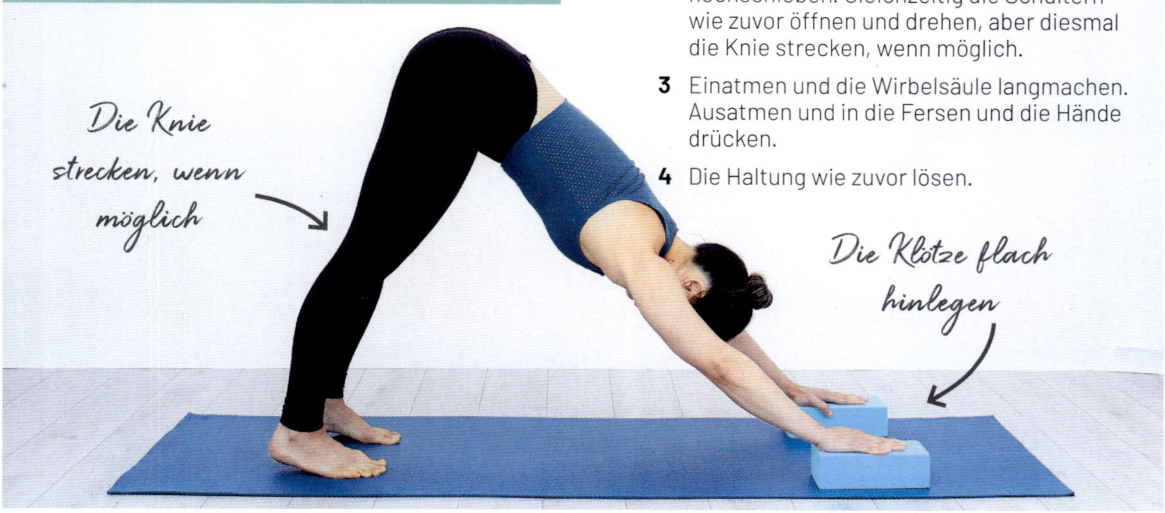

3 GEÜBTE

1 Beginne wie zuvor, diesmal ohne Klötze. Halte die Knie gerade und bringe die Fersen zum Boden.
2 Einatmen und die Wirbelsäule langmachen. Ausatmen und in die Fersen und die Hände drücken.
3 Die Haltung wie zuvor lösen.

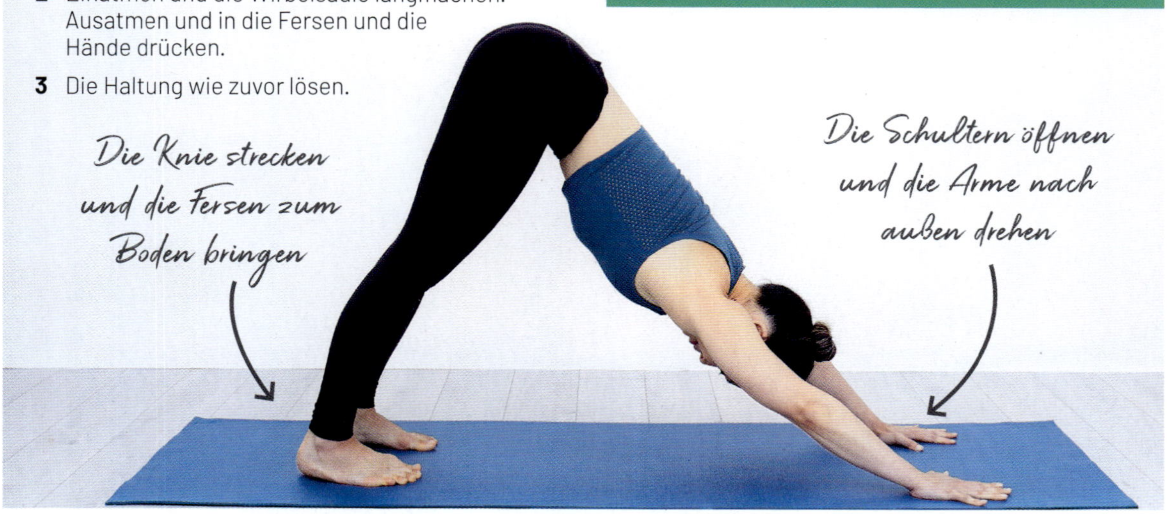

NÄCHSTES LEVEL

Lockere die Wirbelsäule mit kleinen, dynamischen Bewegungen: Tritt auf der Stelle oder verlagere das Gewicht von einer Seite auf die andere.

DELFIN

Diese Haltung streckt und kräftigt die Schultern und bereitet den Körper auf zukünftige Armbalancen und Umkehrhaltungen vor. Sie bietet dieselben Vorteile wie andere Umkehrhaltungen, indem sie Stress abbaut, Müdigkeit verringert und die Verdauung verbessert.

1 | EINSTEIGER

1. Beginne im Unterarmstütz (*s. S. 112*) mit verschränkten Händen und aufgestellten Zehen. Gehe langsam mit den Füßen Richtung Hände.
2. Die Knie gebeugt lassen, die Außenkanten der Füße parallel halten und die Hüfte weit nach oben schieben. Nach unten in die Unterarme drücken, um die Schultern zu öffnen. Die Schultern nicht über die Ellbogen hinaus nach vorn schieben.
3. Den Scheitel zum Boden bringen und den Kopf zwischen den Unterarmen halten.
4. Zur Vorbereitung einatmen. Ausatmen und stärker in die Schultern drücken und die Hüfte weiter anheben.
5. Zum Lösen der Haltung die Knie auf dem Boden absetzen und in die Kindhaltung kommen (*s. S. 54*).

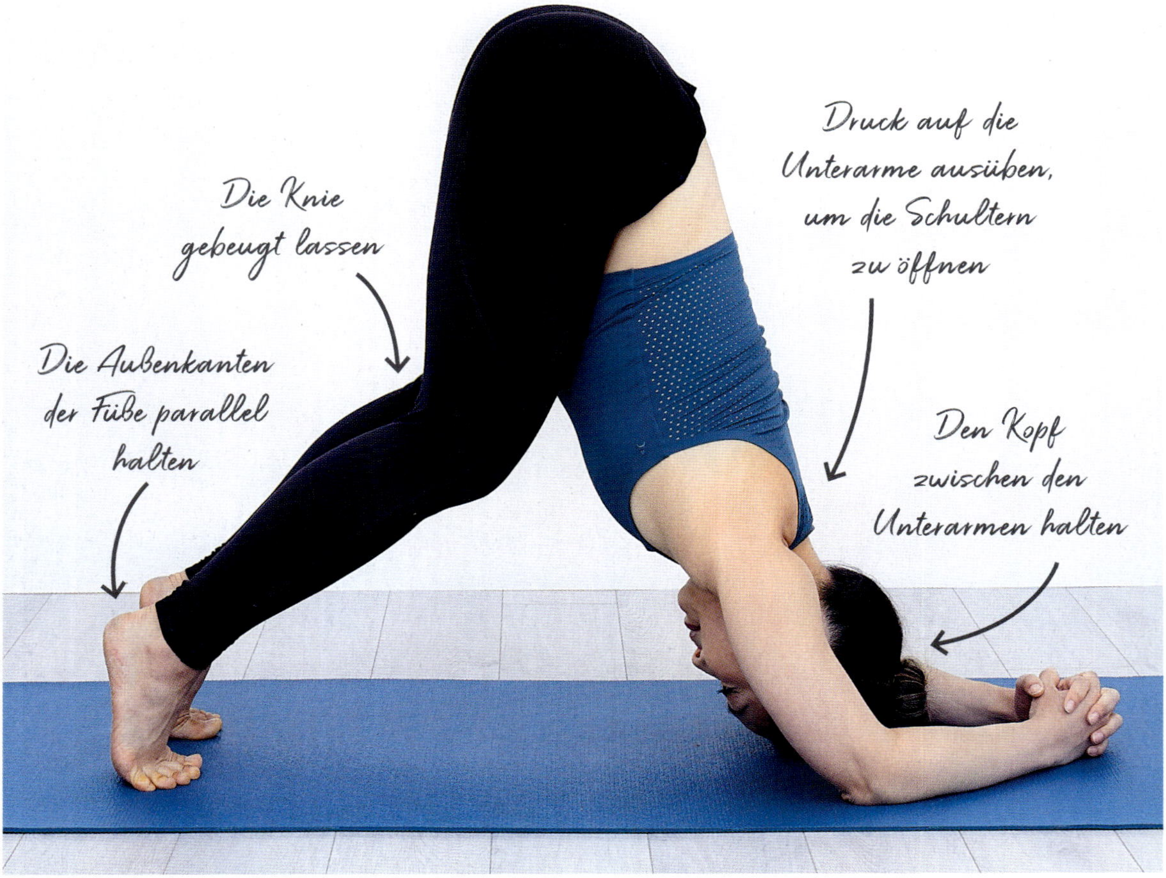

2 FORTGESCHRITTENE

1 Beginne wie zuvor.
2 Lege dir diesmal einen Gurt um die Oberarme, um zu verhindern, dass sie seitlich wegrutschen.
3 Die Hüfte weit hochschieben und über die Schultern bringen. Die Beine so weit wie möglich strecken.
4 Einatmen zur Vorbereitung. Ausatmen, in die Schultern drücken und die Hüften noch weiter anheben.
5 Die Haltung wie zuvor lösen.

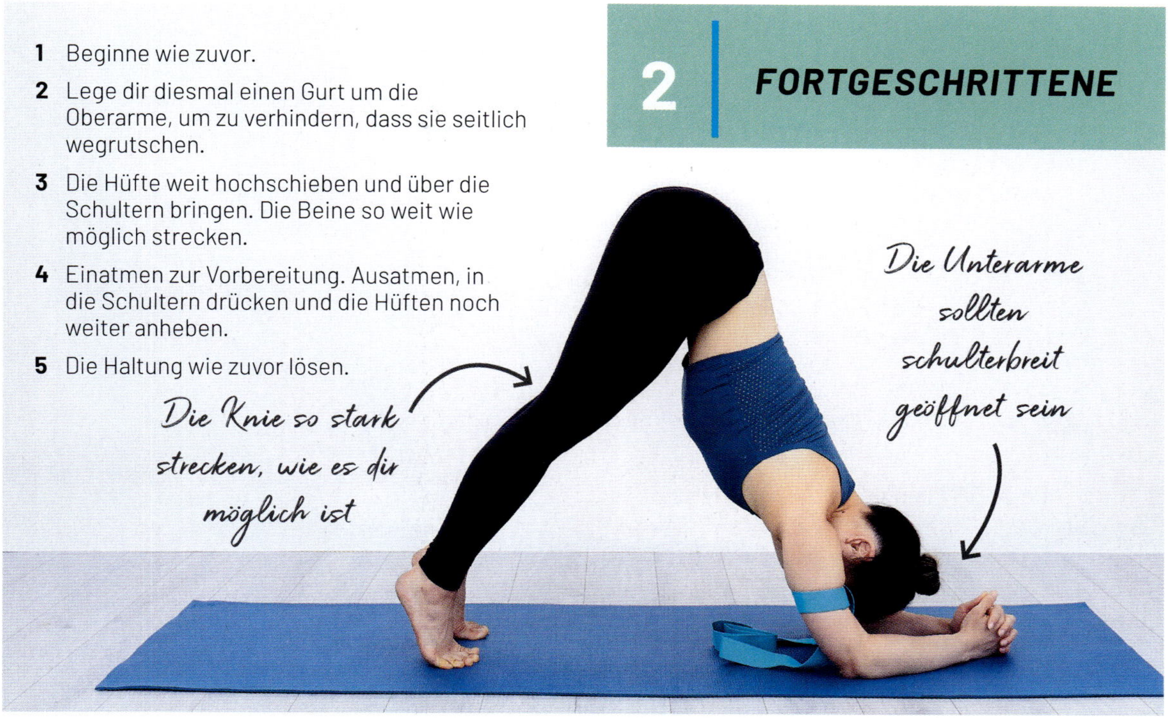

3 GEÜBTE

1 Beginne wie zuvor, aber diesmal ohne Gurt.
2 Die Unterarme schulterbreit öffnen und die Schultern aktivieren.
3 Die Knie strecken und die Fersen zum Boden senken.
4 Einatmen zur Vorbereitung. Ausatmen, in die Schultern pressen und die Hüfte noch weiter heben.
5 Wie zuvor aus der Haltung kommen.

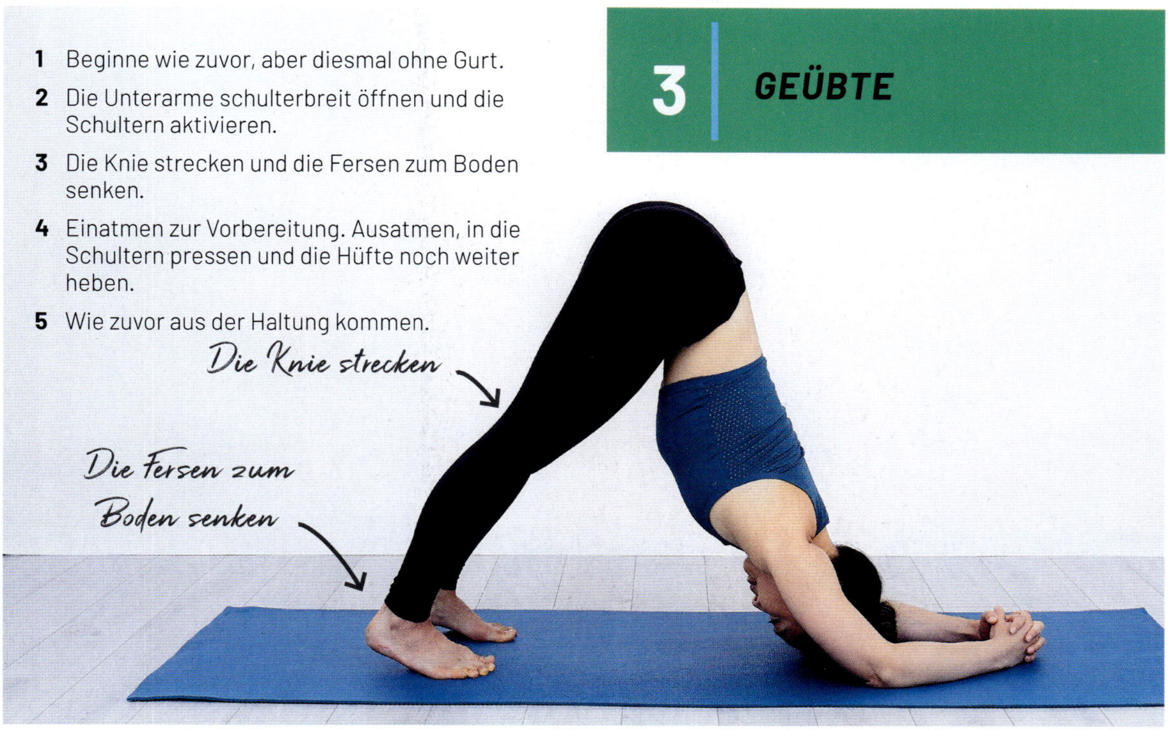

KRÄHE/KRANICH

Dies ist eine der grundlegenden Armbalancen – der Haltungen, bei denen du dein Körpergewicht allein mit den Händen hältst. Die Einsteigervariante bereitet dich auf die Krähe für Fortgeschrittene vor, während die Variante für Geübte der Kranich ist. Die Haltung kräftigt die Arme, Unterarme und Handgelenke und entwickelt Kraft in der Körpermitte.

1 EINSTEIGER

1 Stelle dir einen Klotz hochkant vor die Füße.

2 Mit schulterbreit geöffneten Füßen in eine Vorwärtsbeuge im Stehen kommen (*s. S. 40*) und die Hände etwa 30 cm vor den Füßen absetzen.

3 Die Arme beugen und die Stirn auf den Klotz legen.

4 Die Hüften oben lassen, den Körper nach vorn neigen und das rechte Knie so nah wie möglich an der rechten Achsel absetzen.

5 Die Körpermitte aktivieren und die Bauchmuskeln nach innen ziehen. Nach unten in die Fingerspitzen und die Fingergelenke pressen.

6 Einatmen zur Vorbereitung. Ausatmen und die Ferse höher heben.

7 Zum Lösen der Haltung beide Füße auf dem Boden absetzen und in die Hände pressen, um die Stirn vom Klotz zu heben. Mit gebeugten Knien in die Vorwärtsbeuge im Stehen zurückkehren. Auf der anderen Seite wiederholen.

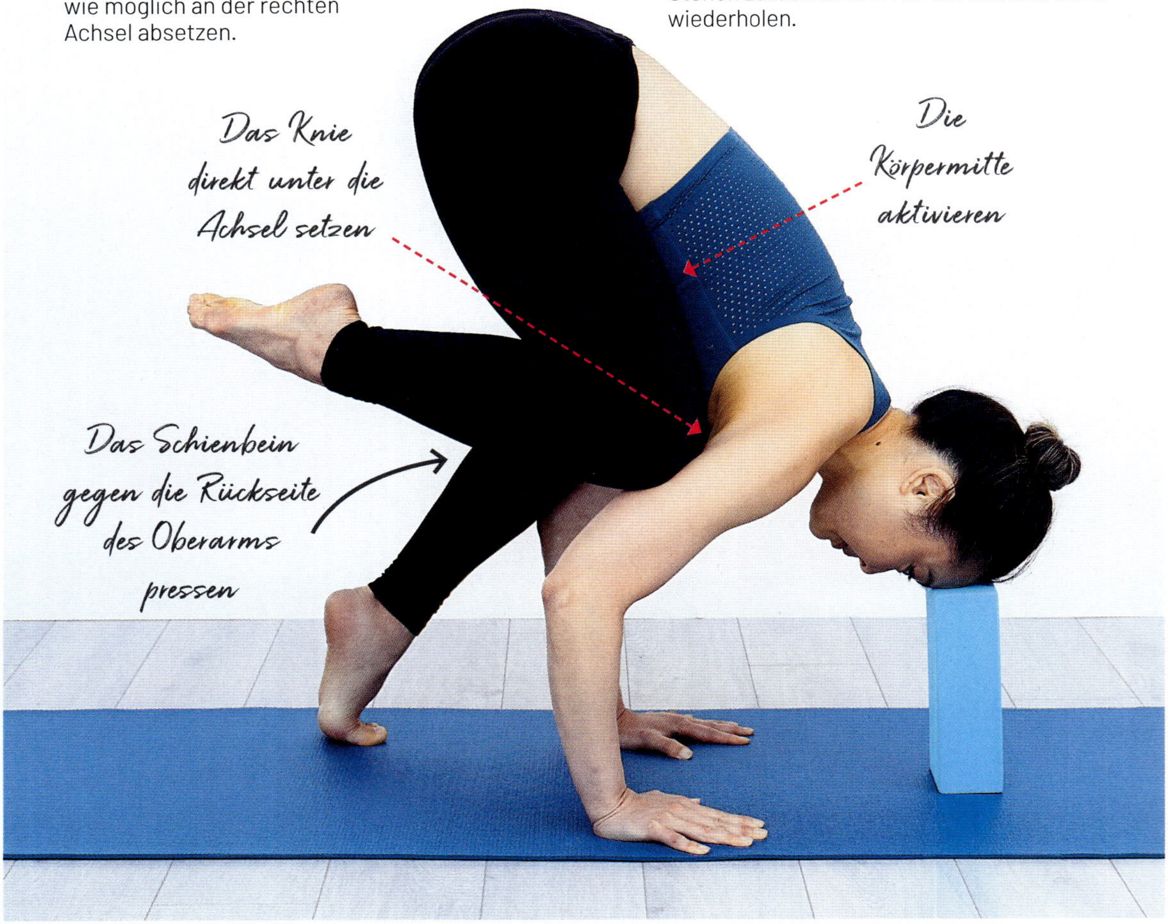
Das Knie direkt unter die Achsel setzen
Die Körpermitte aktivieren
Das Schienbein gegen die Rückseite des Oberarms pressen

2 FORTGESCHRITTENE

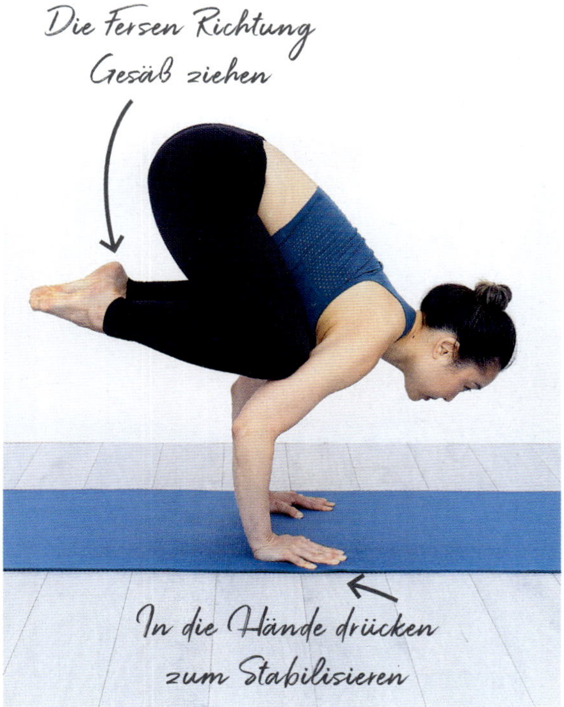

Die Fersen Richtung Gesäß ziehen
In die Hände drücken zum Stabilisieren

1 Beginne wie zuvor, aber diesmal ohne Klotz.
2 Nach vorn neigen und die Arme beugen. In die Fingerspitzen und Fingerknöchel pressen.
3 Auf die Zehenspitzen gehen und ein Bein heben. Das Knie unter der Achsel platzieren.
4 Mit dem anderen Bein genauso verfahren. Den Druck in die Hände beibehalten. Die Knie Richtung Achseln ziehen und die Wirbelsäule rund machen.
5 Einatmen zur Vorbereitung. Ausatmen und die Fersen näher an den Po heranziehen.
6 Zum Lösen der Haltung beide Füße auf dem Boden absetzen und in die Vorbeuge im Stand zurückkehren. Die Knie gebeugt lassen.

3 GEÜBTE

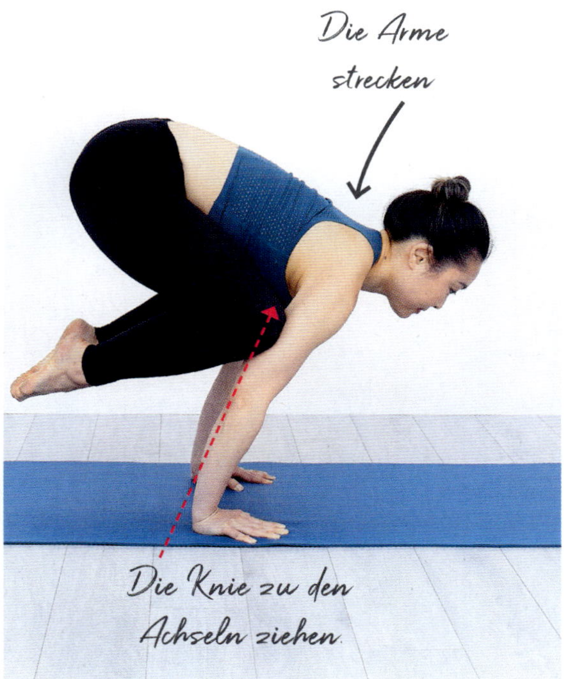

Die Arme strecken
Die Knie zu den Achseln ziehen

1 Beginne wie zuvor.
2 Wenn du in der Krähe bist, die Arme strecken.
3 Die Körpermitte aktivieren und die Knie weiter nach oben in die Achselhöhlen ziehen. Gleichzeitig die Fersen Richtung Po ziehen.
4 Einatmen zur Vorbereitung. Ausatmen und die Fersen noch weiter Richtung Po ziehen.
5 Zum Lösen der Haltung beide Füße auf dem Boden absetzen und in die Vorbeuge im Stand zurückkehren. Die Knie gebeugt lassen.

GESTÜTZTER KOPFSTAND

Der Kopfstand beruhigt den Geist und baut Stress ab. Gleichzeitig kräftigt er Arme, Schultern, Beine und Körpermitte und dehnt die Oberschenkelrückseiten und die Schultern. Die Einsteiger- und Fortgeschrittenenvarianten bereiten dich auf die Haltung für Geübte vor – den gestützten Kopfstand.

1 | EINSTEIGER

1 Komme in den Delfin (*s. S. 128–129*).

2 Das Kinn Richtung Brust ziehen, sodass der Hals gerade ist, die Hände verschränken und den Kopf mit den Ellbogen einrahmen.

3 Einatmen zur Vorbereitung. Ausatmen und die Hüfte noch höher über die Schultern schieben.

4 Zum Lösen der Haltung die Knie auf dem Boden absetzen und in die Kindhaltung kommen (*s. S. 54*).

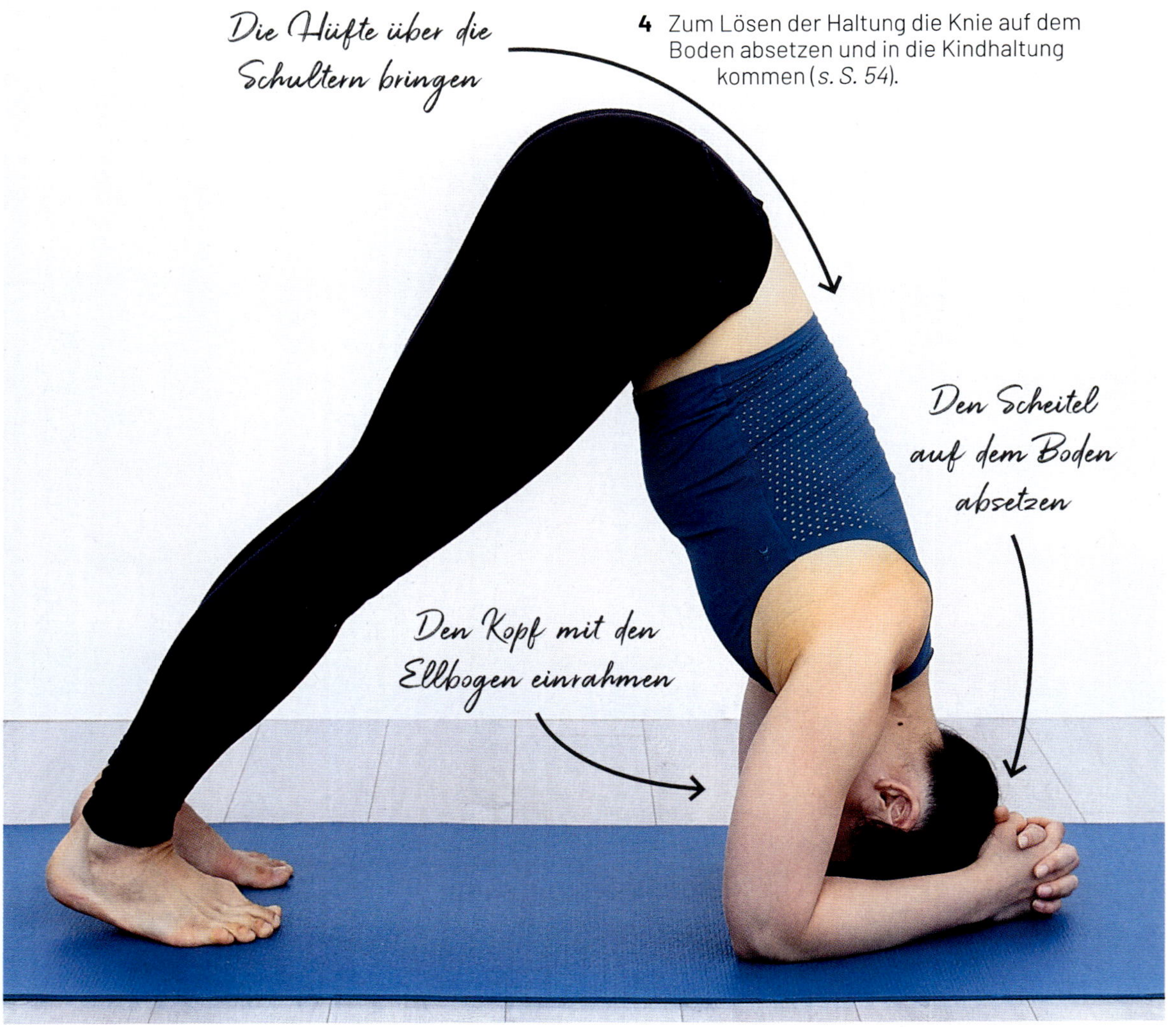
Die Hüfte über die Schultern bringen
Den Scheitel auf dem Boden absetzen
Den Kopf mit den Ellbogen einrahmen

2 FORTGESCHRITTENE

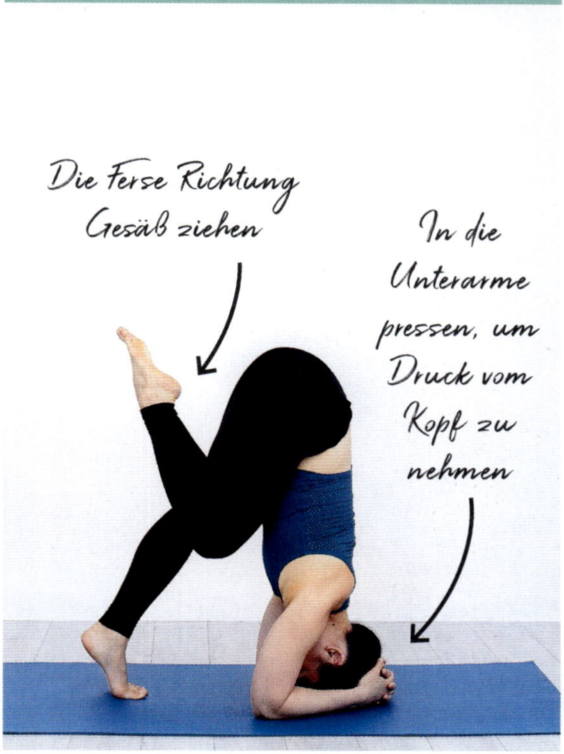

1 Beginne wie zuvor.
2 Gehe mit den Füßen Richtung Arme.
3 Presse dich in die Schultern und Unterarme, um Druck vom Kopf zu nehmen.
4 Ein Knie beugen und die Ferse zum Po ziehen.
5 Einatmen zur Vorbereitung. Ausatmen und die Ferse noch näher an den Po heranziehen.
6 Das Bein wieder strecken und absetzen, dann die Übung auf der anderen Seite wiederholen.
7 Wie zuvor aus der Haltung kommen.

3 GEÜBTE

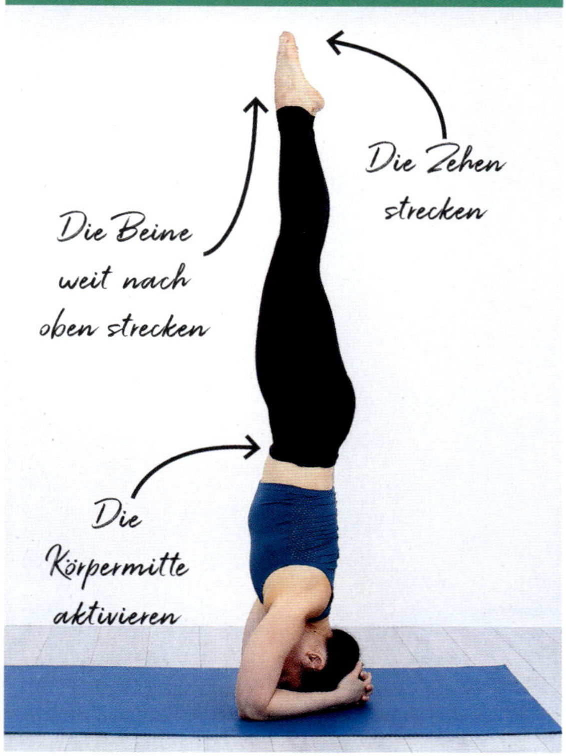

1 Beginne wie zuvor.
2 Wenn ein Bein angehoben ist, das andere Knie an die Brust ziehen.
3 Langsam die Beine gerade nach oben strecken. Mach dies vor einer Wand, wenn du Angst hast, nach hinten zu kippen.
4 Einatmen und die Wirbelsäule langmachen. Ausatmen und Körpermitte und Beine aktiveren. In die Unterarme pressen, um Druck vom Kopf zu nehmen.
5 Zum Lösen der Haltung langsam die Knie an die Brust führen. Ein Bein nach dem anderen zum Boden strecken und in die Kindhaltung kommen.

TRIPOD-KOPFSTAND

Ähnlich wie der gestützte Kopfstand kräftigt und dehnt diese Haltung den Körper, beruhigt den Geist und baut auf diese Weise Stress ab. Bei der Einsteigerhaltung ruht der Scheitel auf dem Boden, Unterarme und Hände bilden ein Dreieck. Bei der Fortgeschrittenenvariante gehen die Füße zum Oberkörper und die Beine werden im Wechsel angehoben. Die Variante für Geübte bringt dich in den vollständigen Kopfstand.

1 EINSTEIGER

1 Komme in den Delfin (*s. S. 128–129*) und lege den Scheitel auf dem Boden ab.

2 Die Hände beiderseits etwa 15 cm vor dem Kopf aufstellen. Die Ellbogen nach innen drücken und über den Handgelenken halten. Die Hüfte weit nach oben schieben.

3 Einatmen zur Vorbereitung. Ausatmen und die Hüfte noch weiter über die Schultern bringen.

4 Zum Lösen der Haltung die Knie auf dem Boden absetzen und in die Kindhaltung kommen (*s. S. 54*).

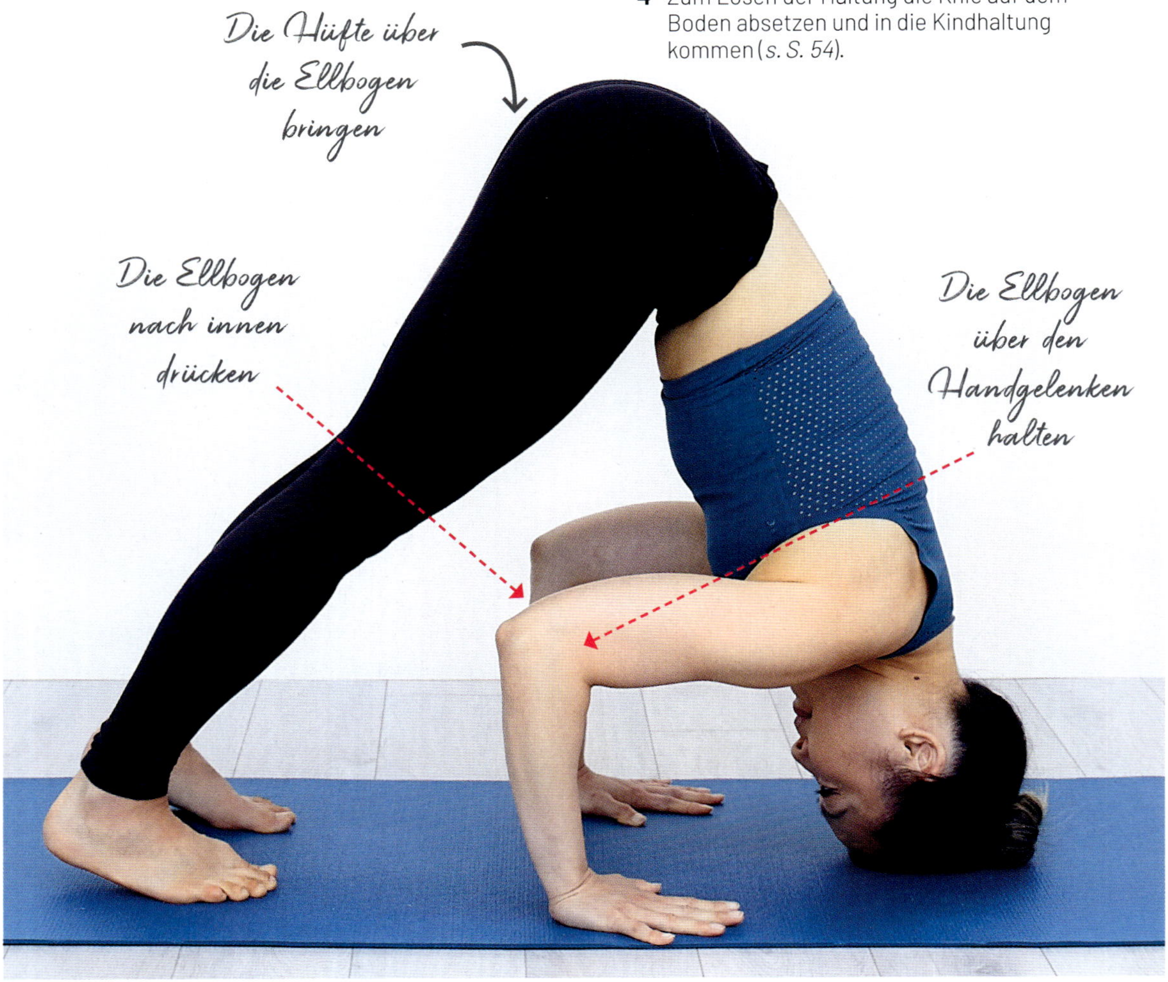

2 FORTGESCHRITTENE

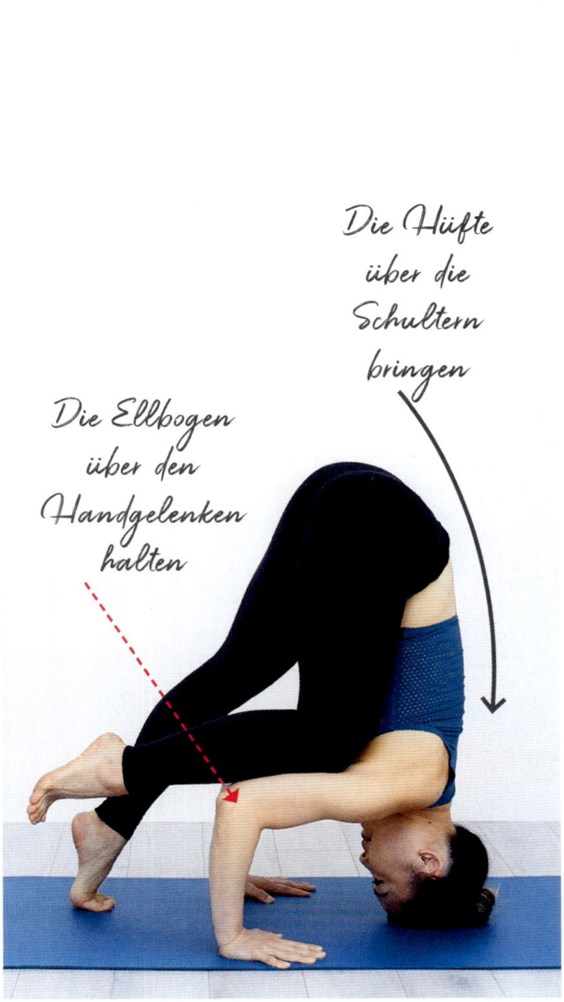

1 Beginne wie zuvor und gehe mit den Füßen zum Oberkörper, bis deine Hüfte über deinen Schultern steht. Ein Knie in die Achsel legen.

2 Wie zuvor aus der Haltung kommen. Auf der anderen Seite wiederholen.

3 GEÜBTE

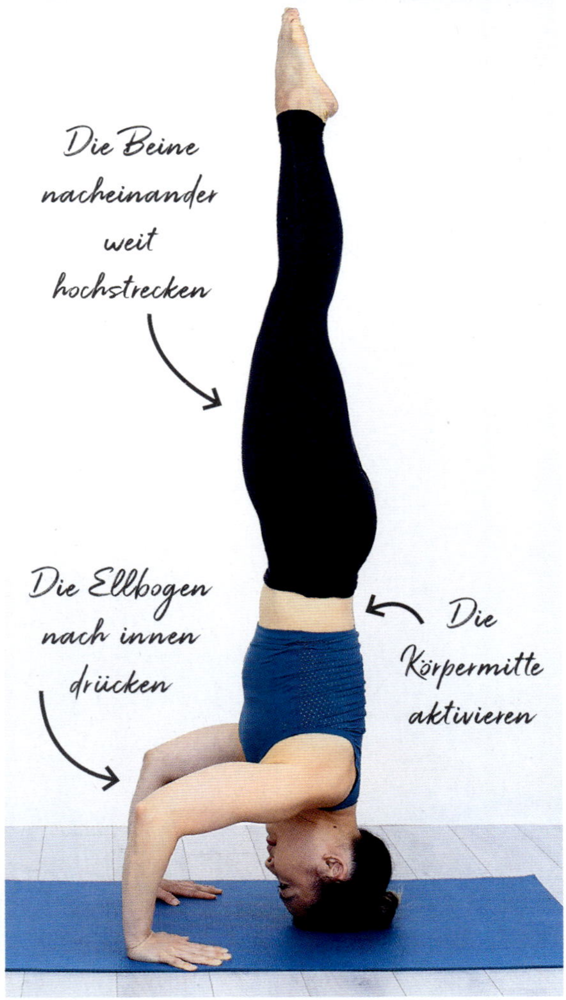

1 Beginne wie zuvor.

2 Die Körpermitte aktivieren und die Beine nacheinander senkrecht nach oben strecken.

3 Wie zuvor aus der Haltung kommen.

UNTERARMSTAND

Diese Haltung verstärkt die Blutzufuhr zum Gehirn sowie zum Rest des Körpers und schenkt Energie. Die Übung wirkt beruhigend und sie baut Stress und Ängste ab. Außerdem kräftigt sie den Oberkörper, verbessert das Gleichgewicht und steigert das Selbstbewusstsein.

1 EINSTEIGER

1. Beginne im Unterarmstütz (*s. S. 112*). Die Unterarme liegen parallel.
2. Mit den Füßen Richtung Hände gehen.
3. Die Hüfte weit nach oben schieben, gleichzeitig den Körper in die Unterarme pressen und die Schultern öffnen.
4. In den Delfin kommen (*s. S. 128–129*).
5. Einatmen zur Vorbereitung. Ausatmen und die Hüfte noch weiter über die Schultern bringen.
6. Zum Lösen der Haltung die Knie beugen und auf dem Boden absetzen. In der Kindhaltung ausruhen (*s. S. 54*).

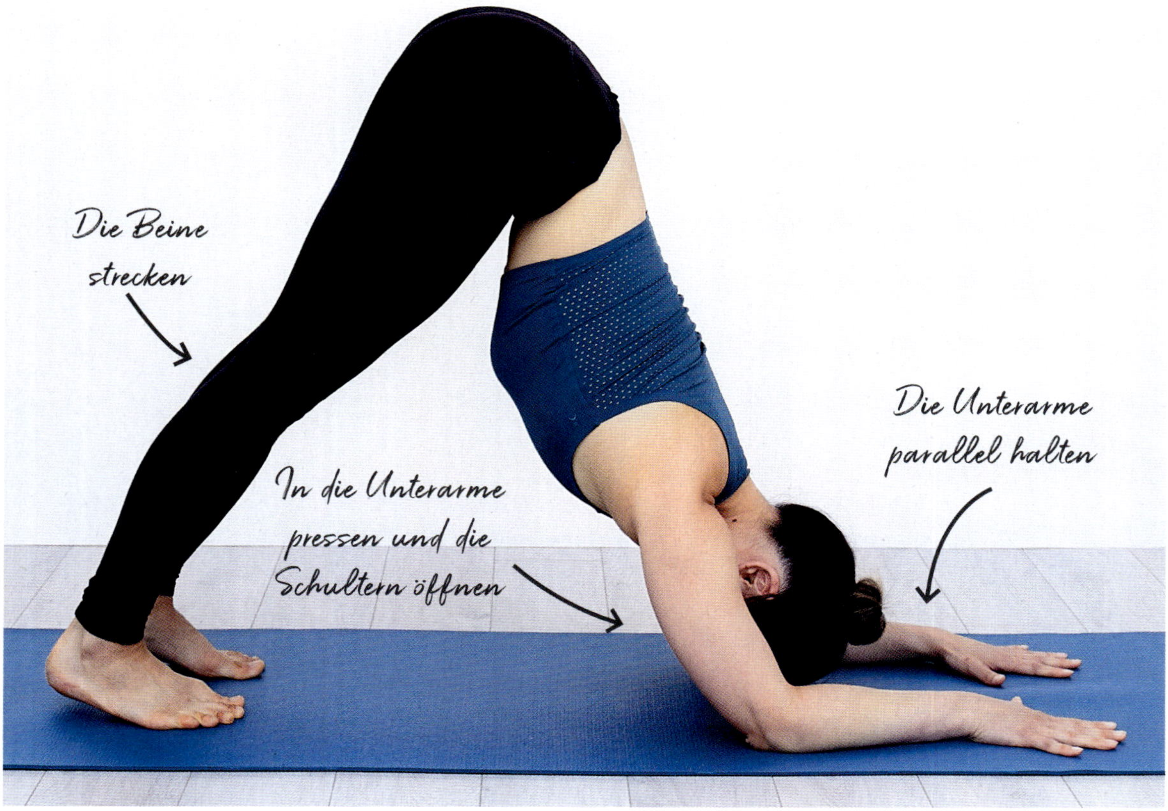
Die Beine strecken
In die Unterarme pressen und die Schultern öffnen
Die Unterarme parallel halten

2 FORTGESCHRITTENE

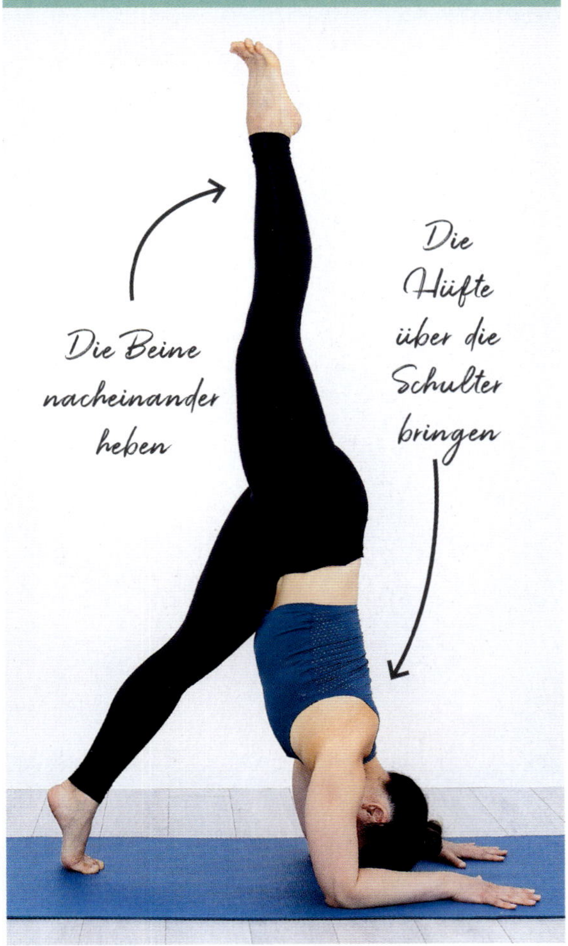
Die Beine nacheinander heben
Die Hüfte über die Schulter bringen

1. Beginne wie zuvor.
2. In den Delfin kommen, mit den Füßen Richtung Hände gehen und ein Bein senkrecht nach oben strecken.
3. Einatmen zur Vorbereitung. Ausatmen, auf die Zehenspitze kommen und das obere Bein noch stärker strecken. Auf der anderen Seite wiederholen.
4. Wie zuvor aus der Haltung kommen.

3 GEÜBTE

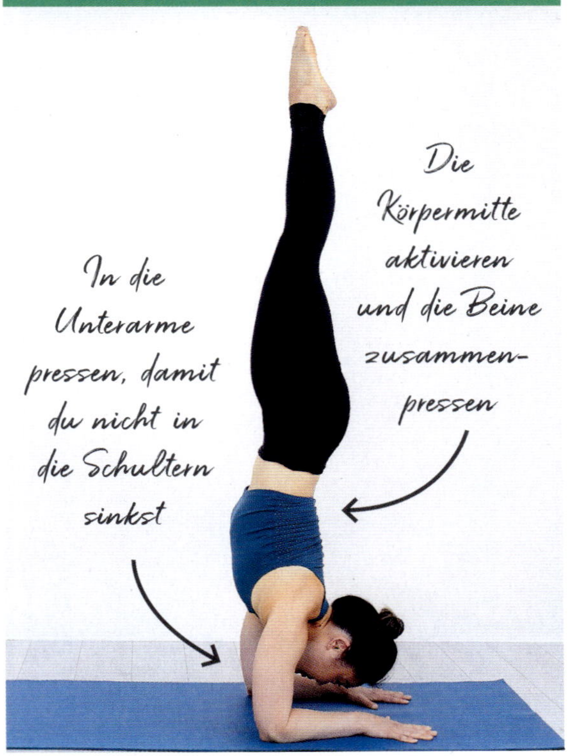
In die Unterarme pressen, damit du nicht in die Schultern sinkst
Die Körpermitte aktivieren und die Beine zusammen-pressen

1. Beginne wie zuvor.
2. Die Hüfte über die Schultern bringen und den Blick auf die Stelle zwischen den Daumen richten.
3. Ein Bein heben und das andere Knie beugen, um dich in den Unterarmstand abzustoßen.
4. Die Beine langsam in die Vertikale bringen.
5. Durch die Nase ein- und ausatmen. Körpermitte, Gesäßmuskeln und Beine aktivieren.
6. Die Beine nacheinander senken, um aus der Haltung zu kommen.
7. Übe an einer Wand oder bitte einen Partner, dich an der Hüfte zu halten, bis du dich in der Übung sicher fühlst.

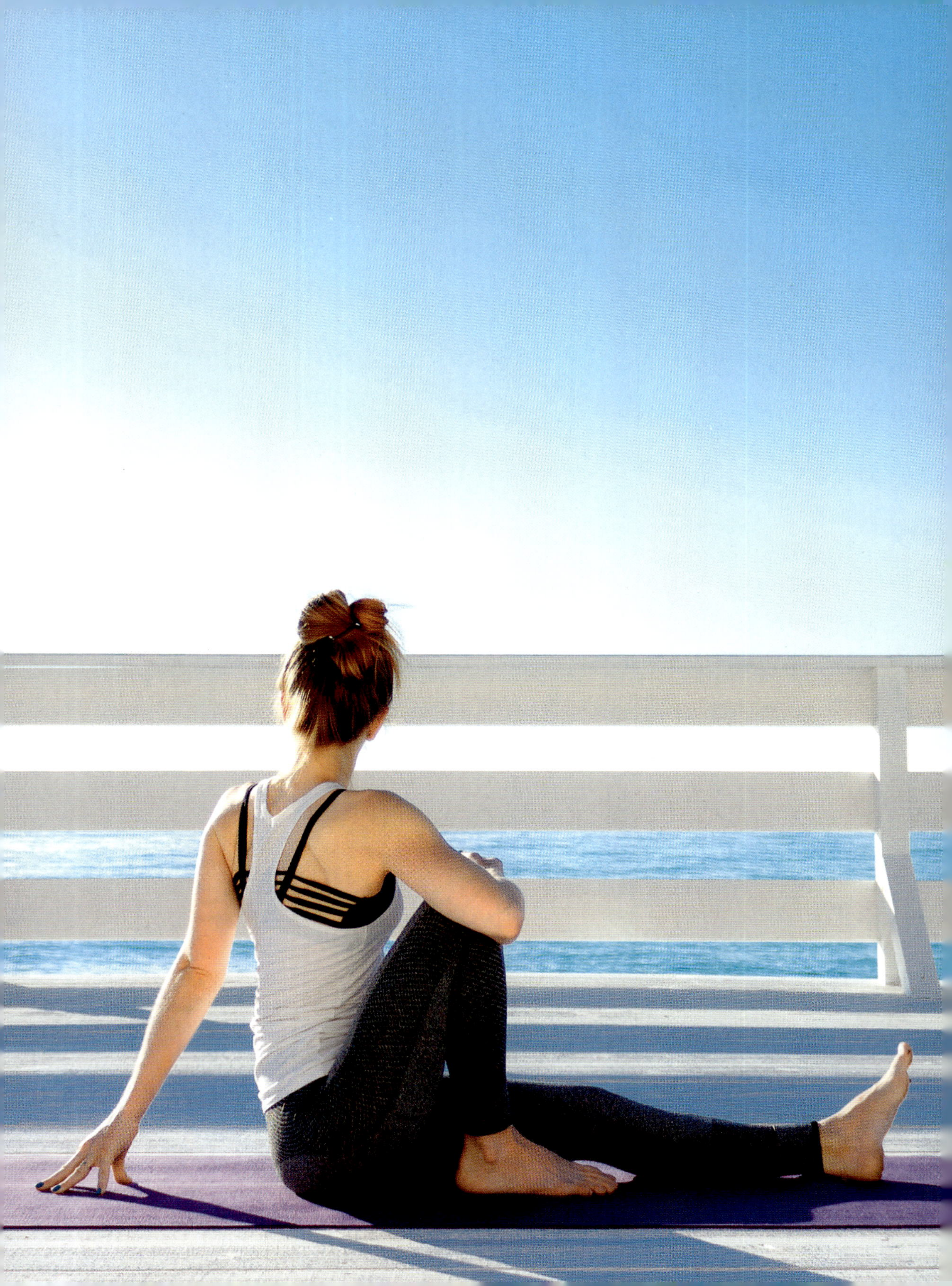

8

DREHHALTUNGEN

Drehhaltungen rotieren die Wirbelsäule und dehnen die Rückenmuskeln. Sie helfen der Wirbelsäule ihren natürlichen Bewegungsumfang beizubehalten oder wiederzuerlangen. Auch können sie Schmerzen im unteren Rücken lindern. Da die Drehhaltungen die Organe in der Bauchhöhle komprimieren, wird diesen frisches Blut zugeführt, nachdem du die Haltung gelöst hast, was die Verdauung anregt und entgiftend wirkt. Wegen Verletzungsgefahr ist die korrekte Ausrichtung bei Drehhaltungen extrem wichtig: Atme unbedingt zuerst ein und mache die Wirbelsäule lang, bevor du dich dann vom unteren Rücken aus nach oben drehst. Bei Schwangerschaft, Bandscheibenverletzungen, chronischen Verdauungsschwierigkeiten oder Problemen mit dem Iliosakralgelenk solltest du keine Drehhaltungen einnehmen.

HALBER DREHSITZ

Diese Haltung versorgt die Wirbelsäule mit Energie, und sie streckt Schultern, Hüfte und Hals. Außerdem regt sie die Säuren und Enzyme im Magen an, die die Nahrung verarbeiten. So verhilft sie dir zu einem gesunden Stoffwechsel und Verdauungssystem.

1 | **EINSTEIGER**

1. Setze dich auf den Boden und strecke deine Beine gerade nach vorn.
2. Die Knie beugen, die rechte Hüfte öffnen und den rechten Fuß unter das linke Bein legen, außen an der linken Hüfte.
3. Den linken Fuß über das rechte Bein setzen und von außen so gegen den rechten Oberschenkel stützen, dass das Knie nach oben zeigt. Einatmen.
4. Ausatmen und zur linken Seite drehen. Die linke Hand hinter der linken Hüfte in den Boden pressen und den rechten Arm um das linke Knie legen und an den Oberschenkel pressen.
5. Den linken Fuß aktiv in den Boden pressen.
6. Einatmen und die Wirbelsäule langmachen. Ausatmen, die linke Hand in den Boden pressen und mit dem rechten Arm am linken Knie ziehen, um die Drehung zu intensivieren.
7. Den Oberkörper noch weiter zur linken Seite drehen.
8. Die Drehung langsam lösen und in die Ausgangshaltung zurückkehren.
9. Auf der anderen Seite wiederholen.

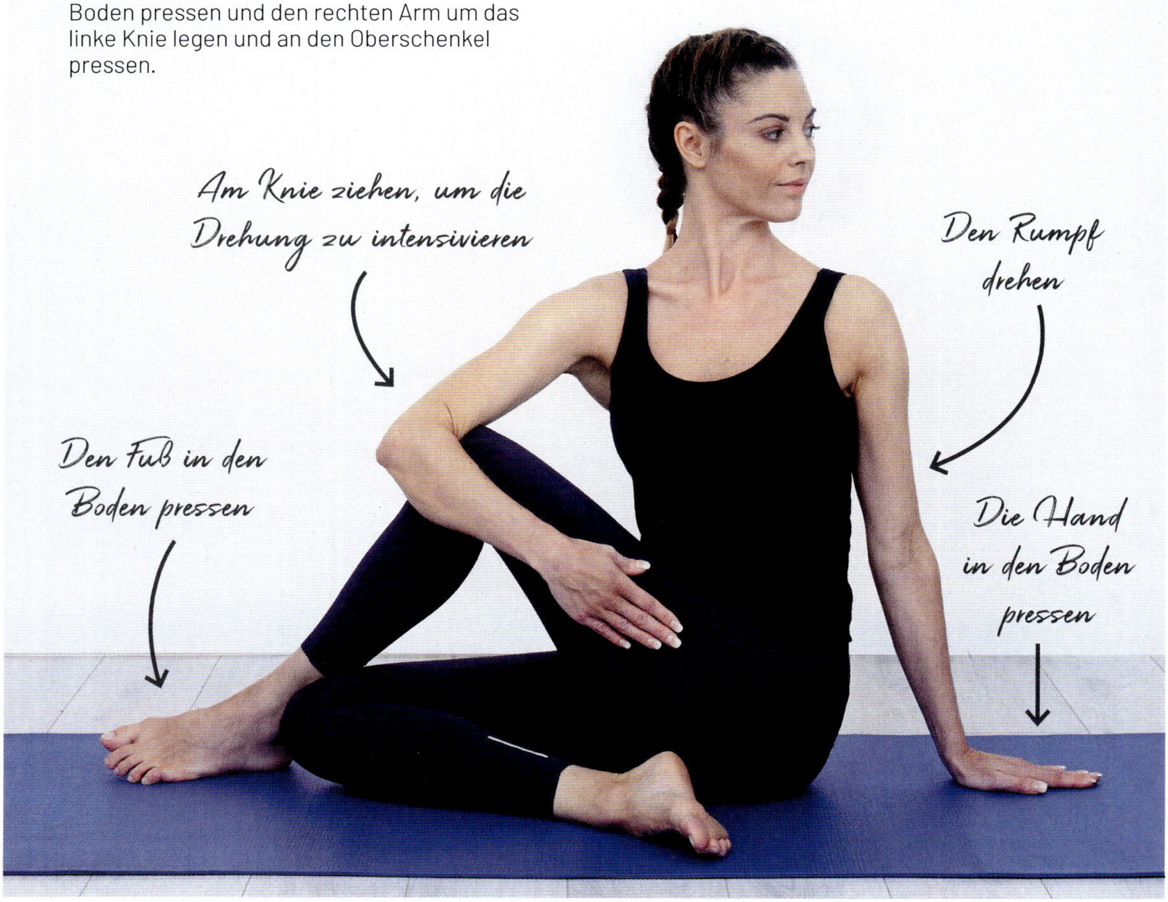
Am Knie ziehen, um die Drehung zu intensivieren
Den Rumpf drehen
Den Fuß in den Boden pressen
Die Hand in den Boden pressen

2 FORTGESCHRITTENE

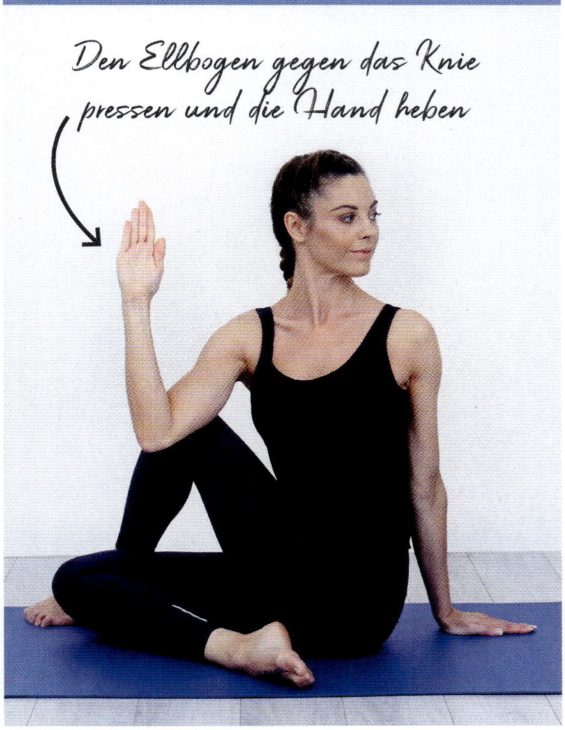
Den Ellbogen gegen das Knie pressen und die Hand heben

1 Beginne wie zuvor.
2 Mit dem Ausatmen die linke Hand in den Boden und die Außenseite des rechten Ellbogens von außen gegen das linke Knie pressen.
3 Den rechten Ellbogen beugen und die rechten Hand nach oben strecken.
4 Die Drehung des Rumpfes nach links weiter verstärken.
5 Aus der Drehung langsam lösen und in die Ausgangshaltung zurückkehren. Auf der anderen Seite wiederholen.

3 GEÜBTE

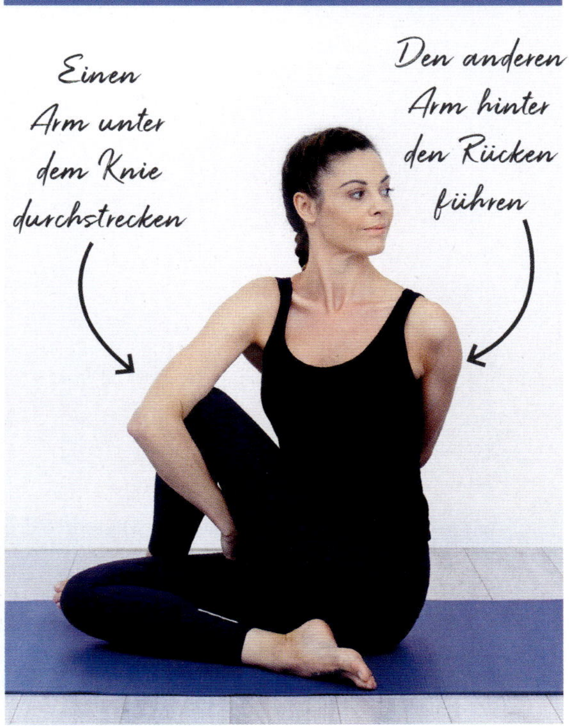
Einen Arm unter dem Knie durchstrecken
Den anderen Arm hinter den Rücken führen

1 Beginne wie zuvor.
2 Um die Hände zusammenzuführen, den rechten Oberarm an die Außenseite des linken Oberschenkels bringen.
3 Den Rumpf an den Oberschenkel schmiegen und den rechten Oberarm unter dem linken Bein hindurchführen, bis die Rückseite der Schulter gegen das Knie drückt.
4 Die rechte Hand unter dem linken Knie durchstrecken und den linken Arm am unteren Rücken entlangführen, bis sich die Hände berühren. Die Finger ineinanderhaken.
5 Langsam aus der Drehung lösen und in die Ausgangsposition zurückkehren. Auf der anderen Seite wiederholen.

DREHUNG IN RÜCKENLAGE

Die Drehung in Rückenlage ist eine therapeutische Yoga-Haltung, die die Rücken- und Gesäßmuskeln streckt, Rücken und Hüfte massiert, die Wirbelsäule verlängert und dekomprimiert und die Zufuhr frischen Blutes zu den Verdauungsorganen fördert. Unmittelbar nach Rückwärtsbeugen ist sie wohltuend, um die Wirbelsäule wieder korrekt auszurichten.

1 | EINSTEIGER

1 Lege dich auf den Rücken.
2 Die Knie an die Brust ziehen und die Arme um die Schienbeine legen.
3 Die Knie mit den Händen halten.
4 Die Hüften leicht nach links neigen.
5 Die Knie langsam zur rechten Körperseite führen und die Körpermitte aktivieren, wenn sie nach unten sinken.
6 Den Kopf nach links drehen.
7 Die Arme von den Schultern gerade zur Seite strecken und eine T-Form bilden.
8 Die Schultern sind entspannt und von den Ohren weg.
9 Langsam in die Mitte zurückkehren und beide Knie an die Brust ziehen. Auf der anderen Seite wiederholen.

Den Kopf entgegengesetzt zu den Knien drehen

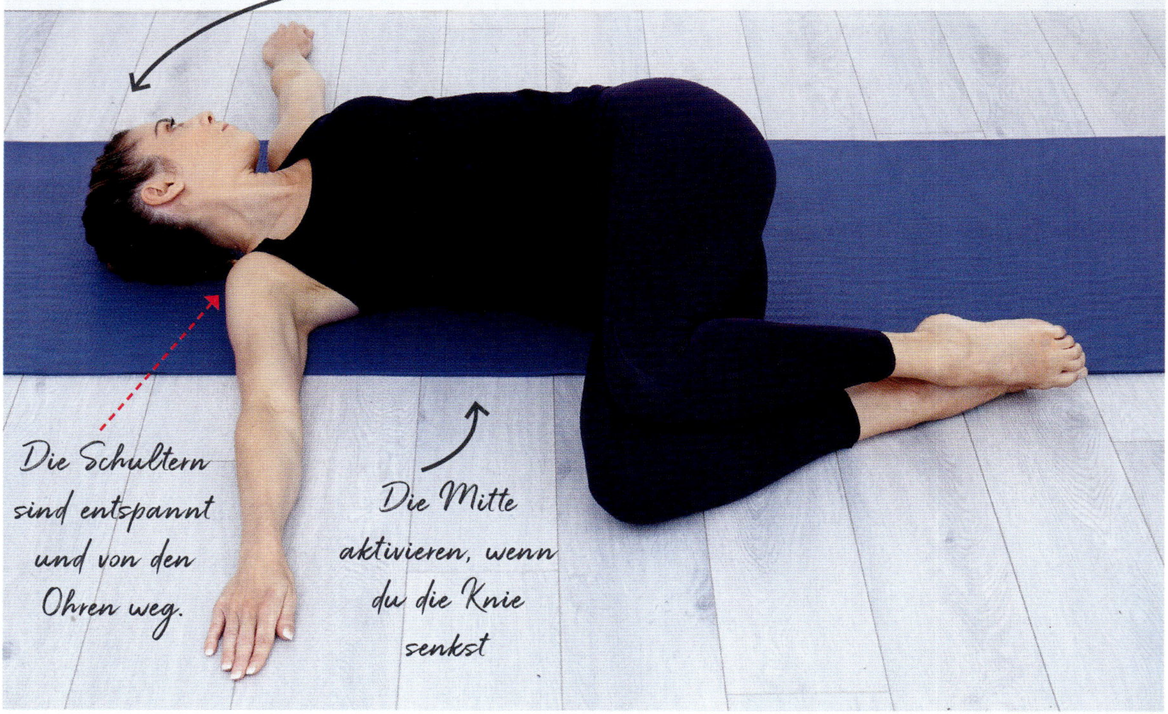

2 FORTGESCHRITTENE

1 Lege dich auf den Rücken, strecke die Beine.
2 Das linke Knie an die Brust ziehen.
3 Die Hüfte leicht nach links schieben.
4 Das linke Knie mit der rechten Hand umfassen und zur rechten Körperseite führen.
5 Den Kopf nach links wenden, um die Drehung zu vertiefen.
6 Den linken Arm zur Seite strecken.
7 Langsam in die Mitte zurückkommen und beide Knie an die Brust ziehen. Auf der anderen Seite wiederholen.

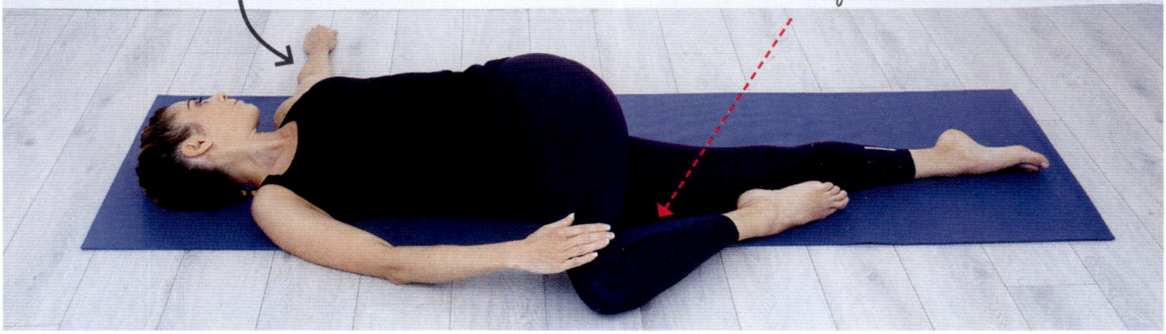

3 GEÜBTE

1 Beginne wie zuvor.
2 Das linke Knie an die Brust ziehen und das linke Bein um den rechten Oberschenkel wickeln, möglichst in einer doppelten Umschlingung.
3 Das linke Knie mit der rechten Hand nehmen und zur rechten Körperseite führen.
4 Die Ellbogen beugen und die Arme über den Kopf legen, um die Brust noch stärker zu öffnen.
5 Langsam in die Mitte zurückkehren und beide Knie an die Brust führen. Auf der anderen Seite wiederholen.

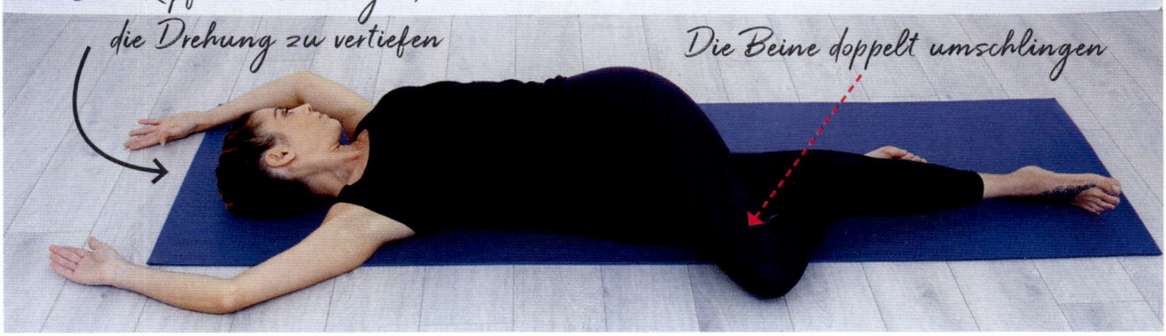

DREHUNG AUS DEM TIEFEN AUSFALLSCHRITT

Die Drehung aus dem tiefen Ausfallschritt ist ausgezeichnet für Sportler, denn sie trainiert Hüfte, Quadrizepse, Gesäßmuskeln und Hüftbeuger. Die Wirbelsäule wird über ihre ganze Länge gestreckt, die inneren Organe werden massiert. So unterstützt diese Haltung die Verdauung und verbessert die Blutzirkulation.

1 | ***EINSTEIGER***

1. Komme in den Ausfallschritt: Setze den rechten Fuß so weit nach vorn, dass das rechte Knie über dem Fußgelenk steht.
2. Die linke Ferse über die Zehen bringen und das Körpergewicht auf den Fußballen legen.
3. Den linken Arm auf den Boden stellen, den rechten Arm neben dem Ohr hochstrecken.
4. Die rechte Schulter nach hinten und den Rumpf nach rechts drehen. Langsam die Hüfte drehen und auf die linke Fußkante kommen.
5. Den rechten Arm nach hinten führen und parallel zum Boden halten. Den Blick auf den Arm richten.
6. Zum Lösen der Haltung die rechte Hand neben die linke setzen und den Rumpf wieder nach vorn drehen. Das linke Knie auf den Boden setzen. Mit dem rechten Knie nach hinten gehen und in den Vierfüßlerstand kommen (*s. S. 27*). Auf der anderen Seite wiederholen.

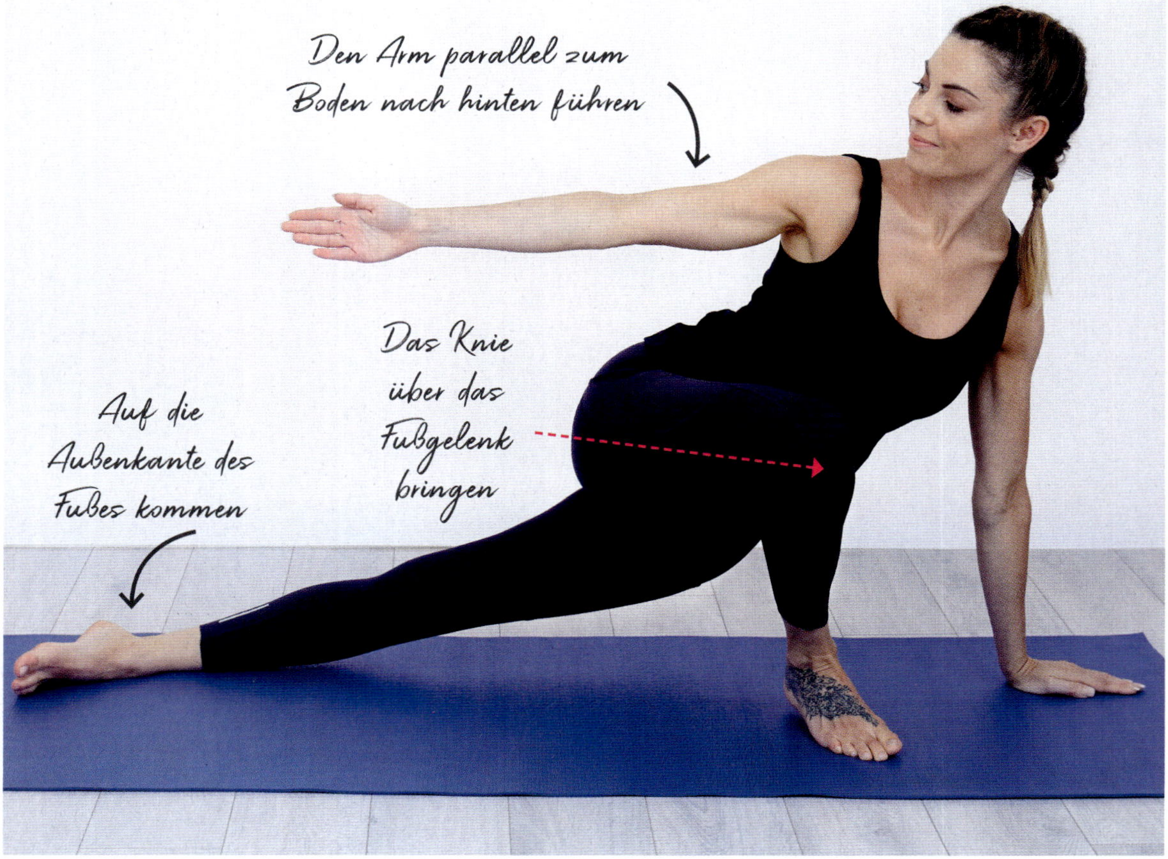
Den Arm parallel zum Boden nach hinten führen
Das Knie über das Fußgelenk bringen
Auf die Außenkante des Fußes kommen

2 FORTGESCHRITTENE

1 Den rechten Fuß mit einem Ausfallschritt nach vorn setzen, das linke Knie auf dem Boden ablegen.

2 Die linke Hand auf den Boden setzen.

3 Mit der rechten Hand beide Enden eines Gurts halten, das linke Knie beugen und den Gurt um den linken Fuß legen.

4 Einatmen und die Wirbelsäule langmachen. Ausatmen und etwas stärker drehen.

5 Der rechte Fuß kann sich zusammen mit dem Knie leicht nach außen drehen.

6 Zum Lösen der Haltung den Gurt loslassen und das linke Bein auf dem Boden ablegen. Die rechte Hand neben der linken auf den Boden setzen und in den Vierfüßlerstand kommen. Auf der anderen Seite wiederholen.

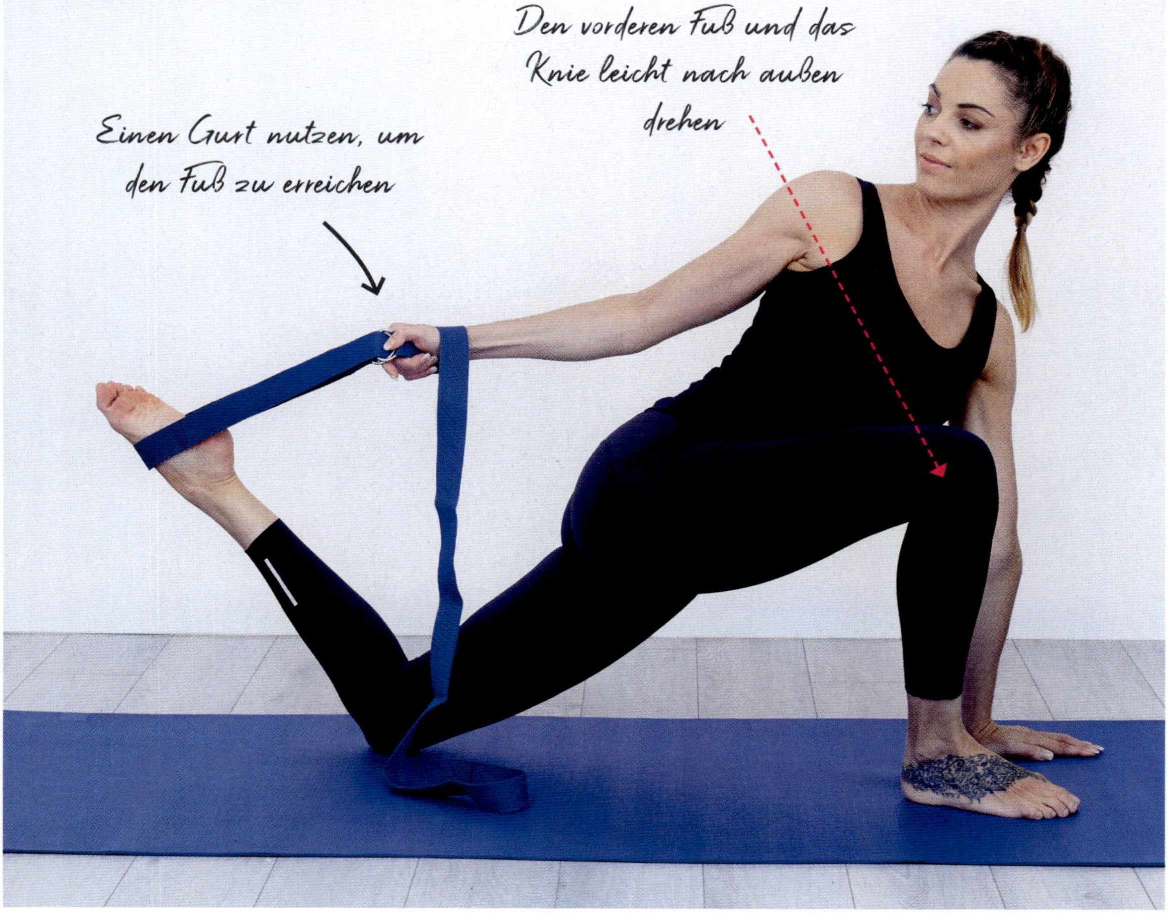
Den vorderen Fuß und das Knie leicht nach außen drehen
Einen Gurt nutzen, um den Fuß zu erreichen

3 GEÜBTE

1. Beginne wie zuvor.
2. Das linke Knie beugen und den rechten Arm nach hinten strecken, um den Fuß oder das Fußgelenk von außen zu umfassen.
3. Langsam den linken Unterarm absetzen.
4. Einatmen und die Wirbelsäule langmachen. Ausatmen und die Dehnung etwas vertiefen.
5. Die Brust nach oben öffnen.
6. Zum Lösen der Haltung langsam den linken Fuß loslassen und das linke Bein gestreckt auf dem Boden ablegen. Den rechten Arm neben den linken Unterarm bringen. Das rechte Knie nach hinten setzen und in den Vierfüßlerstand kommen. Auf der anderen Seite wiederholen.

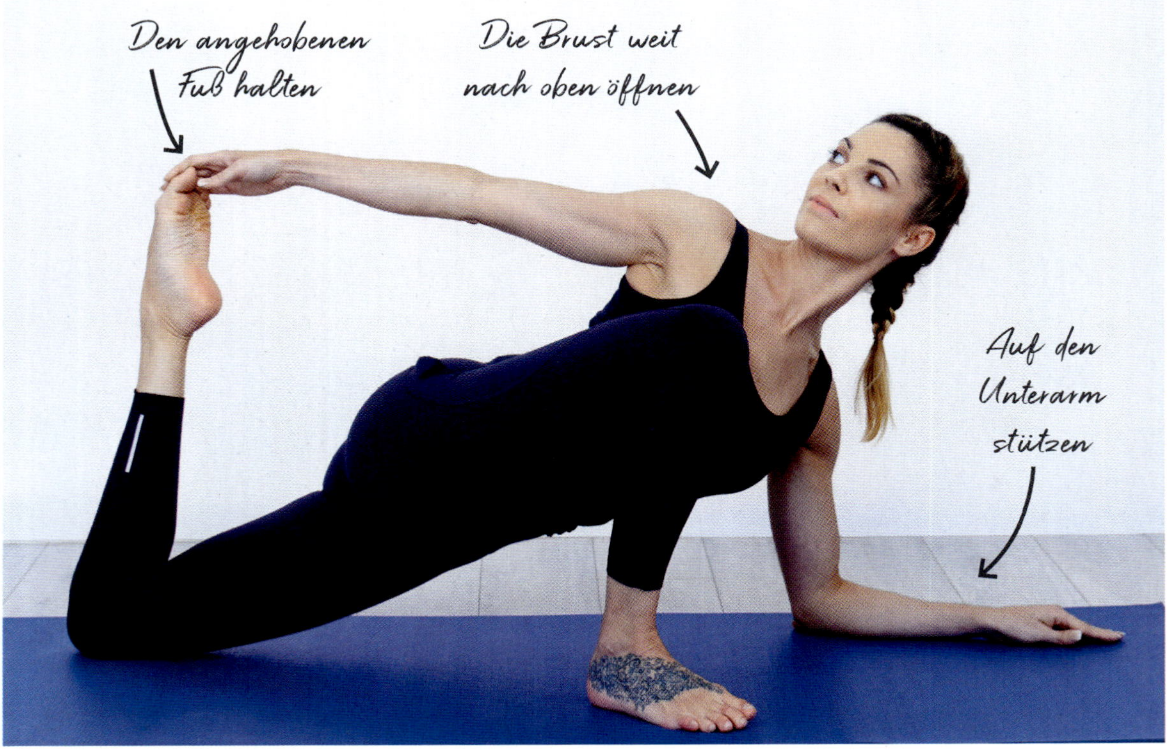
Den angehobenen Fuß halten
Die Brust weit nach oben öffnen
Auf den Unterarm stützen

NÄCHSTES LEVEL

Ziehe die hintere Ferse Richtung Gesäßmuskel, um die Dehnung zu vertiefen.

GEDREHTER AUSFALLSCHRITT

Der gedrehte Ausfallschritt stabilisiert deinen ganzen Körper. Wie die anderen Drehhaltungen kräftigt und dehnt er Wirbelsäule, Hüfte, Beine und Gesäßmuskeln. Er stimuliert und entgiftet die inneren Organe, regt eine verbesserte Verdauung an und erhöht den Stoffwechsel.

1 | EINSTEIGER

1 Komme in einen tiefen Ausfallschritt: Setze den rechten Fuß weit vor und das linke Knie auf den Boden.
2 Das rechte Knie über dem rechten Fußgelenk halten und sicherstellen, dass das linke Bein parallel zur Mattenkante liegt.
3 Einen Klotz in die linke Hand nehmen und längs oder hochkant – je nachdem, was dir geeigneter erscheint – innen oder außen (um tiefer zu gehen) neben den rechten Fuß stellen.
4 Die linke Hand auf den Klotz setzen. Steht er außen neben deinem rechten Fuß, den linken Arm außen am rechten Oberschenkel verankern.
5 Den rechten Arm weit nach oben strecken.
6 Einatmen und die Wirbelsäule langmachen. Ausatmen und den Körper nach rechts drehen.
7 Die Brust weit anheben.
8 Die Drehung langsam lösen. Auf der anderen Seite wiederholen.

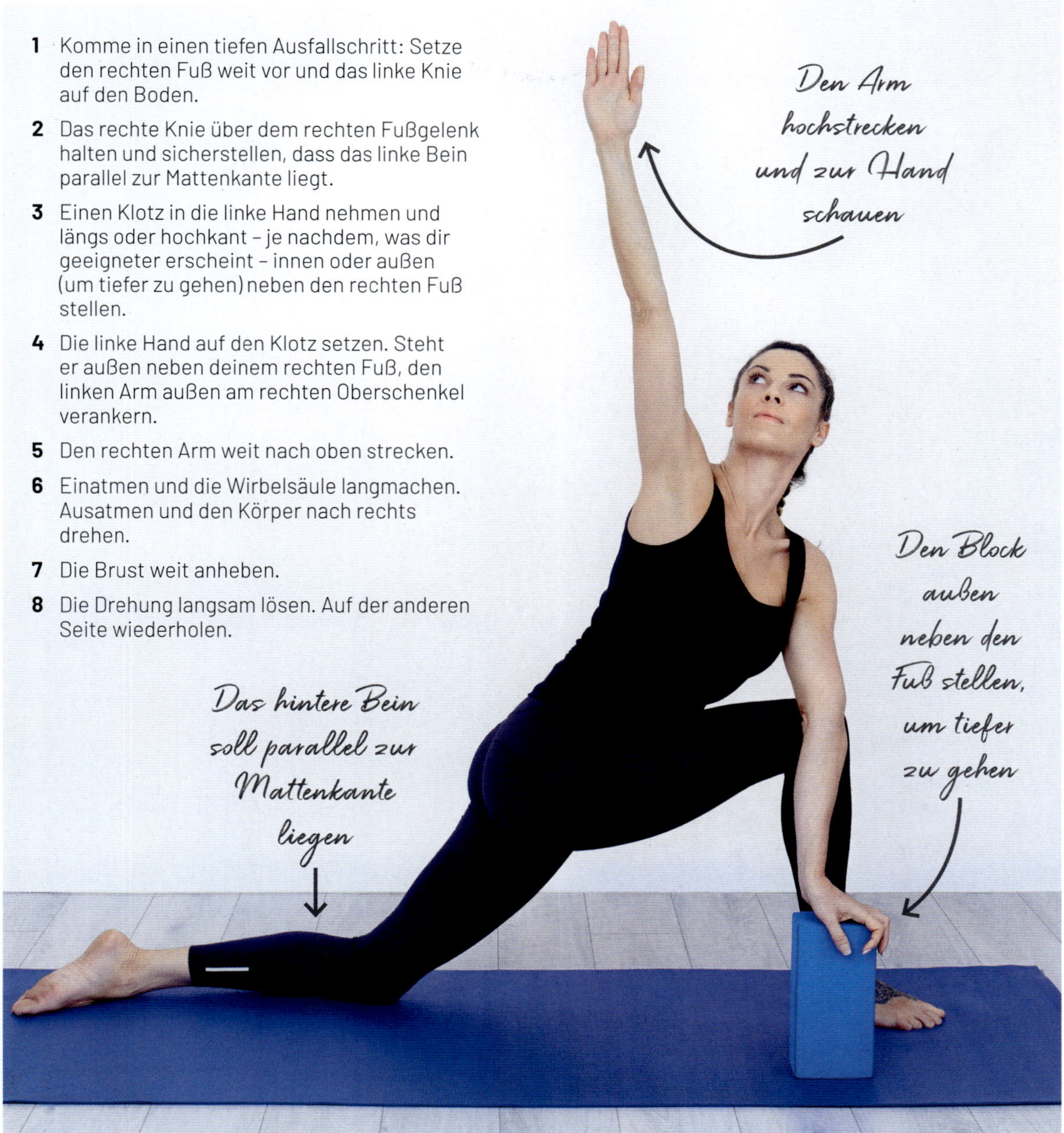
Den Arm hochstrecken und zur Hand schauen
Den Block außen neben den Fuß stellen, um tiefer zu gehen
Das hintere Bein soll parallel zur Mattenkante liegen

2 FORTGESCHRITTENE

1 Beginne wie zuvor.
2 Die Hände rechts und links neben den vorderen Fuß setzen.
3 Die linken Zehen aufstellen und das linke Knie heben. Das rechte Knie steht über dem rechten Fußgelenk und die linke Ferse direkt über den Zehen.
4 Einatmen, die Arme nach oben strecken und in den Halbmond kommen (*s. S. 69–71*).
5 Ausatmen und die Hände vor dem Herzzentrum aneinanderlegen, dabei den Oberkörper nach rechts drehen und die Außenseite des linken Ellbogens außen am rechten Knie verhaken.
6 Die Brust zu den Händen bringen.
7 Einatmen und die Wirbelsäule langmachen. Ausatmen und die Drehung vertiefen.
8 Die Hände aufeinanderpressen und gegen sie drücken, um die Drehung noch weiter zu intensivieren. Möglichst die Rückseite der linken Schulter gegen die Außenseite des rechten Knies bringen.
9 Langsam aus der Drehung lösen.
10 Auf der anderen Seite wiederholen.

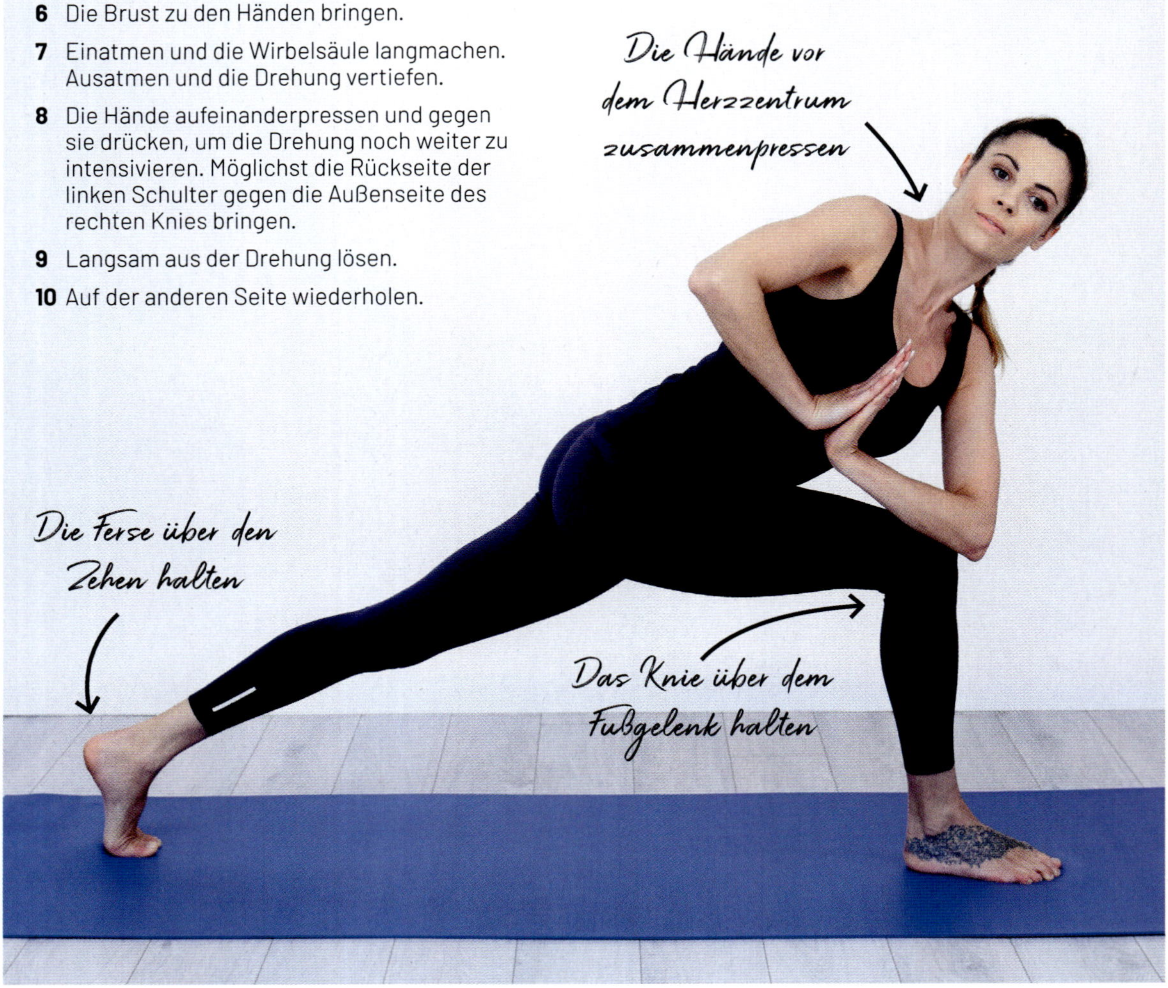
Die Hände vor dem Herzzentrum zusammenpressen
Die Ferse über den Zehen halten
Das Knie über dem Fußgelenk halten

3 GEÜBTE

1 Beginne wie zuvor.
2 Um die Hände ineinander zu verschränken, den linken Oberarm an die Außenseite des rechten Oberschenkels legen.
3 Den Rumpf an die Oberschenkel schmiegen und den linken Arm so weit es geht am äußeren Bein nach unten führen. Bringe die Rückseite der Schulter vorn an dein Knie.
4 Die linke Hand langsam unter dem rechten Knie hindurchstrecken und den rechten Arm um den unteren Rücken führen. Die Hände ineinander verschränken.
5 Einatmen und die Wirbelsäule langmachen. Ausatmen und die Drehung vertiefen.
6 Die Brust noch weiter nach oben drehen.
7 Zum Lösen der Haltung die Hände öffnen und langsam aus der Drehung kommen.
8 Auf der anderen Seite wiederholen.

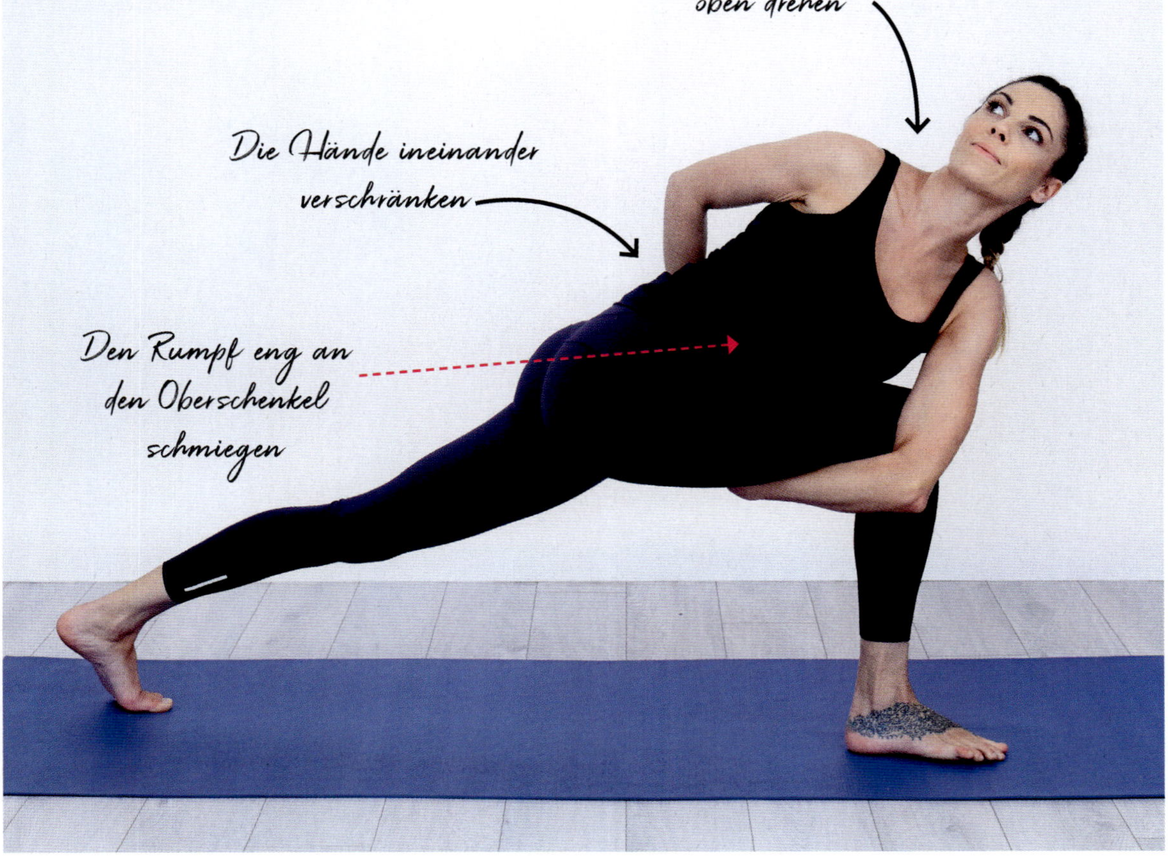

GEDREHTES DREIECK

Die gedrehte Dreieckshaltung kräftigt und dehnt Beine, Hüfte und Wirbelsäule, öffnet die Brust und verbessert die Atmung. Auch lindert sie leichte Rückenschmerzen und stimuliert die Bauchorgane.

1 | *EINSTEIGER*

1. Beginne in der Berghaltung (*s. S. 26*).
2. Das rechte Bein etwa 1 m nach vorn setzen und den linken Fuß 90 Grad nach außen drehen.
3. Mit der linken Hand einen Klotz nehmen und innen oder außen (um tiefer zu gehen) neben deinen rechten Fuß setzen, hochkant oder flach, je nachdem, was dir angenehmer ist.
4. Die Hüfte gerade nach vorn ausrichten und die linke Hüfte nach vorn, die rechte nach hinten ziehen.
5. Einatmen und beide Arme heben. Ausatmen, den linken Arm nach vorn und den rechten nach hinten strecken, sodass du in eine Drehung im Stehen kommst.
6. Den linken Arm zum Klotz senken.
7. Den rechten Arm senkrecht nach oben strecken.
8. Einatmen und die Wirbelsäule langmachen. Ausatmen und die Drehung vertiefen.
9. Zur rechten Hand hochschauen.
10. Zum Lösen der Haltung die Körpermitte aktivieren, die linke Hand vom Klotz heben und in den Stand zurückkehren. Auf der anderen Seite wiederholen.

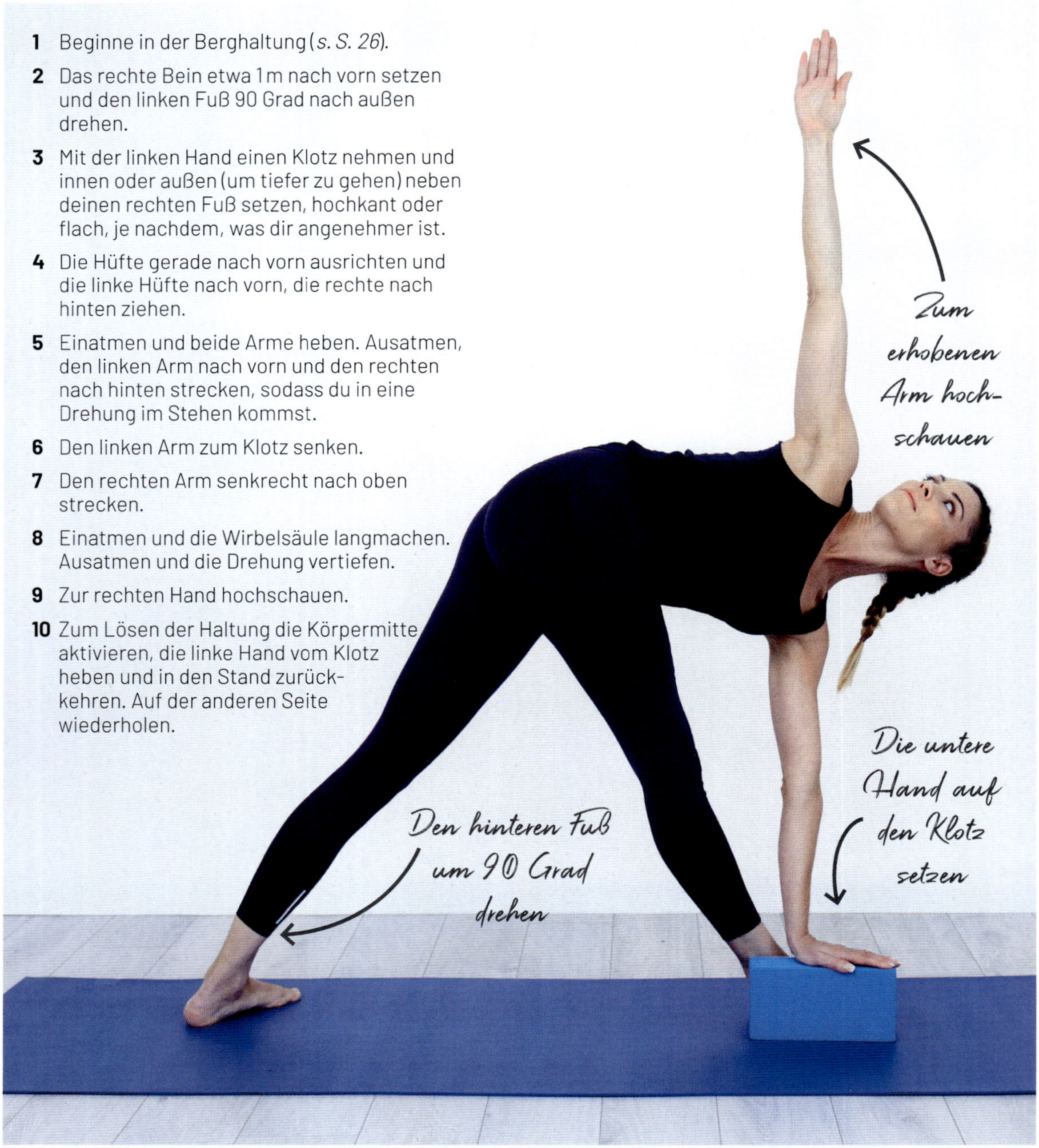
Zum erhobenen Arm hochschauen
Die untere Hand auf den Klotz setzen
Den hinteren Fuß um 90 Grad drehen

2 FORTGESCHRITTENE

1 Beginne wie zuvor, diesmal ohne Klotz.
2 Die linke Hand langsam zu Boden senken, an die Innen- oder Außenseite deines rechten Fußes.
3 Den rechten Arm senkrecht nach oben strecken.
4 Einatmen und die Wirbelsäule langmachen. Ausatmen, um die Drehung etwas zu vertiefen.
5 Zur rechten Hand hochschauen.
6 Die Haltung wie zuvor lösen.
7 Auf der anderen Seite wiederholen.

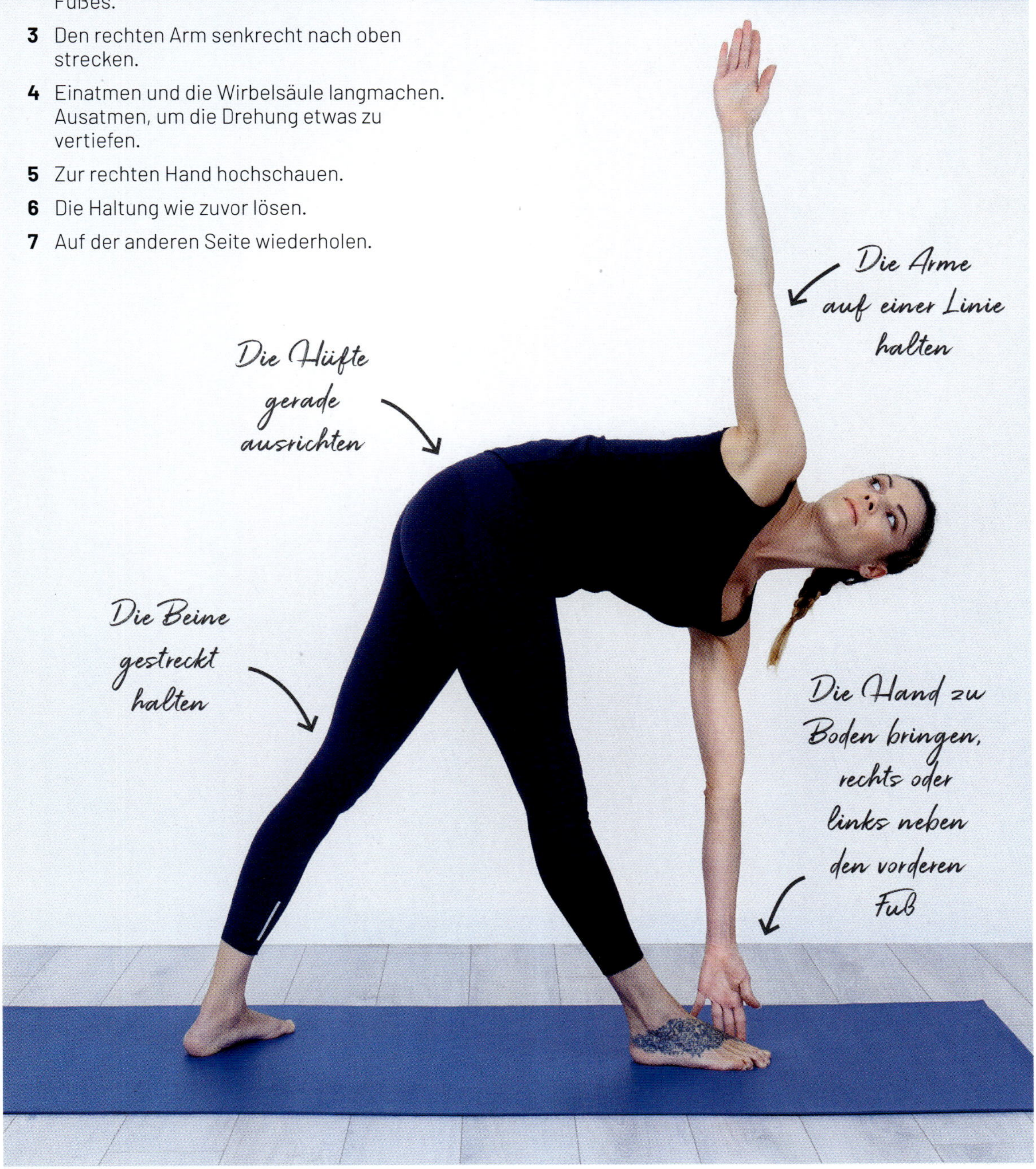
Die Arme auf einer Linie halten
Die Hüfte gerade ausrichten
Die Beine gestreckt halten
Die Hand zu Boden bringen, rechts oder links neben den vorderen Fuß

1 Beginne wie zuvor.

2 Um die Hände zu verschränken, den linken Oberarm noch weiter über die Außenseite des rechten Fußes schieben, bis die Rückseite deiner Schulter gegen dein rechtes Knie drückt.

3 Die linke Hand unter dem rechten Knie hindurchschieben, den rechten Arm um den unteren Rücken führen und die Hände verschränken.

4 Einatmen und die Wirbelsäule langmachen. Ausatmen und die Drehung etwas vertiefen.

5 Zum Lösen der Haltung die Hände öffnen, die Körpermitte aktivieren und in den Stand zurückkehren. Auf der anderen Seite wiederholen.

3 GEÜBTE

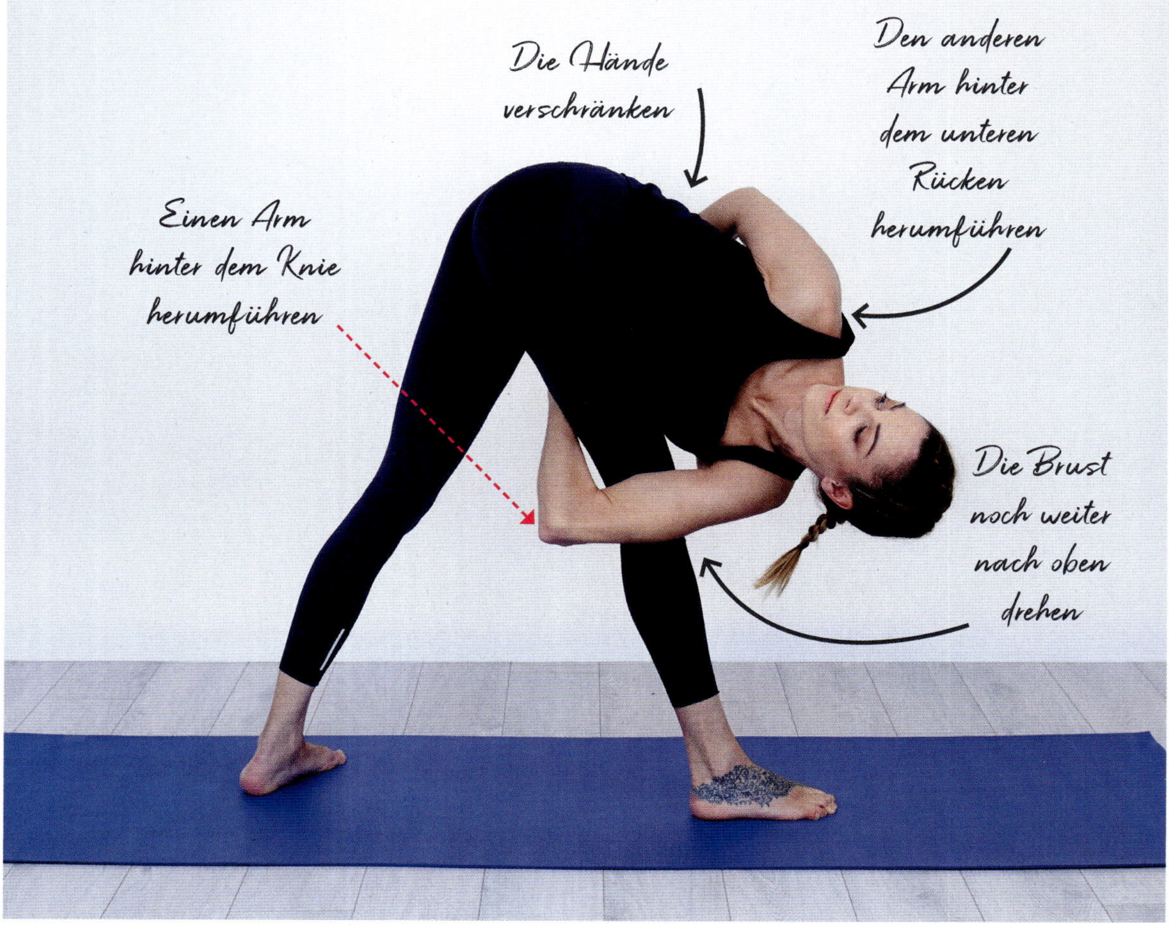
Die Hände verschränken
Den anderen Arm hinter dem unteren Rücken herumführen
Einen Arm hinter dem Knie herumführen
Die Brust noch weiter nach oben drehen

GEDREHTER HALBMOND

Der gedrehte Halbmond kombiniert die Herausforderung, das Gleichgewicht zu halten, mit der entgiftenden Wirkung einer Drehhaltung. Er verbessert die Stabilität der Körpermitte und fördert das körperliche und geistige Durchhaltevermögen.

1 EINSTEIGER

1 Beginne im Stand und setze den rechten Fuß nach vorn, den linken nach hinten.

2 Einen oder mehrere Klötze etwa 30 cm vor dein rechtes Bein setzen, leicht nach links versetzt. Hochkant oder flach platzieren.

3 Das Gewicht auf den rechten Fuß verlagern.

4 Einatmen und vorbeugen, die linke Hand auf den Klotz setzen und das linke Bein gerade nach hinten strecken.

5 Die Zehen des linken Fußes Richtung Boden strecken, sodass der Fuß gerade nach unten zeigt.

6 Einatmen und die Wirbelsäule langmachen. Ausatmen, den Rumpf nach rechts drehen und den rechten Arm senkrecht nach oben strecken.

7 Den Scheitel nach vorn und den linken Fuß nach hinten langmachen.

8 Die Hüfte gerade nach vorn ausrichten und die linke Hüfte senken, sodass sie parallel zur rechten ist.

9 Zum Lösen der Haltung das rechte Knie beugen und die Körpermitte aktivieren, um die linke Hand vom Klotz zu heben. Das linke Bein auf dem Boden absetzen und in den Stand zurückkehren. Auf der anderen Seite wiederholen.

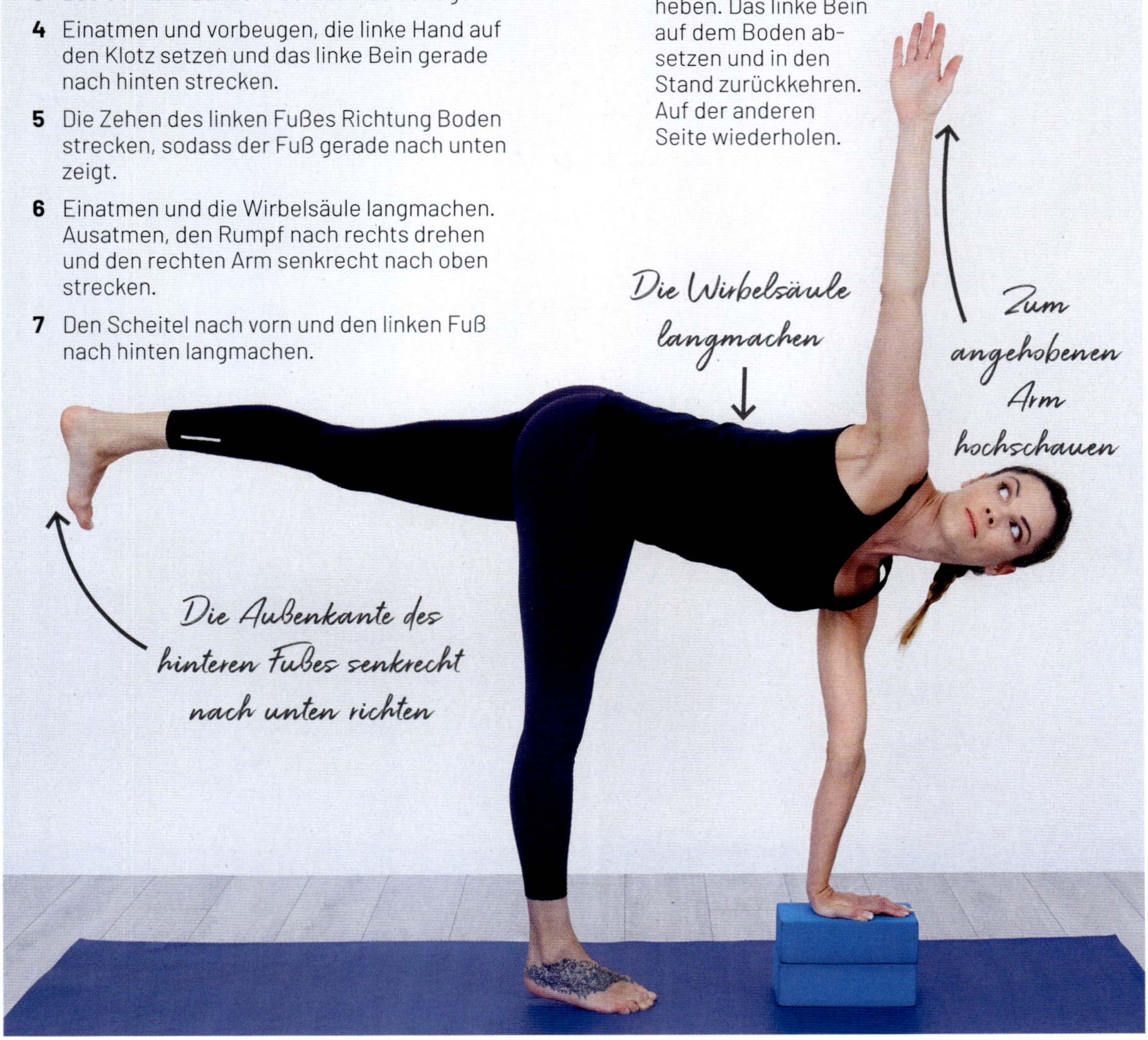

Die Wirbelsäule langmachen
Zum angehobenen Arm hochschauen
Die Außenkante des hinteren Fußes senkrecht nach unten richten

2 FORTGESCHRITTENE

1. Beginne wie zuvor.
2. Mit dem Blick eine Stelle etwa 30 cm vor deinem rechten Fuß fixieren.
3. Das Gewicht auf den rechten Fuß verlagern.
4. Einatmen und vorbeugen, die linke Hand auf dem Boden absetzen und das linke Bein gerade nach hinten anheben.
5. Die Zehen des linken Fußes Richtung Boden strecken, sodass die Außenkante des Fußes gerade nach unten zeigt.
6. Einatmen und die Wirbelsäule langmachen.
7. Ausatmen und den Rumpf nach rechts drehen, dabei den rechten Arm senkrecht nach oben strecken.
8. Den Scheitel nach vorn und den linken Fuß nach hinten langmachen.
9. Die Hüften gerade nach vorn ausrichten und die linke Hüfte senken, sodass sie parallel zur rechten ist.
10. Wie zuvor aus der Haltung kommen. Auf der anderen Seite wiederholen.

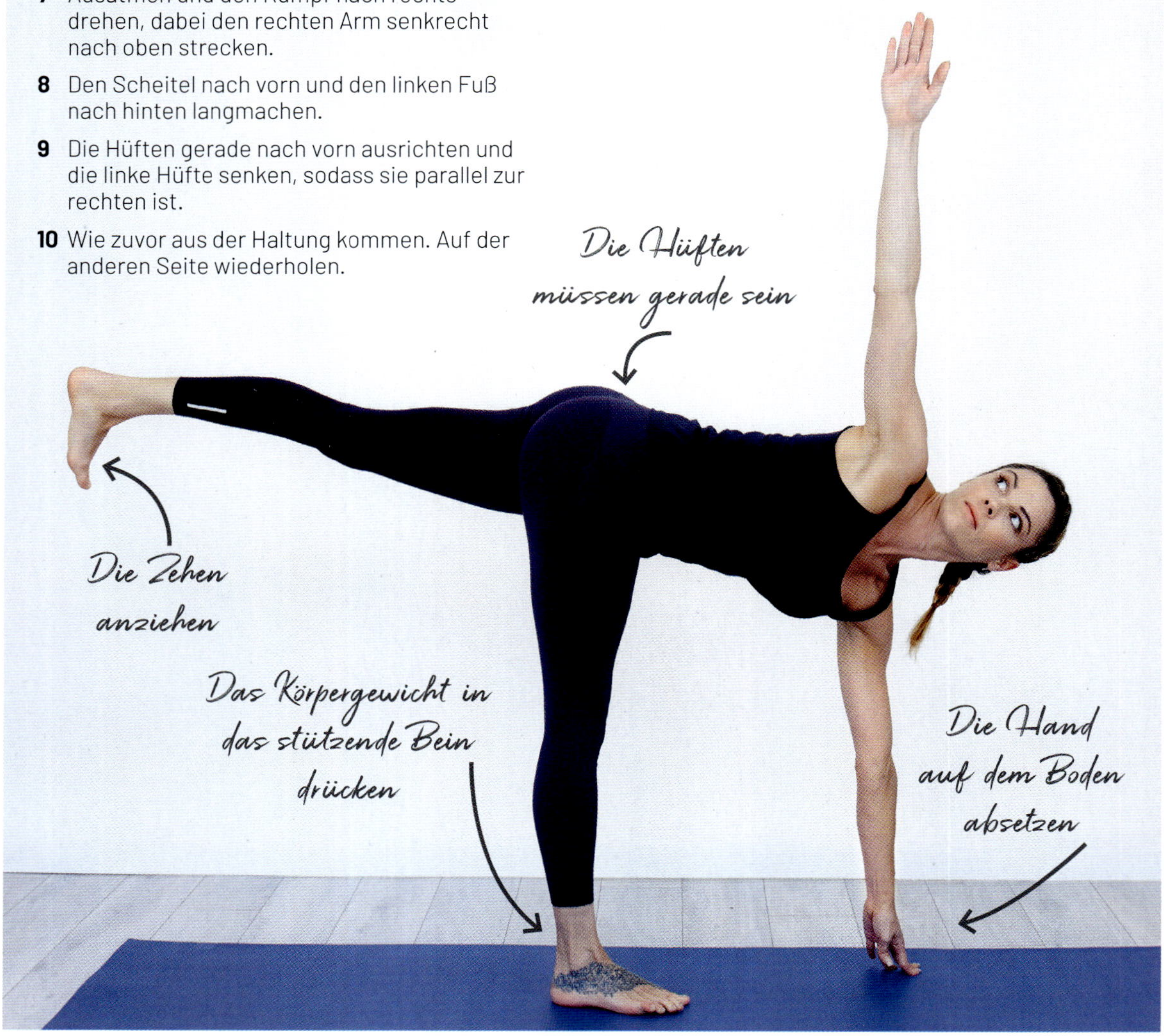
Die Hüften müssen gerade sein
Die Zehen anziehen
Das Körpergewicht in das stützende Bein drücken
Die Hand auf dem Boden absetzen

3 GEÜBTE

1 Beginne wie zuvor.

2 Das linke Bein beugen und die linke Ferse zum linken Gesäßmuskel bringen.

3 Die rechte Hand nach hinten strecken und den linken Fuß oder das linke Fußgelenk umfassen.

4 Einatmen und die Wirbelsäule langmachen.

5 Ausatmen und den Rumpf nach rechts drehen.

6 In die Hand drücken, um die Brust noch weiter anzuheben und die Schultern noch weiter zu öffnen.

7 Zum Lösen der Haltung langsam den linken Fuß loslassen und das linke Bein gestreckt auf dem Boden absetzen. Das rechte Knie beugen und die Körpermitte aktivieren, die linke Hand heben und in den Stand zurückkommen. Auf der anderen Seite wiederholen.

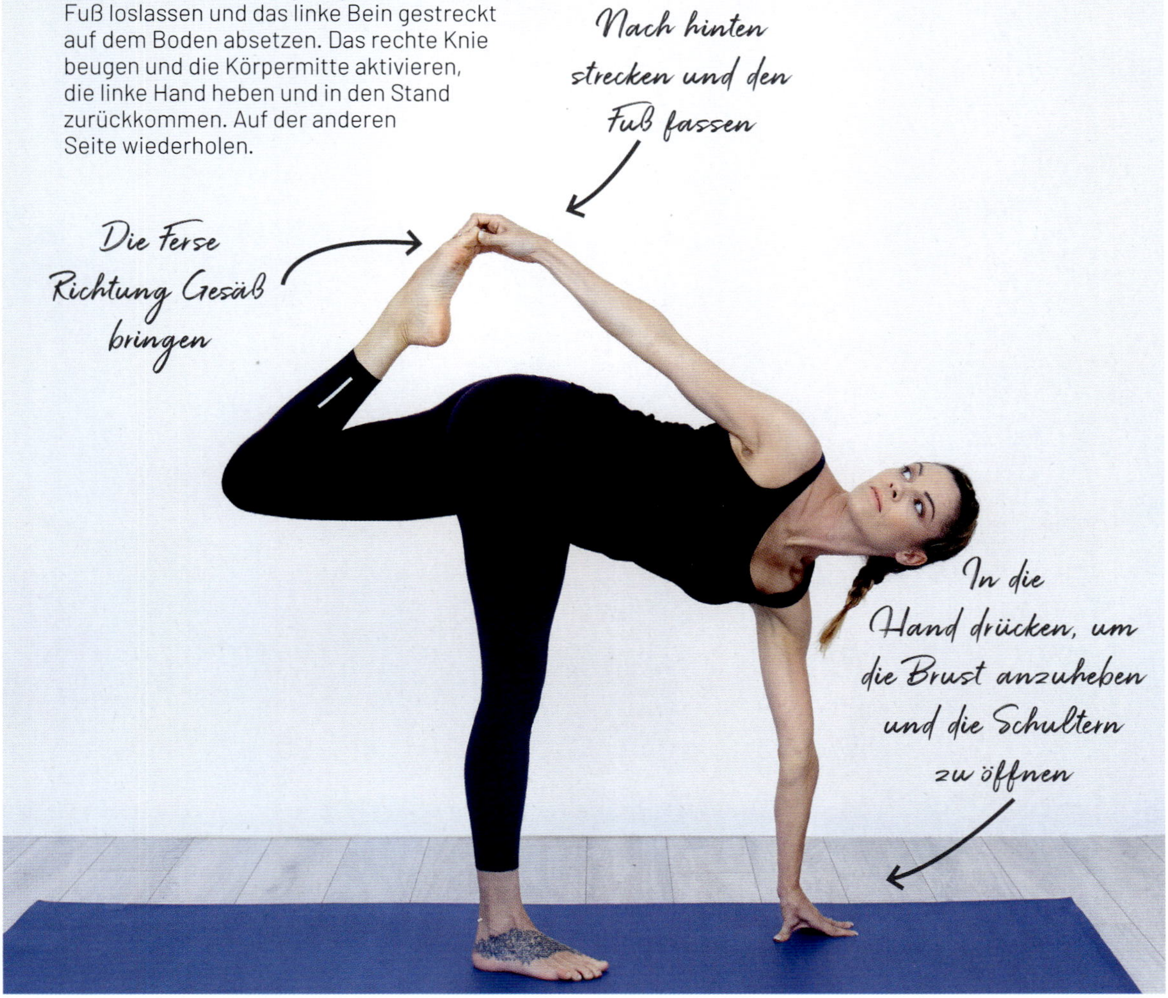
Nach hinten strecken und den Fuß fassen
Die Ferse Richtung Gesäß bringen
In die Hand drücken, um die Brust anzuheben und die Schultern zu öffnen

„Beweglichkeit beginnt im Kopf. Sie zu erlangen braucht Zeit, und mit kontinuierlicher Praxis, Atmung und positivem Denken schaffst du es. Das Ziel ist nicht, der beweglichste Mensch der Welt zu werden, sondern es ist die Auseinandersetzung mit Atmung und Bewegung, die dich Geist und Körper besser verstehen und ihnen stärker verbunden fühlen lässt. Habe Geduld mit dir und sei gewiss, dass sich all das einstellen wird.“

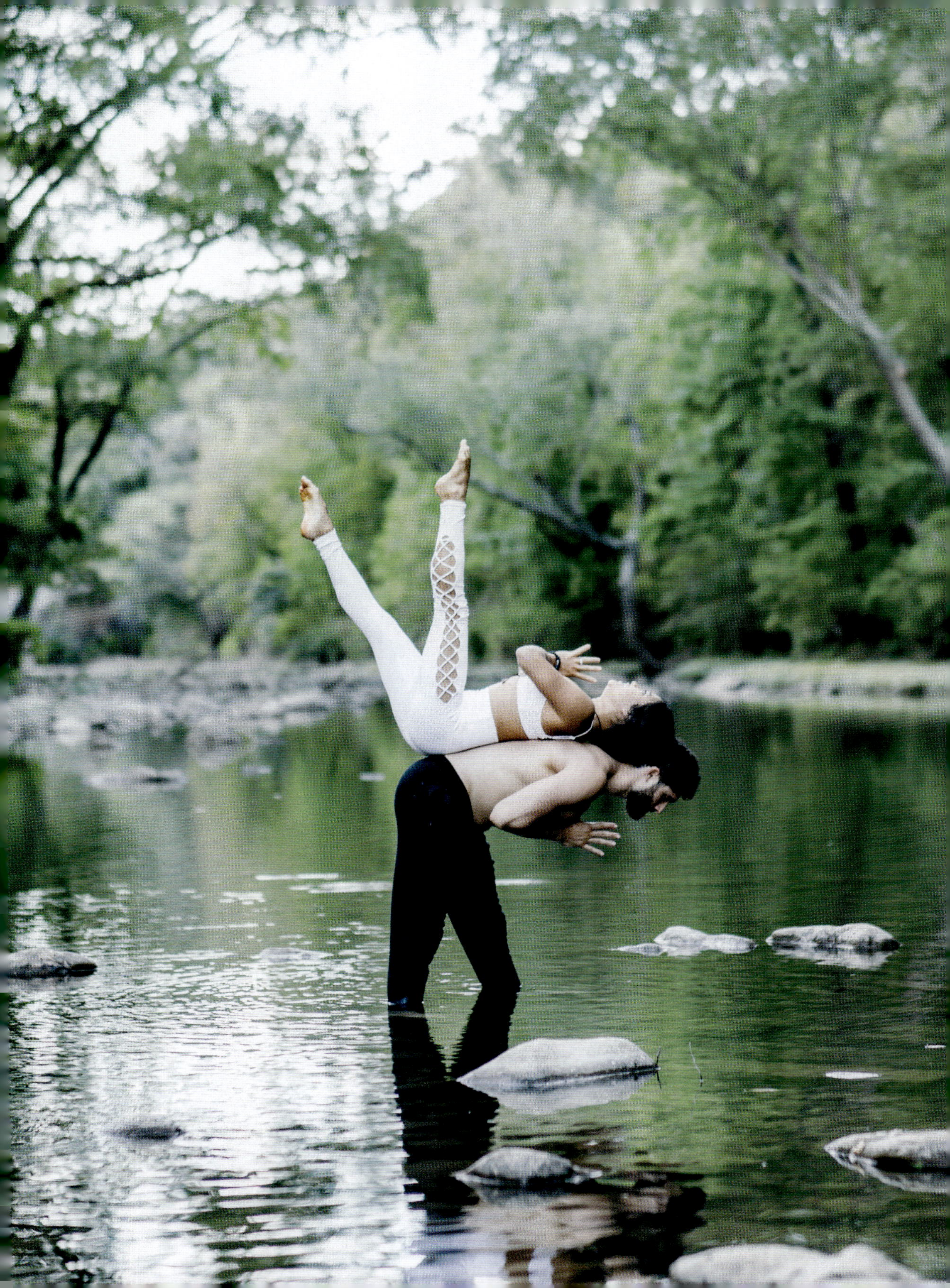

REGISTER

BILDNACHWEIS

Fotos von Ruth Jenkinson, mit Ausnahme der folgenden Seiten: S. 4–5 Foto von Jordan Siemens/Taxi via Getty Images; S. 12 Rebecca Gibson (@bowlingandyoga); S. 13 Shaeeda Sween (@westindianbella); S. 14–15 Erica Ippolito (@miss___erica); S. 16 Yoga Vared (@yogavered); S. 17 Joe Lizz (@Joe_lizzzzzz_yoga); S. 7, 8, 11, 157 und 160 Max und Liz Lowenstein; Shutterstock, Inc: S. 18 Iam_Anupong; S. 36–37 MS Mikel; S. 38, 64, 124 My Good Images; S. 52 Maryna Pleshkun; S. 92 icsnaps; S. 108 Chemomorova Olesia; S. 138 Yolya Ilyasova

DANK

Geschäftsführung: Lisa Dyer
Redaktionsleitung: Victoria Marshallsay
Fotos: Ruth Jenkinson
Models: Charles Ruhmund, Ella Durston/Source Models; Wen Dai
Design: Lucy Palmer
Lektorat: Katie Hewett
Korrektorat: Jane Donovan
Register: Christine Shuttleworth
Produktion: Gary Hayes

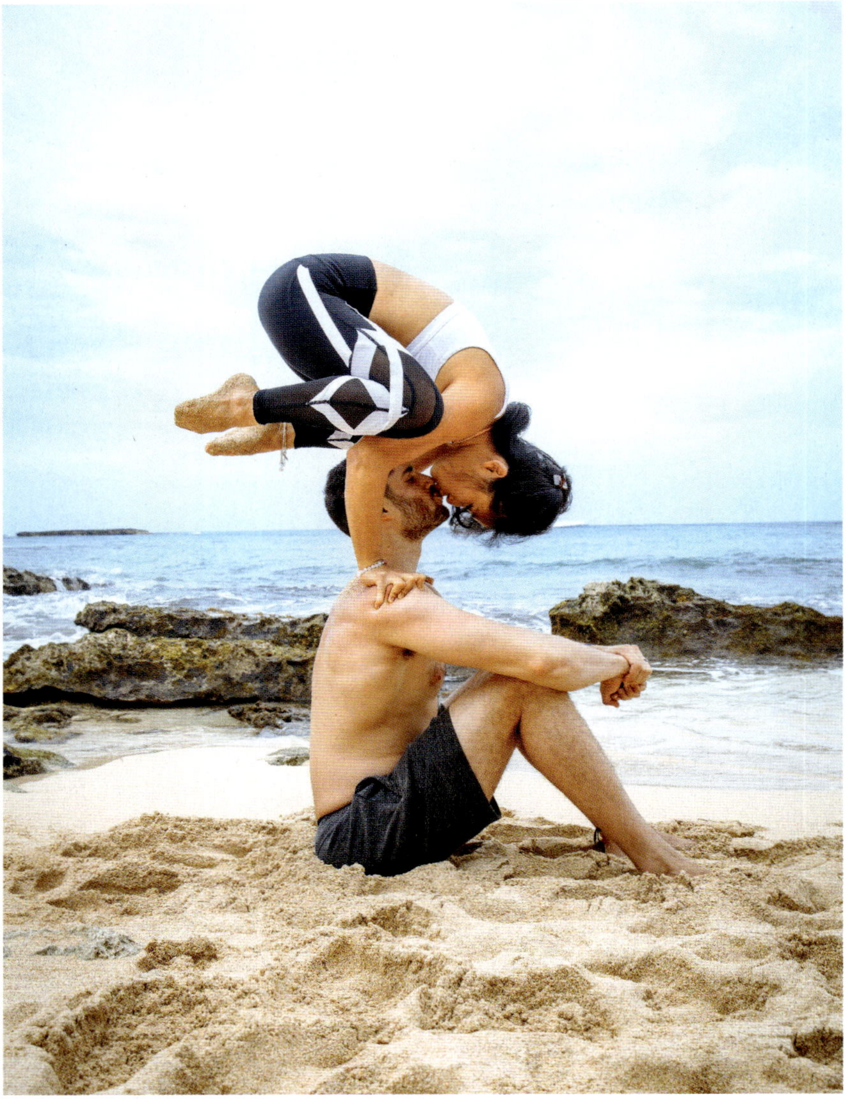

„Für unsere Lehrer und deren Lehrer.
In der Hoffnung, dass wir unser
Wissen nach bestem Vermögen an
zukünftige Generationen weitergeben."